Denise de Boer

Ich lebe und ich liebe

HERDER spektrum

Band 5092

Das Buch

»Es gibt kein richtiges Leben in einem falschen«, bemerkt eine erfolgreiche Journalistin nach der „Erstdiagnose Krebs", und geht daran, ihr gesamtes Leben neu zu ordnen und menschengerecht zu gestalten – entsprechend ihrer inneren Intuition. Und so hat sie ihren Krebs besiegt. Sie beschreibt hier ebenso ergreifend wie präzise ihre teilweise erschütternden Erlebnisse – und vermittelt darin auf überzeugende Weise die Erkenntnis, daß eine seelisch mitverursachte Krankheit auch mit seelischer Unterstützung behandelt werden muß. Dabei wird deutlich, daß Krebs letztlich auch eine Chance ist. Das Buch zeichnet sich besonders durch den unbeugsamen, sprühenden Lebenswillen und die positive Grundhaltung aus, die sich dem Leser mitteilt. Die Autorin kommt ohne Glauben an irgendwelche obskuren Wunderheilungen aus, hinterfragte aber auch immer wieder die traditionell angebotenen Therapieformen und den etablierten Klinikbetrieb kritisch. In einem umfangreichen Anhang inklusive Sachregister ist systematisch alles Faktenwissen zum praktischen Gebrauch ausgebreitet. Ein fesselndes, überzeugendes, aufregendes, tröstliches Buch, dem man viele, nicht nur betroffene Leserinnen und Leser wünscht.

Die Autorin

Denise de Boer, sehr erfolgreiche Journalistin; spezialisiert auf die Fachgebiete Gesundheit, Reisen und Sexualpsychologie. Bei Herder Spektrum: „Leben mit dem inneren Heiler" (Band 4810).

Denise de Boer

Ich lebe und ich liebe

So habe ich meinen Krebs besiegt

Herder

Freiburg · Basel · Wien

Gedruckt auf umweltfreundlichem,
chlorfrei gebleichtem Papier

2. Auflage

Lizenzausgabe mit freundlicher Genehmigung der Edition Ferenczy bei
Bruckmann, München 1996
Originaltitel: Ich lebe und ich liebe. Die Geschichte meiner Heilung

Herstellung: Freiburger Graphische Betriebe 2000
Umschlaggestaltung und Konzeption:
R·M·E München / Roland Eschlbeck, Liana Tuchel
Umschlagfoto: Denise de Boer
ISBN 3-451-05092-7

Inhalt

Zu diesem Buch: Ich lebe und ich liebe

Eine Krebserkrankung hielt ich immer für eine Privatangelegenheit. Wenn's einen erwischt – Pech gehabt. Und dann: Augen zu und durch. Bis ich selbst dran war. Augen zu und durch? Nach drei Krebsoperationen, Bestrahlung und Chemotherapie weiß ich: Mit dieser Strategie ist gegen den lauernden Tod keine Schlacht zu gewinnen. Die Devise muß lauten: Augen auf und wachsam bleiben. Nur so läßt es sich mit dem Krebs leben, um schließlich stark und stärker zu werden, bis eines Tages die alten Kräfte und die Energie wieder da sind, um den Krebs endgültig zu besiegen.

Als meine Privatangelegenheit betrachte ich diese Krankheit, die mein Leben so massiv bedroht hat, nun auch nicht mehr. Ich halte es für wichtig, andere zu informieren, wie es mir ergangen ist. Inzwischen geht es mir bestens. Täglich erfahre ich von neuem: Es geht mir sogar besser als je zuvor in meinem Leben.

Umfangreiche Forschungsarbeiten, vor allem aus den USA, lassen inzwischen keinen Zweifel mehr an dem Zusammenhang zwischen Psyche und Krebs. Als eine der stärksten Waffen gegen den Krebs beschreibt der amerikanische Psychotherapeut Lawrence LeShan »die Suche nach sich selbst, die Entdeckung des Lebens, das zu leben dem innersten Bedürfnis entspricht«. Ich habe erst nach einigen Rückfällen, also spät, glücklicherweise nicht zu spät, zu dieser Waffe gegriffen. Mit jedem Rückfall kam ich einen Schritt weiter zu der Erkenntnis:

Wenn meine Seele meinen Körper krank machen kann, dann muß es mir durch einen ganz neuen, sehr behutsamen und zärtlichen Umgang mit meiner Seele auch gelingen, die Kräfte zu mobilisieren, die mich wieder gesund machen.

Im Kampf gegen den Krebs habe ich viele Fehler gemacht. Das ist einer der Gründe, weshalb ich dieses Buch schreibe. Ich hoffe, daß andere aus meinen Fehlern lernen können. Daß sie zum Beispiel, was ich nicht getan habe, rechtzeitig auf die »innere Stimme« hören, die lange vor der Diagnose Krebs auf die Gefährdung hinweist. Und daß sie weghören, wenn andere – jene, die gar keine Erfahrung haben – über Bestrahlung und Chemotherapie Gerüchte verbreiten, die Angst machen. Auch ich hatte Angst und habe meine Seele dadurch unnötig belastet.

Durch mein Buch möchte ich ferner erreichen, daß andere gewappnet sind gegen Menschen, die versuchen, ihnen die stärkste Waffe gegen den Krebs aus der Hand zu nehmen: die Hoffnung. Darunter auch Ärzte, wie zum Beispiel jener Neurologe, der mich fragte: »Was wollen Sie? Auf eine Insel in der Karibik? Beste Frau, doch nicht in Ihrem Zustand! Kennen Sie denn Ihre Grunderkrankung nicht?« Er war sogar Chefarzt. Einer, der seinen Beruf verfehlt hat. Besser wäre er Chefbuchhalter geworden. Eine Zahlenkolonne läßt sich per Computer aufbauen, eine Seele nicht. Wer weiß, wie viele Krebspatienten nur deshalb keine Chance haben, wieder gesund zu werden, weil Ärzte ihnen die Hoffnung auf Heilung nehmen und damit auch den Glauben daran, der die Kräfte zum Überleben erst mobilisiert.

»Der Mensch verzweifelt leicht, aber im Hoffen ist er noch größer«, hat Theodor Fontane einmal geschrieben. Die Diagnose Krebs läßt zunächst jeden Menschen verzweifeln. Die Hoffnung aufs Überleben und der Glaube an die Wirksamkeit der Mittel, die im Kampf gegen den Krebs eingesetzt werden, helfen aus der Verzweiflung wieder heraus. Diese Hoffnung und dieser Glaube sind nach meiner Erkenntnis das tragende Fundament, auf dem ein an Krebs erkrankter Mensch sein Leben wieder aufbauen kann. Wer sich das nehmen läßt, der hat keine Chance. Die Kunst des Überlebens besteht darin, an und mit diesem gefährlichen Gegner zu wachsen. Heute kann ich sagen: Ich lebe und ich liebe. Der Arzt, dem ich glaube mein Leben zu verdanken, sagte zu mir: »Das meiste haben Sie selbst getan.« Damit hat er mir den Schlüssel für dieses Buch in die Hand gegeben: Nur mit Hilfe des Patienten, seiner geistigen und seelischen Mitarbeit, lassen sich die derzeit verfügbaren Mittel gegen den Krebs wirksam einsetzen.

MYO macht mobil

WO DIE KREBSE SICH WOHL FÜHLEN, da habe ich mein zweites Zuhause. Viele der rund 30 000 Krebsarten, die es gibt, sind auf »meiner« Insel beheimatet: in Providenciales, genannt Provo. Ein herrliches Stückchen Erde im Karibischen Meer, zwischen Bahamas und Haiti.

Krebs zu Krebsen. Meiner war bösartig. Ich nannte ihn MYO. Die Provokrebse, darunter der mit Superkraft in seinen Scheren ausgestattete Palmendieb, sind harmlos. Aber sie sind in der Überzahl. Meine Füße graben sich in den feucht-warmen Sand ein. Und noch immer sehe ich MYO vor mir. Er ist kleiner als die anderen Krebse. Ein Schwächling. Ein Krebs ohne Panzer. Ich *visualisiere**, wie die vielen gutartigen Provokrebse mit ihren schweren Panzern das kleine Biest MYO unter sich zerquetschen.

Möglich ist immerhin, daß auch nach einer erfolgreichen Chemotherapie einige von MYO's Tochterzellen der Chemokeule entkommen konnten. Möglich ist auch, daß ich beim Zehn-Minuten-Flug von Provo zur Nachbarinsel North Caicos vom Himmel falle und im Meer versinke. Oder mein Herz steht plötzlich still. Täglich sterben Millionen Menschen am Herzinfarkt. Ohne die geringste Chance, um ihr Leben kämpfen zu können, müssen sie diese schöne Welt verlassen. Im Kampf gegen MYO hingegen hatte ich immer eine Chance.

MYO steht für *Myom*. In meinem Terminkalender habe ich MYO erstmalig erwähnt am 30. März 1981. Ein Montag. Um 15 Uhr hatte ich meinen alljährlichen Termin beim Gynäkologen. Später schrieb ich: »Pille absetzen wegen Myom. Keine Gefahr. Aber ab jetzt: Alle sechs Monate zum Gyno – MYO muß beobachtet werden!« Unter dieser Eintragung steht die Sensationsmeldung des Tages: »Attentat auf Reagan.«

* *Fachworterklärungen finden Sie am Ende des Buches.*

18. September 1981. Ein Freitag. Im Terminkalender habe ich notiert: »MYO ist unverändert groß. Ungefähr wie eine Kirsche. Wenn ich Glück habe, schrumpft es in den Wechseljahren ein. Zum Wachsen braucht es Hormone.«
1981 war ich 41 und seit fünf Jahren in »offener Ehe« verheiratet mit einem dreizehn Jahre älteren Verleger. Seit einem halben Jahr war ich zudem verstrickt in eine Affäre mit einem fünfunddreißigjährigen Spinner; einem Ungarn, der Kondome ablehnte, weil er seinen Samen für zu wertvoll hielt, um ihn »im Gummi auf den Müll zu werfen«. Außerdem wollte er ein Kind. »Ein Kind der Liebe.« Er wußte nicht, wovon er sprach. Ich schon. Ein »Kind der Liebe« hatte ich bereits in diese Ehe mit dem Verleger eingebracht: Titus. Als ich Titus im Jahr 1976 erzählte, »wir« würden heiraten, war er zehn Jahre alt und fragte: »Wollen wir das wirklich?« Er hatte nichts gegen den Mann, der sein Stiefvater werden würde. »Aber daß eure Ehe nicht halten würde«, sagte er mir später, »das habe ich geahnt. Irgend etwas stimmte nicht...« – Ohne zu wissen, worum es geht, hatte dieses Kind der Liebe genau gespürt, daß die Gefühle seiner Mutter zum zukünftigen Ehemann zu leichtgewichtig waren, um darauf eine Ehe zu gründen – ein Federgewicht, im Vergleich zur schwergewichtigen Liebe, die mir diesen Sohn beschert hat: Als Titus im November 1965 gezeugt wurde, setzte mein Herzschlag vor Benommenheit auf den höchsten Höhen ein paar Takte aus. Der werdende Vater hatte es bemerkt: meine »kleine Ohnmacht«, wie ich es nannte – Herzstillstand für Bruchteile von Sekunden auf dem Gipfel der Lust. Meine sexuelle Erfüllung machte ihn glücklich. Daß dabei zugleich mein Wunsch in Erfüllung gegangen war, von dem bis dahin ersten Mann, der mir etwas bedeutete, schwanger zu werden, ahnte er nicht. Dabei hatte ich nur all zu deutlich gespürt: »Jetzt ist es geschehen. Er hat mir ein Kind gemacht!« Ich sollte recht behalten. Sechs Jahre zuvor waren wir uns im Hamburger Amtsgericht zum ersten Mal begegnet. Er war ein Star unter den Strafverteidigern, ich eine Gerichtsreporterin der Deutschen Presseagentur. Er war Mitte dreißig, ich gerade zwanzig. Die Frauen waren verrückt

nach ihm. Und so einen hatte ich mir geangelt! Oder war ich geangelt worden? Mir kam es nicht drauf an.

Mit »meinem« Anwalt genoß ich jahrelang »die heißeste Liebe aller Zeiten«. Allerdings ohne Aussicht auf eine Ehe. Er war bereits verheiratet. Die seelischen Tiefschläge, die jeder verheiratete Mann der außerehelich von ihm geliebten Frau verpaßt, glaubte ich problemlos abfedern zu können. Ich durchlitt sie kurz und intensiv, um sie danach zu verdrängen. Meine Schuldgefühle der betrogenen Ehefrau gegenüber wurden gleich mit verdrängt. Den Ernährer wollte ich ihr schließlich nicht nehmen.
Im Alter von sechsundzwanzig Jahren war ich als freiberufliche Journalistin finanziell in der Lage, mir eine Familiengründung exklusive Ehemann und inklusive Kindermädchen zu leisten. Über das Gerede der Leute, die in den sechziger Jahren eine »Tochter aus gutem Hause« mit unehelichem Kind schon so gut wie in der Gosse sahen, trug mich die Freude über meinen fröhlichen, gesunden Sohn hinweg. Bei seiner Geburt im August 1966 war ich fest davon überzeugt, eine Sternstunde zu erleben; etwas Unwiederholbares. Folglich blieb Titus ein Einzelkind.
Meine erste Ehe, auf die ich mich sechsunddreißigjährig eingelassen hatte und die vereinbarungsgemäß kinderlos geblieben war, dauerte nur sechs Jahre. Die Affäre mit dem ungarischen Liebhaber endete wenige Monate später.

Dummerweise hatte ich des Ungarn wegen auf Kondomschutz verzichtet und nach fünfjähriger Pause die Pille wieder genommen. »Tu's nicht«, warnte mich meine innere Stimme. Ich hatte nicht darauf gehört. Dabei wußte ich aufgrund zahlreicher Recherchen zum Thema Pille: Bei einer Frau über 40 erhöht sich das Risiko, durch die Pille ein Myom zu bekommen, um ein Vielfaches. Ich war das Risiko eingegangen und habe auf diese Weise ziemlich sicher im Jahr 1981 den Nährboden bereitet für mein durch die Pillenhormone zum Wachstum angeregtes Myom.

MYO nistete bereits im fünften Jahr in meiner Gebärmutter, als ich am 7.7.1986 den Lieblingslehrer meines Sohnes heiratete: Einen Engländer aus der Internationalen Schule in Hamburg. Jahrelang hatte Titus von ihm geschwärmt, mich immer wieder gedrängt: »*Können wir ihn nicht mal zum Essen einladen.*« Schließlich war Martin Hague zum Abendessen gekommen. Mister Lovey Love, wie ich ihn sehr schnell nannte. Oder in Kurzform: Mr. L.L. Er kam, sah und siegte. Oder, eine andere Version: Er kam und ging nur noch einmal zurück in seine Wohnung, um seine Zahnbürste zu holen. Jedenfalls verloren wir keine unnötige Zeit, um die Gunst der Stunde zu nutzen. Er war geschieden und allein. Ich war wieder alleinerziehende Mutter. Warum sollten wir nicht zusammenbleiben? Er ist acht Jahre jünger als ich. »Zu jung für einen Witwer«, habe ich einmal gedacht. Da hatte MYO bereits heftig zugeschlagen. Ansonsten macht sich der Altersunterschied zwischen Mr. L.L. und mir nicht bemerkbar und ist keinem von uns je eines besonderen Gedankens wert gewesen.

Neun Jahre lang habe ich MYO keine Zeile gewidmet – bis auf die halbjährlichen Untersuchungen beim Gynäkologen. »MYO-Wartung« stand dann jeweils in meinem Terminkalender, der darüber hinaus randvoll war mit Abgabeterminen für diverse Serienfolgen. Manche Serien zogen sich über Jahre dahin. Jede Woche eine Folge. Wenn ich mich krank fühlte, schrieb ich darüber hinweg. Wenn ich Ferien machen wollte, schrieb ich im voraus. Der Streß war für mich zur Alltäglichkeit geworden. Ich arbeitete für Zeitschriften, meistens für jene der Yellow press.

Wurde ich gefragt, worüber ich schreibe, antwortete ich oft: »Für Gott und Tante Anna und meistens über Sex.« Oder ich drückte mich seriöser aus und sagte: »Reiseberichte, Partnerschaftsthemen, Sexualaufklärung.« Das stimmte in gewisser Weise. Ich reiste häufig in ferne Länder und hatte beruflich viel mit Frauen und Männern zu tun: Meistens mit Fotomodellen beiderlei Geschlechts für Fotoromane, in denen es unter anderem um Sex ging, und für Fotoserien, in denen Sex das Hauptthema war. Ich sprach darüber hinaus als sogenannte Intimberaterin einer Zeitschrift mit Frauen und Männern, Twens und Teenies, die mir am Telefon ihre Sexualprobleme anvertrauten. Ich war als Autorin zur Expertin geworden für Themen wie »Die tausend Wege zum Höhepunkt«, aber auch für diverse Krankheiten körperlichen und seelischen Ursprungs, die die Sexualität beeinträchtigen. Ich schrieb über Geschlechtskrankheiten, machte Interviews mit Männern, die über Impotenz klagten, und mit Frauen, die sich für frigide hielten. Es gab selten einen Tag in der Woche, an dem ich nicht entweder schrieb oder Interviews machte, Fotogeschichten produzierte oder für den Job im Flugzeug saß.

Die es gut mit mir meinten, rieten mir zum Streßabbau. Nachts quengelte meine innere Stimme. »Mach endlich Schluß mit dem Seriengeschäft. Vor allem mit der Yellow press. Die macht dich krank.« Bis auf die zunehmende Schlaflosigkeit fühlte ich mich aber kerngesund und blieb auch weiterhin taub für die Warnungen der »inneren Stimme«.

Am 15. April 1990 habe ich in meinem Terminkalender zum ersten Mal seit langem dem MYO wieder mehr als zwei Worte gewidmet. Da schrieb ich: »Ganz wichtig: MYO-Wartung bei neuem Gyno anmelden!« Das Ganze mit giftgrünem Highlighter hervorgehoben, um es bei all den anderen Terminen auf keinen Fall zu vergessen. Mein bisheriger Gynäkologe, ein Professor der Hamburger Universitätsklinik Eppendorf, hatte nach seiner Emeritierung seine Praxis in den Elbvorort Othmarschen verlegt und war nun, aus welchen Gründen auch immer, zurück in die Innenstadt gezogen. Der Weg dorthin, etwa zwanzig Minuten mit dem Wagen, schien mir zu weit.

Fast zehn Jahre lang war ich zur »MYO-Wartung« nur um die Ecke zum Arzt gegangen. Mehr Zeit wollte ich diesem »Ding« auch künftig nicht widmen. Also meldete ich mich bei einem Gynäkologen in einer nahegelegenen Einkaufsstraße an.

Am ersten Montag im Juni 1990 hatte ich für 8 Uhr 30 einen Termin bekommen. Auf die Minute genau war ich in der Praxis erschienen. Die junge Frau in der Anmeldung hatte kaum hochgeblickt beim Aufnehmen meiner Personalien. Der Computer, mit dem sie es zu tun hatte, schien ihr persönlicher Feind zu sein, und eine Neuaufnahme war offenbar auch nicht gerade das, was sie sich für einen Montagmorgen wünschte. Die runde Uhr an der Wand mir gegenüber zeigte 8 Uhr 55, als der Daumen der jungen Frau nach rechts wies: »Da ist das Wartezimmer.« Das interessierte mich nicht. Ich hatte einen festen Termin. Ich war pünktlich gewesen. Und wie immer, seit ich mich auf den Streßjob eingelassen habe, Serien zu schreiben, war ich unter Zeitdruck. Eine Wartezeit beim Gynäkologen war nicht eingeplant. Es blieb dann auch beim kurzen Blick in den Raum, in dem bereits vier Patientinnen saßen, die ganz offensichtlich keine Zeitprobleme hatten. Eine las ein Buch. Die drei anderen blätterten in Zeitschriften. »Nur fünfzehn Minuten für jede macht schon eine Stunde«, rechnete ich mir meine Wartezeit aus. Sekunden später schaute die junge Frau in der Anmeldung dann doch einmal hoch. Sehr erstaunt. Ich hatte ihr meine Visitenkarte auf den Tresen gelegt und sie gebeten: »Rufen Sie mich an, wenn Sie abschätzen können, daß ich in drei Minuten dran bin.« Trotz Empörung brachte ich ein Lächeln zustande. Was konnte dieses arme Mädchen dafür, daß ihr Chef seine »Abfertigungs«-Kapazität überbucht hatte. Bei Fluglinien kam so etwas schließlich auch des öfteren vor. Dort fühlte ich mich gezwungen, zu warten, denn es ging immer um meinen Job. Hier ging es »nur« um die »MYO-Wartung«, die ich nun leichtfertig einem mir unbekannten Arzt übertragen wollte.

Erst viel später sollte mir klar werden: Es war ein Fehler, den Arzt nur des näheren Weges wegen zu wechseln. Nicht, weil der neue weniger befähigt als der alte war. Wie hätte ich das beurteilen sollen. Wichtig war: Mein bisheriger Arzt kannte mich beziehungsweise das MYO seit zehn Jahren. Seit dieser Zeit maß er den *Ultraschall*, und schon ein Wachstum der Geschwulst von wenigen Millimetern wäre ihm als alarmierend aufgefallen. Doch hinterher ist man immer schlauer als zuvor.

Mit meiner Unfähigkeit, Prioritäten zu setzen, bin ich jedenfalls schon an diesem Tag ein unnötiges und, wie sich später herausstellen sollte, lebensgefährliches Risiko eingegangen. Ich hoffe, daß sich allen Menschen, die dieses Buch lesen, der folgende Satz so wirksam einprägt wie ein Brandzeichen auf der Haut: Priorität muß immer das Leben haben!

Ob Manager oder vom Streß ihres Chefs mitgestreßte Vorstandssekretärin, ob Fünf-Kinder-Mutter oder Karrierefrau/mann in Wirtschaft, Handel, Politik oder im Kreativbereich: Ein bösartiger Krebs kann bei jedem und zu jeder Zeit ausbrechen. Je eher er erwischt wird, desto schneller kann er unschädlich gemacht werden. Die meisten Menschen wissen das. Nur leider gehen all zu viele – auch gut informierte – Menschen immer wieder davon aus, daß alles, was sie über den Themenkreis Krebs »gespeichert« haben, sie selbst nicht treffen muß. Das dachte ich auch.
In einem medizinischen Fachwörterbuch habe ich über das Myom gelesen: »Gutartige Muskelgeschwulst«. Nur in zwei Prozent aller Fälle würde ein bösartiger Krebs draus werden, in der Fachsprache *Sarkom* genannt. Mit anderen Worten: Von hundert Frauen, die ein Myom bekommen, erkranken nur zwei an Krebs. Warum dann ausgerechnet ich? So direkt habe ich mir diese Frage allerdings nie gestellt. Schließlich hatte mein Gynäkologen-Professor im März 1981 mein Risiko als »gleich Null« bewertet, mit dem Zusatz: »Das gilt nur, wenn Sie zweimal im Jahr zur Untersuchung kommen.«

Risiko »gleich null«. Mit dieser Bewertung meines Myoms durch den alten stand ich nun also im Juni 1990 meinem neuen Gynäkologen gegenüber – eineinhalb Stunden später als terminiert. Daß ich inzwischen zu Hause gewesen war, wußte er nicht. Und er dachte nicht daran, sich für die Wartezeit zu entschuldigen, die er mir zugemutet hatte. Noch bevor er zur »Inspektion« ansetzte, ließ ich ihn wissen, ich hätte seit langem ein Myom. Und auch: »Damit kann ich leben. Es macht keine Probleme.« Er zog nur kurz die Augenbrauen hoch, tastete und stellte sachlich fest: »Stimmt. Das Myom ist etwa pflaumengroß.« Mit Hilfe des Ultraschalls bestätigte sich seine Aussage: Das Myom war etwa drei Zentimeter im Durchschnitt. Nur zu deutlich gab ich zu verstehen, daß ich in Eile war. Er machte noch einen Krebsabstrich. Wenn ich nicht angerufen würde, sagte er, könnte ich davon ausgehen, daß alles in Ordnung sei.

Erst auf dem Heimweg schoß es mir durch den Kopf: »MYO muß gewachsen sein!« Bei seiner Entdeckung war das Myom so groß wie eine Kirsche gewesen. »Und jetzt auf einmal so groß wie eine Pflaume?« Mein Heimweg war zu kurz, um weiter darüber nachzudenken. Zu Hause angekommen, läutete das Telefon. Eine Redakteurin mahnte die für diesen Vormittag fällige Serienfolge an. Sekunden später ein Anruf aus München. Die Frau eines Fotografen wollte die Besetzung für eine neue Foto-Serie mit mir besprechen. Sie hätte bereits »ein Spitzen-Mädchen für die G-Punkt-Stellungen« gefunden. »Und was ist mit dem Mann dazu?« Sie lachte: »Männer haben wir doch immer genug.« Ich lachte mit und drängte trotzdem zur Eile. »Mitte der Woche müssen wir produzieren. Bis zum Wochenende muß ich die Fotos haben. Das ist wichtig.« Ich buchte einen Flug nach München. Vergessen war das, was mir an diesem Tag das Wichtigste hätte sein müssen: das Wachstum meines Myoms.

Himmel und Hölle hätte ich in Bewegung setzen müssen, um abzuklären, ob das jahrelang problemlose MYO, eine ganz offensichtlich gutartige Muskelgeschwulst in meiner Gebärmutter, sich inzwischen nicht doch zu einem bösartigen Tumor entwickelt hatte. Wenigstens mit meinem neuen Gynäkologen hätte ich darüber sprechen müssen. Besser noch: Den Arzt, der MYO schon kannte, hätte ich umgehend aufsuchen müssen. Dieses Versäumnis habe ich später schwer bereut.

Versäumnisse sind allerdings auch dem von seinem engen Terminplan gestreßten Gynäkologen in Othmarschens feiner Waitzstraße anzulasten. Über seine neue Patientin hätte er einen Arztbericht inklusive Ultraschallaufnahmen vom Kollegen anfordern müssen. Dann wäre ihm sicherlich aufgefallen, daß dieses Myom in Pflaumengröße innerhalb von nur sechs Monaten um einiges gewachsen war. Ob es ihm gelungen wäre, mich aufgrund dieser Beobachtung zur Operation zu bewegen, mag dahingestellt sein. Tatsache ist: Er hatte nicht einmal den nötigen Versuch unternommen, weiteren Schaden von mir abzuwenden.

Aber es bringt nichts, dem Arzt die Verantwortung für eigene Versäumnisse zuzuweisen. Der regelmäßige »Check-up« beim Arzt reicht zur Krebsvorsorge nur dann, wenn ich die notwendigen Informationen über meinen Körper beibringe. Ich allein wohne in diesem Körper – nicht der Arzt/die Ärztin. Nur ich kann und sollte in mich hineinhorchen, um die Signale wahrzunehmen, die jenseits der bekannten Symptome für eine Krebserkrankung ein Alarmzeichen bedeuten.

Einmal abgesehen von MYO's Wachstum hätte ich die ersten ernsthaften Alarmsignale Ende Oktober 1990 wahrnehmen müssen. Da erwachte ich eines Morgens mit diffusen Schmerzen im Unterleib, die bis in den Rücken ausstrahlten. Wie immer hatte ich Termindruck und schrieb über diesen Schmerz hinweg. Mit meinem Mann wollte ich schon gar nicht darüber sprechen. Nicht zu diesem Zeitpunkt. Nicht vor der geplanten Reise auf die Insel.

Die Insel. Wenn Hamburger von »der Insel« sprechen, meinen sie Sylt. Wenn wir von »der Insel« sprechen, geht es um Provo: um unser kleines Paradies in der Karibik, das zu den Turks & Caicos-Inseln gehört. Seit 1990 haben wir dort eine Kunstgalerie: Bamboo Gallery – Caribbean Fine Art.
Eine Vision vom Leben in der Karibik hatte ich erstmals 1968 in Haiti. Daß später Provo daraus wurde, lag an den politischen Verhältnissen.
Titus eröffnete die Galerie im Juni 1990. Rund vierhundert Bilder,

die wir bis dahin von unseren alljährlichen Reisen für unsere eher als Hobby betriebene »Galerie Haiti« in unserer Hamburger Altbauwohnung ausgestellt hatten, bildeten den Fundus für »Bamboo Gallery« auf Provo. Spätestens im September 1991 wollten Martin und ich in die Karibik nachkommen, zunächst für zwei Jahre. So lange gewährt die Internationale Schule ihren Lehrern auf Wunsch unbezahlten Urlaub. »Werdet ihr danach nach Hamburg zurückkehren?« waren wir des öfteren gefragt worden. Schon diese Frage hatte ich als »total daneben« betrachtet. Nein, ich glaubte es nicht. Ich wollte es nicht glauben. Das Leben auf der Insel – »für immer« – war für mich zur fixen Idee geworden. Über gelegentlich von Martin oder von Freunden geäußerte Zweifel, ob wir zu dritt oder später, wenn Titus einmal verheiratet sein würde, auch zu viert von der Galerie würden leben können, hatte ich nicht nachdenken wollen. »Wer nicht wagt, gewinnt auch nicht«, war meine stereotype Antwort auf solche Einwände. Außerdem gäbe es Fax und Modem und all diesen technischen »Kram«, der es mir jederzeit möglich machen würde, mit dem Serien-Job die Galerie auch weiterhin finanziell zu stützen. Keine Sekunde hatte ich je daran gezweifelt, das nötige Geld für unseren Lebensunterhalt einmal nicht mehr erschreiben zu können. Dennoch behielt Martin seinen Vertrag mit der Schule: »Um auf Nummer sicher zu gehen.«

Eine Woche vor Weihnachten 1990 sollte auf Provo unsere erste große Ausstellung stattfinden: Elefantenträume – Bilder des haitianischen Malers Kens Cassagnol; Träume eines Volkes in der Karibik, dessen afrikanische Wurzeln in der Kunst ihren Ausdruck finden. Bei Cassagnol erscheint die Fauna und Flora Afrikas in Gebilden, die Seifenblasen ähneln. Postkarten für die Ausstellung und Einladungen hatten wir in Hamburg drucken lassen. Unser Flug war für den 16. Dezember gebucht. Erst gegen drei Uhr morgens war mein Koffer gepackt. Die Serienfolgen für drei Wochen im voraus waren auf den letzten Drücker fertig geworden. »Fertig« war ich auch: fix und fertig vom Schreibdruck, kaputt von dif-

fusen Schmerzen im Unterleib, die sich bis in den Rücken zogen und über die ich mit niemandem gesprochen hatte.
»Pack den Koffer wieder aus. Flieg nicht«, legte meine innere Stimme mir in dieser Nacht zwingend nahe. Im selben Augenblick knallte ein Champagner-Korken. Martin und ich tranken auf eine Reise »ohne Turbulenzen«. Seine Flugangst, die ihn vor jeder Reise plagt, wurde durch die Promille gemildert. Meine Schmerzen blieben. »Wie ein kleines, böses Tier, das mit spitzen Zähnen in mir nagt«, habe ich diese Schmerzen später einmal beschrieben.

Die für Anfang Dezember fällige »MYO-Wartung« hatte ich wegen meiner Arbeitsüberlastung vor dem Urlaub auf Anfang Januar verschoben. Wiederum ein Fehler, der mich mein Leben hätte kosten können. Dieses wunderschöne Leben, an dem ich hing mit jeder Faser meines Herzens. Erst einige Jahre später sollte ich durchschauen, warum ich trotz meiner Liebe zum Leben dabei war, dem Tod in die offenen Arme zu laufen. Denn natürlich kommt es dem Versuch eines Selbstmordes gleich, wenn eine erwachsene Frau, eine Frau im Alter von einundfünfzig Jahren, eine Reise von Hamburg in die Karibik antritt, obwohl sie das Ticken der Zeitbombe in ihrem Unterleib bereits spürt. Meine Schmerzen waren zumindest ein deutliches Zeichen dafür, daß mein Myom nicht mehr eine ganz so harmlose Wucherung von Muskelgewebe in der Gebärmutter sein konnte, wie sie es wohl viele Jahre lang gewesen war und wie sie bei jeder fünften Frau nach dem dreißigsten Lebensjahr vorkommt. Doch ich blieb blind für den Hinweis auf die Gefahr, in der ich schwebte.

Zur Cassagnol-Vernissage servierten wir Rum-Punsch. Fast jeder kam, der auf der Insel Rang und Namen hat. Auch viele Touristen. In der internationalen Gesellschaft, die in Provo etwa vierzig Prozent der Einwohner ausmacht, war das Familienunternehmen Bamboo Gallery damit etabliert. Mein Rum-Punsch, nach einem Rezept des Haitianischen Barmannes César, den Graham Greene in der »Stunde der Komödianten« verewigte, wurde bei den Din-

ner-Parties zum Small-Talk-Thema Nummer eins. Das Rezept blieb mein Geheimnis. Das »kleine, böse Tier«, das auf der Insel drei Wochen lang ununterbrochen weiterhin an meiner Substanz nagte, verheimlichte ich ebenfalls. Schließlich waren wir gekommen, um Spaß zu haben. Wir wollten Titus' Freunde kennenlernen, die neue Welt, in der er schon Wurzeln geschlagen hatte. Krankheit paßte nicht zum Leben im tropischen Paradies.
Gegen eine Blaseninfektion, die mich schließlich doch zu einem Arztbesuch zwang, wurde ein Antibiotikum verschrieben. Das Medikament half gegen lästigen Harndrang und Fieber. Gegen das »kleine, böse Tier« konnte die Wunderwaffe Antibiotikum nichts ausrichten. Es nagte weiter. Und es trieb mir Tränen in die Augen beim Abschiednehmen von Titus. Trennungsschmerz? So ließ es sich darstellen. Die beiden Männer machten Witze. Die Tränen der Mutter/Ehefrau, die keiner von beiden je hatte weinen sehen, waren ihnen nicht geheuer. Ihr Lachen steckte mich an. Erst im Flugzeug gestand ich meinem Mann. »Irgend etwas stimmt nicht mit mir.« Mitfühlend fragte er. »Immer noch die Blase?« Die Verdrängung des tatsächlichen Problems klappte perfekt. Während des neunstündigen Rückfluges mußte ich tatsächlich ständig zur Toilette laufen.

Januar 1991: Einen kurzfristigen Termin beim Frauenarzt bekam ich »als Notfall« nur, weil ich über Schmerzen klagte. Wieder ein Montag. Um 7 Uhr 30 sollte ich die erste Patientin sein. Wie sich herausstellte, gab es an diesem Morgen noch einen »Notfall« – eine Frau, die mir weinend entgegenkam, als ich um halb acht die Praxis betrat. Ich schätzte sie auf Mitte vierzig. Sie tat mir leid in ihrer so offensichtlichen Verzweiflung.
Die Frau, die mir leid getan hatte, war »ein Mammakarzinom«, wie ich wenig später im Behandlungszimmer hörte. Für »dieses Mammakarzinom«, diesen Brustkrebs, bestellte der Arzt in meinem Beisein telefonisch ein Krankenhausbett. Kein Name. Keine persönlichen Daten. Aber es wäre dringend, sagte er. Ich lag bereits auf dem Untersuchungsstuhl, schilderte kurz meine Be-

schwerden; die Schmerzen im Unterleib, die inzwischen nicht nur in den Rücken, sondern auch ins rechte Bein ausstrahlten; die Blaseninfektion, die mit Antibiotika behandelt worden war. »Antibiotika?« Er lächelte geringschätzig. Beim Tasten hatte er gefunden, was kurz darauf der Ultraschall bestätigte: Das Myom war inzwischen so groß geworden wie ein Kinderkopf. »Dagegen helfen keine Antibiotika.« Kein Wort des Mitgefühls. Er würde mir ein Bett in einem Krankenhaus besorgen. Ich lehnte dankend ab. »Das Myom«, sagte ich, würde ich schon selbst unterbringen. In einem Krankenhaus meiner Wahl. Ein kurzes Achselzucken von seiner Seite. »Machen Sie, was Sie wollen. Mir ist das egal.«
Am 14. Januar 1991 steht in meinem Terminkalender die Notiz: »MYO hat mobil gemacht. Ich muß operiert werden.«

Tanz auf dem Feuer

FREITAG, 15. FEBRUAR 1991: Noch immer sehe ich ihn vor mir, wie er da am Fenster meines Krankenzimmers steht. »Eine Seele von einem Menschen.« So war er mir von Freunden beschrieben worden, die auch seine Freunde sind und die mir geraten hatten, mich von ihm operieren zu lassen. Bei ihm wäre ich »in guten Händen«. Dr. K., Chefarzt der gynäkologischen Abteilung des Allgemeinen Krankenhauses Harburg. »Kleimi«, wie ich ihn von Anfang an genannt habe, wenn ich von ihm sprach.
Kleimi klingt kleinwüchsig. Tatsächlich ist er ein großer Mann, der seinen weißen Kittel randvoll ausfüllt. Ein freundlicher Mensch. An diesem Morgen machte er mich auf den wolkenlos blauen Himmel aufmerksam. »So blau, wie bei Ihnen in der Karibik.« Er wußte bereits von »meiner« Insel. Er fügte hinzu: »Aber kalt ist es. Beißend kalt. Und die Straßen sind eine einzige Eisbahn. Da sind Sie hier bei uns gut aufgehoben.« Nach dieser Einleitung legte sich seine Stirn in Falten. Er war ganz offensichtlich nicht gekom-

men, um mit mir über das Wetter zu reden. Die »Seele von einem Menschen« tat sich schwer, mir zu sagen, was gesagt werden mußte. Er hatte jetzt, drei Tage nach der Operation, das Ergebnis des Pathologen bekommen, der nach der Operation das Tumorgewebe untersuchte. Dabei hatte sich herausgestellt, was schon während der Operation offensichtlich wurde: Das Myom hatte sich als bösartig erwiesen. Jetzt stand es also fest: Aus MYO war ein Krebs geworden.

Bei der Operation waren mir die Gebärmutter und die Eierstöcke entfernt worden. In der klinischen Sprache: Hysterektomie und Adnektomie. Eine Totaloperation. »Eine schwere Operation«, wie man mir später sagte. Mehr hatte ich darüber nicht erfahren. Und ich fragte auch nicht. Nur ob »alles raus« sei, wollte ich noch in der Aufwachstation von einer jungen Schwester wissen. »Ja«, sagte sie, »die Operation hat fünf Stunden gedauert. Aber jetzt haben Sie es überstanden.«

Am Mittwoch hatte ich in meinen Terminkalender geschrieben: »Schachmatt. Aber MYO bin ich los.« Am Donnerstag: »Mir geht es besser. Was für ein schönes Leben ohne Schmerzen.« Am Freitag: »Jetzt ist es raus: Das ›kleine, böse Tier‹ – es war ein Krebs. Sie hat mich also erwischt, diese Bestie MYO. Aber soviel ist klar: Reagan lebt immer noch. Du weißt schon, MYO, was ich meine: Vor etwa zehn Jahren, als ich zum ersten Mal von dir erfuhr, wurde ein Attentat auf Ronald Reagan verübt. Er hat's überlebt. Ich werde das Attentat deiner wildgewordenen Zellen auf meinen Körper auch überleben!«
Am 15. Februar 1991 begann ich, MYO zu personifizieren. Diese »kleine Bestie« MYO – das Grundübel für alles, was danach kam – machte ich zu meinem persönlichen Feind. Begriffen hatte ich damals allerdings noch nicht, was es bedeutet, sich gegen einen solchen »Feind« zu behaupten. MYO, mein Todfeind: Er sollte mehr als nur eine Gelegenheit bekommen, mich in die Ecke zu drängen. Kleimi hatte mir noch den Unterschied zwischen einem Karzinom

und einem Sarkom erklärt: das erste entstehe vor allem in den Schleimhäuten, das zweite in Bindegewebe, Muskeln, Knochen und Knorpeln. Mein Myom wäre zum Sarkom entartet: eine bösartige Muskelgeschwulst und äußerst gefährlich, weil die Zellen schon in sehr frühem Stadium in die Blutbahn gehen. Eine Metastasierung könnte möglicherweise schon stattgefunden haben – aus diesen Worten konnte ich schließen, daß MYO's bösartige Tochterzellen ziemlich sicher schon dabei waren, sich an irgendeiner anderen Stelle meines Körpers zusammenzurotten, um mir einen weiteren Krebs zu verpassen.

»Wie stehen meine Chancen?« Der Trauerflor in Kleimis Blick war nicht gerade dazu angetan, mich optimistisch zu stimmen. Das verzagte Lächeln, das ihm dann aber doch noch gelang, war lieb gemeint. Ich müßte, sagte er, von jetzt an mein Leben total ändern. Vor allem die Ernährung: Vollwertkost. Und Mistel spritzen – jeden Tag eine Spritze. »Jeden Tag zum Arzt?« fragte ich entsetzt und dachte an meinen Terminkalender. Kleimi lachte. Er lachte mich aus, und dieses Lachen tat mir gut. Ihm wohl auch. »Nee«, antwortete er ganz locker, »selber spritzen. Aber meine Frau wird später noch zu Ihnen kommen und Sie beraten«, kündigte er mir an. »Sie weiß auf diesem Gebiet viel besser Bescheid als ich.«

Eigentlich hätte ich Mitte Januar, als ich zur ersten Untersuchung zu Kleimi kam, die Operation nicht noch einmal für vier Wochen aufschieben dürfen. Aber ich brauchte die Zeit, um vorzuschreiben. Ich hatte ihm einen Vortrag gehalten über meinen Serien-Job, ihm erklärt, daß ich als Serienschreiberin Woche für Woche meine jeweiligen Artikelfolgen immer pünktlich zu liefern hätte und darum nicht von heute auf morgen ausfallen könnte. Dieses ganze Gerede kam mir angesichts des Untersuchungsergebnisses von der *Histologie* nun plötzlich sehr dumm vor. Noch dümmer waren meine Gedanken: »Hätte er mir damals gesagt, daß es Krebs sein könnte, dann...« Ja, was dann? Ich hätte es wahrscheinlich als Panikmache abgetan und trotzdem noch vier Wochen weitergeschrieben. Oder doch nicht? Hätte die Warnung des Arztes nicht meiner »inneren Stimme« die Durchschlagskraft gegeben, die sie brauchte, wenn sie mich in schlaflosen Nächten immer wieder mahnte: »Laß MYO endlich über die Klinge springen...«

Tote können nicht schreiben! Nur daran hätte ich denken sollen, als ich die Operation aufschob und »heldenhaft« mit Schmerztabletten alle drei Stunden den Ischiasnerv narkotisierte, den die mit einem kinderkopfgroßen Myom beladene Gebärmutter bedrängte. Heute frage ich mich, wie viele Menschen, die den Krebstod gestorben sind, noch am Leben sein könnten, hätten sie nur rechtzeitig erkannt, daß es überall und immer weitergeht, auch ohne jene, die buchstäblich bis zum letzten Atemzug an ihre Unersetzbarkeit glauben.

Es gibt Menschen, die müssen sich erst verbrennen, bevor sie schlagartig die Erfahrung machen: Feuer tut weh. Diese Erfahrung blieb mir zunächst verwehrt. Bei einer Voodoo-Zeremonie in Haiti habe ich auf rotglühender Holzkohle getanzt. Und nichts tat weh. Ich hatte nicht eine einzige Brandblase. Damals war ich siebenundzwanzig – eine blonde Hanseatin auf dem Feuer. Eine Hamburgerin in Ekstase? Hätte nicht ein Journalist mit einer Polaroidkamera Fotos von mir gemacht, ich hätte nicht geglaubt, was mit mir geschehen war.
Die Füße auf dem Feuer. Die Augen fast geschlossen. Die rotgeschminkten Lippen wie zum Kuß bereit. »Erzulie in Person«, sagte der Mann, der mich zu der Voodoo-Zeremonie mitgenommen und fotografiert hatte – ein Amerikaner und ein Mafioso, wie sich später herausstellte, ein gebürtiger Ire mit festem Wohnsitz in Puerto Rico sowie in Haitis Hauptstadt Port-au-Prince.

Erzulie. Im Voodoo ist sie die Göttin der Liebe. Im Trommelwirbel war sie in mich gefahren. Sie war die Kupplerin, die mich dem Mafioso in die Arme getrieben hatte. Am Morgen danach hatte ich die Fotos zerrissen. Die Dokumentation meiner Voodoo-Ekstase gehörte nicht zu der Karibik-Reportage, für die ich damals unterwegs war. Der die Fotos gemacht hatte küßte meine Fußsohlen, denen das Feuer nichts hatte anhaben können. Erst als der Rausch vorüber und eine Hundert-Tage-Ehe mit »dem Mann aus Haiti« beendet war, leckte ich meine Wunden vom Tanz auf dem Feuer, jetzt »nur« noch eine Narbe auf der Seele. Wieder eine. Wieder eine zerschlagene Hoffnung auf Glück von Dauer. Liebes-Glück. Und von nun an die Liebe für ein Land. Haiti mon amour. Afrika in der Karibik. Sanfte Männer. Starke Frauen. Rosen und Oleander. Walderdbeeren und Mangos. Bittere Armut im Farbenrausch. Und Kunst auf Schritt und Tritt; Kreativität wohin das Auge blickt. Selbst die kleinste Holzhütte hoch oben auf einer verkarsteten Bergspitze zeigt sich rosa-rot. Rosa und rot. Die Farben von Erzulie. Liebe. Koketterie. Lust auf das Hier und Heute auch dann, wenn es Probleme gibt.

In Haiti wollte ich eines Tages leben. Mit diesem Land wollte ich zusammenbleiben: »Bis daß der Tod euch scheidet.«

Mit zwei Bildern im Gepäck, sogenannten »Naiven«, kam ich 1968 von meiner ersten Haiti-Reise zurück. Jaques Chéry für Titus' Zimmer. Drei kleine Kinder tragen über ihren Köpfen tropische Früchte. Eine Ananas, eine Banane, eine Mango. Jede Frucht so groß wie das Kind, das sie trägt. Ein Bild, prallvoll von Leben und Sonnenschein. Sonnenfarben. Für mein Zimmer hatte ich einen Byron mitgebracht: Bourmond Byron, »den Chagall von Haiti«, wie ich diesen Maler spontan genannt habe, der ein Bild von Chagall nie gesehen und der sein Land nie verlassen hat. Auf einem typischen Byron sind immer ein Esel oder ein Vogel zu sehen und ineinander verschlungene Bäume, die das Meer umarmen. Meinen ersten Byron habe ich über mein Bett gehängt. Eine Dorfidylle an einer karibischen Bucht. Mein Lebenstraum. Ein verrücktes Leben.

Und MYO lachte sich ins Fäustchen.

Ziemlich sicher hat MYO schon in den sechziger Jahren begonnen, sich in meiner Gebärmutter einzunisten. »Ein Krebs fängt damit an, daß eine einzige der abermilliarden Zellen des menschlichen Körpers aus der Reihe tanzt«, schreibt die Biophysikerin Dr. Angelika Anders in ihrem Buch über »Krebs – Entstehung und Vorbeugung«. Irgendwann geschähe dann eine grundlegende Veränderung mit dieser Zelle, die aus der Reihe getanzt sei: Sie beginne, sich zu teilen und zu vermehren und werde so zur »Gründerzelle« für einen Tumor, eine massive Ansammlung von Krebszellen.

Von Kleimis Frau habe ich erstmalig gehört: Zehn bis fünfzig Jahre kann es dauern, bis aus einer »schlafenden« Tumorzelle ein bösartiger Krebs wird. Und sie war es auch, die mich auf den Zusammenhang hinwies zwischen Krebs und Psyche.

MYO ein Seelen-Krebs? Ich stellte mich taub. Und Kleimis Frau sprach dieses Thema nie wieder an. Nur ein einziges Mal, während unseres ersten Gesprächs über die Krebs-Nachsorge-Maßnahmen, hatte sie erwähnt: »Auch eine Therapie kann Wunder wirken.« Das war am Nachmittag jenes Freitags, an dem ich morgens erfahren hatte, daß ich nun nicht mehr nur irgendeine, sondern eine Krebs-Patientin war.

Eine Psychotherapie, um den Krebs zu besiegen? Nein. Nicht mit mir. Ich war noch sehr weit entfernt von der Einsicht, daß einiges in meiner Einstellung zu meinem Leben und zu meinem Selbst zurechtgerückt werden müßte, bevor ich überhaupt eine Chance haben würde, MYO zu besiegen. Außerdem war ich therapie-allergisch. Ein namhafter Psychoanalytiker hatte mich in den siebziger Jahren wochenlang angeschwiegen. Für 200 D-Mark pro Stunde! Einmal in der Woche hatte ich auf seiner Couch gelegen. Ich sollte reden. Ich wollte, daß er Fragen stellt. Er forderte: »Reden Sie.« Er wollte hören, stellte keine Fragen, bekam keine Antworten. Keine Frage – keine Antwort. Ein kostspieliger Kraftakt mit einem Seelen-»Klempner«. Ich wollte die Stärkere bleiben. Und blieb schließlich fern. »Aus reiner Neugier« hatte ich die Analyse erfahren wollen. So jedenfalls hatte ich es vor mir selbst dargestellt. Zwar drängte meine »innere Stimme« mich, es wegen des Seelen-Heils noch einmal woanders zu versuchen. Doch vergebens. »Nie wieder Therapie!« hatte ich nach diesem »Flop« lauthals verkündet.

Im Kampf gegen MYO wollte ich vor allem »etwas in der Hand haben«. Wer kämpfen will, braucht eine Waffe und Munition. »Aktiv in das Geschehen eingreifen«, wollte ich. MYO sollte mich kennenlernen. Ich wollte diese »kleine Bestie« das Fürchten lehren. Kleimis Frau versorgte mich mit allem, was ich brauchte, um mich positiv »aufzurüsten«.
Zum ersten Mal hörte ich etwas über die *biologische Nachbehandlung* mit dem Ziel, »den ganzen Organismus und besonders sein Abwehrsystem für den Kampf gegen den Krebs stark zu machen«. *Krebsfeindliche Vollwertkost, Mistelinjektionen* zur Verhinderung von Metastasenbildung. *Enzyme* zur Zerstörung von Krebszellen. Und vieles mehr, das sich alles auf einen einzigen Nenner bringen läßt: Hoffnung. Für jeden Menschen, der gerade erst die Diagnose Krebs erfahren hat, ist die Begegnung mit einer Hoffnungs-Trägerin, wie ich sie in Frau Dr. K. gesehen habe, von unschätzbarem Wert.
Kleimis Frau, von ihren Freunden Evchen genannt, ist selbst Medizinerin. Nach einer Facharztausbildung zur Kinderärztin blieb Frau Dr. K. als Ehefrau und Mutter im Haus. Ihr Wissen kam fortan dem Mann, der Tochter, dem Sohn, der weitläufigen Verwandtschaft, dem großen Freundeskreis und den Krebs-Patienten ihres Mannes zugute. Nachdem ihr Sohn an Krebs erkrankt war, hatte sie ihr schulmedizinisches Wissen mit einem intensiven Studium der Naturheilmedizin kombiniert. Ihr Sohn ist im Alter meines Sohnes. Der eigene Krebs, sagte sie, wäre schon eine schwere Last. Aber was würde sie drum geben, könnte sie ihrem Sohn diese Last abnehmen. In diesem Gespräch unter Müttern habe ich im Zusammenhang mit MYO so etwas wie Dankbarkeit empfunden. Ich war und bin dankbar dafür, daß diese »kleine Bestie« sich mir an den Hals geworfen hat und nicht meinem Sohn. Es ist allemal leichter, selbst zu kämpfen, als den Kampf auf Leben und Tod des eigenen Kindes mit durchleiden zu müssen.

Lust und Frust

STATION 88, ACHTER STOCK. Ein Neubau im Vorkriegs-Gebäudekomplex des Allgemeinen Krankenhauses Harburg bei Hamburg. Früher war hier eine Kaserne.

Mein Einzelzimmer hatte Himmelsnähe und Platz für drei Patientenbetten. Viel Raum für mich allein. Das Krankenhaustagegeld ermöglichte den Luxus des Ungestörtseins. Direkt neben der breiten Fensterfront war mein Bett. Bei klarem Wetter reicht der Blick von hier oben bis zum Hafen. Die Fenster lassen sich weit öffnen. Tief unten ist Rasenfläche.

Meine Freundin Maggy hatte vor vielen Jahren einmal gesagt: »Wenn ich wüßte, daß ich Krebs habe, würde ich Schluß machen.« Diese Worte fielen mir ein, als ich am 16. Februar 1991 am Fenster stand. Ein Samstag. Die erste Nacht als Krebspatientin lag hinter mir. Das erste Erwachen im Bewußtsein, Krebs zu haben.

Schluß machen? Einfach so? Aus dem Fenster springen? Über Nacht war Schnee gefallen. Makellos weiß die Rasenfläche. Mein Leichentuch? Das wäre dann ein schneeweißes Tuch mit rotem Fleck. Rot und weiß sind die Hamburger Farben.

Blau und Türkis sind die Farben, die meine Sehnsucht entfachen. Sehnsucht nach »meiner« Insel. Der Flug von Miami über die vielen Bahama-Inseln nach Provo dauert eine Stunde und vierzig Minuten. Bei klarer Sicht können die Augen während des ganzen Fluges im Türkis-Blau des Meeres baden. Ende September dieses Jahres würden wir in Miami ins Flugzeug steigen, um auf der Insel unser neues Leben zu beginnen. Anfang September würde Titus die Galerie für einen Monat schließen, nach Hamburg kommen, um uns beim Kistenpacken zu helfen und tierliebe Menschen zu finden, denen er unsere Fische und zwei Nymphensittiche schenken wollte. Zu fünft würden wir zurückfliegen: Mr. Lovey Love, Titus und ich, dazu Chi-Chi, der Pekinese, und Carina, die weiße Schäferhündin. So war es noch immer geplant.

An diesem Samstag schrieb ich in meinen Terminkalender: »Falls

MYO schon Metastasen gestreut hat, werden die Strahlen sie zerstören. MYO wird mich nicht daran hindern, im September nach Provo überzusiedeln.«

Dr. K., Kleimi, hatte mich bereits darüber informiert, daß eine Bestrahlung »im OP-Gebiet« wichtig sei. Ein Professor der Universitätsklinik, ein Onkologe von internationalem Ruf, hätte dazu geraten. Onkologen sind Fachärzte der inneren Medizin. Ihr Spezialgebiet ist die Entstehung und Behandlung von Tumoren. So ein Mann mußte wissen, was er sagt. Dachte ich. Und ich dachte auch: Wenn MYOs bösartige Brut vielleicht durch meinen Wirbelkanal schon in mein Gehirn geschwommen ist, was nützt mir dann die Bestrahlung dort, wo der erste MYO-Krebs gesessen hat, der sogenannte Primärtumor? Aber was ich gedacht hatte, sagte ich nicht, statt dessen fragte ich: »Keine Chemotherapie?«
Mit Nachdruck, und wiederum sich berufend auf den Universitäts-Professor, hatte Kleimi darauf geantwortet: »Eine Chemotherapie würde in Ihrem Fall überhaupt nichts bringen. Wie ich Ihnen schon gesagt habe, handelt es sich nicht um ein gewöhnliches, sondern um ein Stromasarkom, bei dem die entarteten Zellen sofort in die Gefäße gehen.« Ein Stromasarkom. Stromer? Ich glaubte, es schreibt sich mit »er« am Ende, und ich konnte mich nicht erinnern, dieses Wort schon gehört zu haben. Jetzt stellte ich mir vor: MYO ist also ein Stromer. Ein Herumtreiber. Und während ich den »Stromer« vor mir sah, dachte ich wieder: »Wäre nicht eine Chemotherapie, die durch alle Blutbahnen und Lymphwege geht, viel besser zum Vergiften dieses Herumtreibers beziehungsweise seiner tödlichen Brut als eine Bestrahlung, die sich allein auf den Unterleib konzentriert?« Gedacht. Nicht weiter gefragt. Verdrängt.

Dienstag, 19. Februar 1991. Eine Woche nach der Operation. Mein Krankenzimmer spiegelte bereits wider, was mich unter anderem krank gemacht hatte: Streß. Auf einem rechteckigen Tisch neben meinem Bett lagen Hunderte von Dias, die ich für einen neuen Fotoroman auswählen mußte. Dazu ein Leuchtkasten, Lupe,

Schreibmaschine, Telefon, Manuskriptpapier und Fachbücher zum Thema Sex.

Ein Chefredakteur, der neben einem wöchentlich erscheinenden Heft der Yellow press ein Monatsmagazin konzipierte, hatte sich telefonisch nach meinem Befinden erkundigt. »Es geht schon wieder«, hatte ich gesagt. »Also kann ich Ihre Mitarbeit für das neue Heft fest einplanen?«

Meine innere Stimme jaulte. »Kommt gar nicht in Frage. Es ist ohnehin schon alles zuviel für dich. Und wer weiß, wie du die Bestrahlung verträgst...« Ich holte einmal tief Luft, um die Mitarbeit an dem neuen Heft ablehnen zu können: MYO sollte mir dabei helfen. MYO als Vorwand, um endlich einmal mit Nachdruck »nein« sagen zu können. Aber statt »nein« sagte ich: »Es war leider Krebs...«

Mir war klar, daß ich damit ein Tabu gebrochen hatte. Freiberufliche Serienschreiber sind nicht krank. Krebs haben sie schon gar nicht. Und wenn doch, dann reden sie nicht darüber – aus Angst, keine Aufträge mehr zu bekommen. Der Chefredakteur, so hatte ich mir vorgestellt, würde jetzt sagen, daß es ihm leid täte, und mir weiterhin gute Besserung wünschen. Und ganz bestimmt würde er Skrupel haben, mir unter diesen Umständen noch mehr Arbeit aufzudrängen als die Serien, die ich ohnehin schon für sein Wochenheft schrieb. Seine Skrupel würden in erster Linie mit seiner Befürchtung zusammenhängen, eine an Krebs erkrankte Autorin könne die zusätzlichen Termine für das Monatsheft nicht einhalten und ihn damit in Schwierigkeiten bringen. Dafür hätte ich Verständnis gezeigt. Diese Reakton auf das »Outen« meiner Krebserkrankung hatte ich erhofft. Aber das war eine vergebliche Hoffnung. Der Chefredakteur am Telefon sang das Hohe Lied meiner Zuverlässigkeit. Er wisse genau, daß er für das neue Heft niemanden finden würde, der das besser schreiben könne als ich, behauptete er. Es ging um Sex-Serien. Und in diesem Punkt hatte er Recht: Fachautoren zum Thema Sexualität gibt es nicht allzu viele – und die wenigen, die fundiert darüber zu schreiben wissen, lassen sich höchst selten dazu herab, für die in Journalistenkreisen

geringschätzig als »Bauch-und-Busen-Presse« bezeichneten Magazine der Yellow press zu arbeiten.
Der Drucktermin für die Null-Nummer des neuen Heftes war schon lange vor meiner Krebs-Operation festgelegt worden. »Wie Sie wissen, müssen in drei Wochen alle Beiträge fertig sein«, sagte der Chefredakteur. Ich hätte doch bereits die nötige Vorarbeit für die von mir übernommenen Serien geleistet: Interviews gemacht, Fotos produzieren lassen; das Schreiben wäre jetzt für mich nur noch eine Kleinigkeit. »Wie ich Sie kenne, erledigen Sie das mit links...« meinte er – »Aber der Fotoroman muß auch ins Heft«, gab ich zu bedenken. – »Sie werden es schon schaffen...« – Würde ich das? Wollte ich das? Warum überhaupt hatte ich mich je auf die Serienschreiberei für die Yellow press eingelassen?

Fragen über Fragen. Im Schnelldurchgang das berufliche Leben zurückgespult. Volontariat bei der Deutschen Presse Agentur. Die Nachricht, das Rüstzeug für Journalismus, wie ein Handwerk erlernt. Danach zwei Jahre Redakteurin bei der Tagesschau, die damals erst in den Kinderschuhen steckte. Der erste Chefsprecher, Karl-Heinz Köpcke, war noch ein Mann in den besten Jahren. Werner Veigl hatte den Sprecher-Sprung von der Nord- zur Tagesschau noch vor sich. Die Tagesthemen und Nachrichten-Stars wie Hanns Joachim Friedrichs gab es noch nicht. Das Medium Fernsehen machte Spaß, eröffnete mir aber noch nicht die Perspektiven, die ich im Auge hatte, als ich beschloß, Journalistin zu werden. Reisen wollte ich. Die Welt kennenlernen. Auch das wäre beim Fernsehen damals durchaus möglich gewesen. Mit viel Geduld. Gemessenen Schrittes über die Regionalsendungen hätte ich eines Tages vielleicht Auslandskorrespondentin werden können. Aber Geduld war nicht meine Stärke: Im Alter von vierundzwanzig Jahren sprang ich auf die Illustrierten-»Schiene«. Eine sechs Monate lange Festanstellung als Roman-Redakteurin bei einem renommierten Verlag in Offenburg wurde zum Sprungbrett zu einer nicht minder renommierten Presse-Agentur in München. Recherchen und Interviews für Star-Autoren. »Negerin« für Oswalt Kolle

und Konsorten: Auf dem Höhepunkt der Sexwelle in den sechziger Jahren konnte kein Star-Autor im Sex-Geschäft ohne einen »Neger« auskommen; also ohne einen namenlosen Autor, der einen Teil der Serien-Verpflichtungen sozusagen im Dunkeln schrieb. »Als Frau allein um die Welt«, eine Serie für eine Frauenzeitschrift, brachte den Durchbruch zum Reisejournalismus. Die »Negerin« kam endgültig ans Licht. »Denise de Boer – ein Künstlername?« Eine häufige Frage. – Nein, kein Künstlername. – »Wie konntest du unter deinem Namen so etwas schreiben?« – Auch dies ist eine zu Lebzeiten der Eltern häufig gehörte Frage von der Mutter, einer Hamburger Bankierstochter, und dem Vater, einem Generalleutnant a.D., nachdem ich über »so etwas« – Sex-Themen – in Reiseberichten schon gelegentlich geschrieben hatte.
Mit einer einst renommierten Reisezeitschrift, deren Hamburger Verleger durchaus zu Recht auf dem »Yellow«-Markt das große Geld witterte, rutschte schließlich auch die Autorin de Boer in die Yellow Press – von nun an eine Autorin mit Pseudonym. Wer will schon mit seinem guten Namen den Abrutsch in diesen Teil der Presselandschaft dokumentieren, in dem Journalisten gelegentlich über Land und Leute und hauptsächlich über Sex schreiben.
»Abgerutscht«. So der Titel einer von vielen Serien, die ich schrieb. Es ging um Prostituierte. Und weil das Jugendschutzgesetz es so verlangt, muß eine junge Frau, die auf den Strich geht, immer als armes Opfer dargestellt werden, als Opfer widriger Umstände. Als ob es nur unglückliche Huren gäbe! Meinen ersten »Abrutsch« ins Yellow-»Milieu«, auf den journalistischen Strich sozusagen, erlebte ich mit Ende zwanzig. Widrige Umstände gab es dafür keine. Der Hamburger Verlag gab mir die Gelegenheit, Serien »am laufenden Band« zu schreiben. Auf diese Weise konnte ich das Geld für mich und meinen Sohn bequem zu Hause verdienen. Und wenn die Reiselust mich packte, ließ ich mir ein Thema einfallen, für das Recherchen in einem Land meiner Wahl nötig waren: Trinidad, Antigua oder Sizilien, Katmandu, Casablanca oder Bangkok, Hongkong, Haiti oder Zaire oder auch »nur mal eben nach Paris«.

Solange Titus nicht schulpflichtig war, und auch danach in seinen Ferien, reisten wir oft zusammen. Häufig kam meine Freundin Maggy mit, seine Patentante. Und fast immer auf Spesen. Der journalistische »Strich« hat sich bezahlt gemacht. Spaß am Leben. Intensivst ausgekostete Lebensfreude. Das Leben ein einziges Freudenkarussell. Und irgendwann verpaßte ich den Absprung.

Mit dem rechtzeitigen Ausstieg aus der Yellow press hätte ich mir viele Probleme erspart, vielleicht sogar den Ausbruch der Krebserkrankung. Rechtzeitig – das hätte bedeutet: Aufhören, wenn es keinen Spaß mehr macht. Wer Spaß an seiner Arbeit hat, wird auch einen 18-Stunden-Arbeits-Schreibe-Tag nicht als Streß empfinden. Es geht um die Lust. Keine Lust bringt Frust.
Irgendwann in den achtziger Jahren hatte der Spaß für mich aufgehört, wieder und immer wieder und noch einmal über Sex zu schreiben: Die 1000 Wege zum Höhepunkt. G-Punkt-Stellungen. Orgasmus-Schule. Fotoromane über die Stripteasetänzerin Lola, die Transsexuelle Coco, das auf den Reeperbahnstrich abgerutschte Bayernmädchen Rosy. Tantra-Sex. Schwulen-Sex. Tao-Sex. Astro-Sex. Foto-Love-Story und so weiter und immer weiter das gleiche mit neuem Titel. Mitte der siebziger Jahre hatte mir Julia vorausgesagt: »Du wirst auch noch dahinterkommen: Mit Frust geht gar nichts.«
Die schwarzhaarige Julia: eine Star-Hure vom Steindamm, die durch allzu häufige Rendezvous mit einem Hamburger Kaufmann aus alteingesessenem Hanseatengeschlecht ins Gerede gekommen und aus diesem Grund auch von mir interviewt worden war, hatte durchaus richtig erkannt: »Männer wollen nur das eine, nämlich Sex inklusive ›französisch‹, und Frauen wollen auch nur das eine, nämlich Liebe inklusive Zärtlichkeit, und wenn sich beide in der Mitte treffen, dann braucht weder sie ein Rezept für ihren Orgasmus noch er einen Ausweg für die Erfüllung seiner Wünsche. So einfach ist das. Zum Glück kapieren das die wenigsten; denn wüßten es alle, würden die Huren arbeitslos und die Sex-Schreiber auch.«

Julia war Anfang dreißig. Sie hatte einen Sohn, der bei ihrer Familie in Tel Aviv aufwuchs. »Das mit seinem Vater«, versicherte sie mir, »war Liebe.« Der Vater ihres Sohnes war Soldat in der israelischen Armee. Nach seinem »Heldentod« im Sieben-Tage-Krieg kam Julia nach Hamburg, der Heimatstadt ihrer Schwiegereltern. Sie kam in der Absicht, »viel Geld zu machen«. Sie machte es »vor allem mit französisch«. Aber als ich sie interviewte, hatte sie ihr Ticket für Tel Aviv bereits in der Tasche. Sechs Jahre lang hatte sie »bombig verdient«. Sie hatte sich zwar teuer gekleidet, doch darüber hinaus bescheiden gelebt. Ihren Sex-Lohn hatte sie in ein Apartment-Haus am Roten Meer investiert, in Eilat. Die Apartments würden nun an Touristen vermietet, und davon könnte die Familie dann bestens leben. »Man muß einfach wissen, wann Schluß ist«, hatte sie gesagt. Und auch: »Französisch mit Frust ist wie Rote Grütze ohne Sahne. Da fehlt etwas. Und die Männer, die Geld dafür bezahlen, die merken das.«

Liebe inklusive Zärtlichkeit. Sex inklusive »französisch«. Und in der Mitte liegt das Glück. So einfach ist das. Und weil ich immer wieder drumherumschreiben mußte, frustrierte mich inzwischen der Sex-Serien-Job.

Doch der Frust kommt schleichend. So schleichend wie der Krebs, dessen Verbündeter er ist. Denn wer frustriert ist, leidet seelisch. Und durch seelisches Leid wird bekanntlich das *Immunsystem* geschwächt. So schließt sich der Kreis: Ein geschwächtes Immunsystem öffnet dem Krebs Tor und Tür. Ein Teufelskreis. Mit MYOs Hilfe hatte ich gehofft, da herauszukommen. Was für ein Trugschluß. Wann hat je ein Feind seines Feindes Schwäche nicht für eigene Vorteile genutzt?

Der Krebs MYO wollte nicht sang- und klanglos untergehen. Sein Vorteil war, daß ich nicht »nein« sagen konnte. Ein »Nein« zu all der Arbeit, die ich mir nach der ersten Krebsoperation wieder aufbürden ließ, hätte vielleicht schon im Februar 1991 das endgültige Aus bedeutet für meinen Todfeind MYO.

Dieses »Nein« hätte allerdings auch bedeutet, mein bis dahin gelebtes Leben, immerhin einundfünfzig Jahre, davon zweiunddreißig Jahre als Journalistin, kritisch zu überdenken – mich auseinanderzusetzen mit Büchern wie »Die Psychotherapie gegen den Krebs« von Lawrence LeShan. Schon auf dem Umschlag dieses Buches hätte ich den wichtigen Satz gefunden: »Krebs führt oft zum Tode. Aber es scheint Fälle zu geben, in denen die Bedrohung durch Krebs den Beginn des Lebens bedeutet.« Dieser Satz hätte mich aufhorchen lassen. Doch es sollte auch noch weitere kostbare Zeit meines durch MYO bedrohten Lebens verstreichen, bevor ich das Visualisieren eines tödlichen Feindes gegen den Krebs mit Hilfe der in den USA entwickelten Simonton-Lehre erlernen würde: Carl und Stephanie Simonton – er ist ein Onkologe und Spezialist für Strahlentherapie, sie leitete als Psychologin viele Jahre lang eine Krebsberatungsstelle – haben als Team dem Krebs den Kampf angesagt. Schon 1978 brachten sie ihr aufsehenerregendes Buch heraus: »Getting well again«. Wieder gesund werden – eine Anleitung zur Aktivierung der Selbstheilungskräfte für Krebspatienten. Erst Ende 1992 machte ich mir die Simontons und Lawrence LeShan zu Verbündeten gegen MYO.

Seelenstreß: Der ideale Nährboden für Krebs

Seit Anfang der siebziger Jahre bekomme ich von meiner Agentur zu Weihnachten immer einen Terminkalender. Bis vor zwei Jahren war er in schwarzes Leder gebunden. Unten rechts der Name in Goldbuchstaben. Ein immer wieder heiß ersehntes Geschenk. Und mit jedem neuen Terminkalender wurde der vorangegangene Lederband ins Regal gestellt. Abgegriffene Bücher. Erinnerungen an ein Leben in Stichworten. Für jeden Tag gibt es eine Seite. 20,5 cm lang, 14,5 cm breit. Für jede halbe Stunde dieses Tages von 7.00 bis 21.30 eine Zeile. Ganz unten vier halbe Zeilen für »Das Wichtigste«. Daneben vier halbe Zeilen für »Vorplanung für morgen.«

Am 21. Februar 1991 habe ich meiner Arbeit sieben Zeilen gewidmet. Diverse Telefongespräche mit Redakteuren und Fotografen. Zwei wichtige MYO-Termine: *Szintigraphie* und *Mammographie*. Um 19 Uhr 30: Mr. L.L. Das Wichtigste: Ich muß lernen, mir die Mistel-Spritze selbst zu geben. Vorplanung für morgen: Entlassung?

Der 21. Februar war ein Donnerstag. Mein neunter Tag im Krankenhaus. Am Freitag wollte ich nach Hause. Die Fäden der Narbe waren schon gezogen, der Heilungsprozeß von Dr. K. als »sehr gut« beurteilt worden.

Für 10 Uhr 30 habe ich eingetragen: Szintigramm. Dahinter, in großen Buchstaben: ANGST. Und weiter: Ob MYO schon in meinen Knochen sitzt?

Bis zu diesem Tage habe ich nicht gewußt, was das ist, ein Szintigramm oder auch eine Szintigraphie. Ich hätte es nachlesen können. Meine Fachliteratur über Sexualität war auf dem neuesten Stand. In den meisten dieser Bücher wird auch über Krebs geschrieben: Die Methoden der Diagnostik, die Nachsorge.

Krebs war ein Thema, mit dem ich mich nie befassen wollte. Nach dem qualvollen Krebstod meiner Mutter war mein Informationsstand in den sechziger Jahren steckengeblieben. Damals gab es noch keine *Nuklearmedizin*.

Der Pschyrembel, ein wichtiges Nachschlagewerk für Mediziner, beschreibt die Szintigraphie als nuklearmedizinisches bildgebendes Verfahren unter Verwendung möglichst kurzlebiger Radionuklide. Für Laien besser verständlich drückt sich Dr. med. Rainer Gros in dem von ihm verfaßten Buch »Gynäkologie für Frauen« aus. Bei der Szintigraphie, schreibt Gros, werde eine geringe Menge einer schwach radioaktiven Flüssigkeit in eine Vene gespritzt. Diese Flüssigkeit verteile sich dann in allen Knochen. »Aktive Zonen (Entzündungen, Verletzungen, Metastasen) lagern mehr Kontrastmittel ein und sind in der Szintigraphie als dunkle Zonen zu erkennen.« In dem sehr empfehlenswerten Buch von Dietrich Beyersdorff über »Biologische Krebsabwehr«, das mir Frau Dr. K. geliehen hatte, wird Szintigraphie beschrieben als »Untersuchung mit radioaktiven Stoffen. Diese lagern sich im Gewebe unterschiedlich ab. Das kann gemessen werden. In der Krebsbehandlung dient die Szintigraphie vor allem dem Aufspüren von Knochentumoren (und Metastasen).«

Gerüstet mit diesem Wissen begab ich mich zur Abteilung »Nuklearmedizin«. Die Chefärztin war eine Professorin. Mein erster Eindruck: eine angestrengte Person. Ob die auch mal lächeln kann? Was sie konnte, war zunächst viel wichtiger und geschieht nach meiner Erfahrung leider allzu selten: dem Patienten erklären, was mit der jeweiligen Untersuchungsmethode auf ihn zukommt. Geduldig beantwortete sie mir meine noch offenen Fragen. So erfuhr ich, die für dieses Verfahren gespritzten Substanzen wären zwar leicht radioaktiv, würden aber innerhalb kürzester Zeit aus dem Körper ausgeschieden und könnten daher keine Schäden verursachen. Ob ich noch weitere Fragen hätte? – Ja. Ich wollte wissen, ob bei diesem Verfahren zum Beispiel eine Knochenverletzung ganz sicher von einer Metastase zu unterscheiden sei. »Ja«, sagte sie, »ganz sicher.« Und sie begann, mir die technischen Einzelheiten zu erläutern. »Das ist mir zu hoch«, gab ich offen zu. Jetzt lächelte sie. Nicht so herablassend, wie ich es bei ähnlichen Gesprächen mit den Herren im weißen Kittel schon erlebt hatte und auch weiterhin erleben sollte. Ein warmes Lächeln. Verständnisvoll. »Schon gut«, sagte sie.

Es hat viel Gutes, einer Frau in der hochtechnisierten Welt der Krebsdiagnostik zu begegnen. Ob am Steuer eines Wagens oder am Auslöser einer bildgebenden Apparatur der nuklearmedizinischen Diagnostik: Mann und Maschine werden häufig eins. Dieses Einswerden mit der Technik kommt bei Frauen nur höchst selten vor: Frau bleibt Frau – bleibt Mensch.

»Was für ein Klischee«, hätte ich gesagt, bevor ich als Patientin über viele Jahre hinweg immer wieder erleben konnte, daß Frauen im High-Tech-Betrieb der Medizin die besseren Menschen sind. Ausnahmen bestätigen die Regel.

Zurück zur Szintigraphie. Einstich in die Vene in der Armbeuge. Die radioaktive Substanz wird sehr langsam gespritzt. Nadel herausgezogen. Pflaster auf die Einstichstelle. Danach eine Pause. Dreißig Minuten. So lange braucht die Flüssigkeit, um sich im Körper auszubreiten.

Spazierengehen in den Grünanlagen des Krankenhauses. Schneereste. Kein Frost mehr. Hamburger Schmuddelwetter. Grauer Himmel, trübe Gedanken. Erinnerungen an die Krebserkrankung meiner Mutter. Zuerst war es Brustkrebs. 1958, im Alter von achtundvierzig Jahren, wurde ihr die linke Brust amputiert. Ich war achtzehn damals, meine Schwester neunzehn. Über die lebensgefährliche Krankheit unserer Mutter sprachen wir nicht. Ihr Krebs war ein Tabu. Sie ging zur Bestrahlung. Und alles schien wieder gut. Ihr seelisches Leid, ihre Ängste – kein Thema.
»Kein Thema.« Ein häufig gehörter Ausspruch von meiner Mutter schon in unserer Kindheit. Hatten wir uns weh getan und brüllten wie am Spieß: »Kein Thema.« Nur ein kleines Schluchzen – und Ende. Vom Vater war sie zur Disziplin erzogen worden. Man weinte nicht. Man – das kleine Mädchen Nora – hatte sich mit dem Kopf an der harten Kante eines Mahagonitisches gestoßen. Tränen waren gekullert. Der Vater hatte verlangt, sie solle sich bei dem Tisch entschuldigen. »Entschuldige, lieber Tisch, daß ich dich gestoßen habe...« Der Handrücken des Kindes wischte die Tränen ab. Die Erziehung zur Härte gegen sich selbst wirkte scheinbar Wunder: »Mir hat dann auch nichts mehr wehgetan«, versicherte meine Mutter uns stets. Kritik an der Erziehungsmethode ihres vergötterten Vaters wurde uns nicht zugestanden.
Aber die Härte gegen sich selbst als Wundermittel gegen Schmerzen versagte schließlich doch. Wenige Wochen vor ihrem Tod hat meine Mutter um Morphium gebeten. Eine gute Freundin, anstudierte Medizinerin, gab ihr die Spritzen öfter als vom Hausarzt zugestanden. Es müssen höllische Schmerzen gewesen sein, verursacht durch den Krebs, der in die Knochen metastasiert war.

Knochen-Metastasen. In den sechziger Jahren wurden sie beim Röntgen erst erkannt, nachdem der Patient schon einige Jahre von

Schmerzen unbehelligt damit gelebt hatte. Eine Späterkennung. Zu spät für jegliche Hoffnung auf ein Überleben. Erst durch die Möglichkeiten der nuklearmedizinischen Diagnostik werden diese Metastasen im Frühstadium entdeckt.
MYOs bösartige Tochterzellen im embryonalen Zustand. Wollte ich, daß man sie entdeckt, oder wäre es mir lieber, noch einige Jahre von Ängsten unbehelligt in der Hoffnung zu leben, daß es sie nicht gibt? Keine Frage: Vor dem Ergebnis der Szintigraphie hatte ich Angst. Würde die Ärztin mir das Ergebnis der Untersuchung gleich sagen können? Würde ich es sofort wissen wollen? Zwanzig Minuten auf einer schmalen Liege unter einer Gammakamera. Einige Meter von mir entfernt die Ärztin, die auf den Auslöser drückt. In bis zu hundert Bildern pro Sekunde können die Funktionsvorgänge in meinen Knochen erkannt werden. Ein Wunderding für Leute wie mich, die von Technik keine Ahnung haben.
Nach der Szintigraphie noch einmal fünfzehn Minuten Wartezeit. Und Minute für Minute immer wieder die bange Frage: Ob sie etwas gefunden hat? Schließlich kommt also die Frau Professor mit einem großen weißen Umschlag. Mein Skelett in Schwarzweißfotos. Dazu die schriftliche Beurteilung. Und wieder dieses warmherzige Lächeln der Ärztin, eine Spur fröhlicher als zuvor: »Es ist alles in Ordnung.« Mein Aufatmen verriet meine Erleichterung. MYO hatte meine Knochen verschont.

14 Uhr 30: Mammographie. Im Alter von einundfünfzig Jahren hätte ich wissen müssen, was dabei geschieht. Ich wußte es nicht. Eine fahrlässige Unterlassung? Grob fahrlässig! – Zeitmangel? – Eine schlechte Ausrede. – Angst vor den Strahlen, die bei der Mammographie möglicherweise eine Krebserkrankung erst auslösen können? – Über diese Angst, die nicht selten ist, schreibt oben zitierter Dr. Gros in der »Gynäkologie für Frauen«: »Einer hohen Aussagekraft steht bei der Mammographie eine relativ geringe Strahlenbelastung gegenüber, so daß man sich im Zweifelsfall für diese Untersuchung entscheiden sollte.« Die Röntgendarstellung

der Brüste (Mammographie) sei »die zuverlässigste Methode zur Früherkennung von Brustkrebs. Die Mammographie kann Tumore von weniger als 1 cm Durchmesser entdecken, bevor sie durch Abtasten oder andere Untersuchungen zu erkennen sind«.
Starke Argumente für die Mammographie. Nicht stark genug, um die eigene Blockade zu überwinden: den Brustkrebs der Mutter.
Ist Krebs vererbbar? Meine Mutter hatte Gallensteine. Mir wurden im Alter von zweiundzwanzig Jahren fünfundsiebzig Gallensteine samt Gallenblase entfernt. Würde ich auch ihren Krebs erben? Die »genetische Krebsdisposition« ist sicherlich bei mir vorhanden. Stellvertretend für den gesunden Menschenverstand hatte meine »innere Stimme« immer wieder argumentiert: »Aus Angst, aufgrund von Erbanlagen Krebs zu bekommen, solltest du erst recht die Brust mit Hilfe der Mammographie untersuchen lassen!« Früherkennung kann Leben retten. Eine Binsenweisheit. Nächste Woche, nächsten Monat, nächstes Jahr wollte ich »ganz bestimmt« zur Brustkrebsvorsorge gehen – und ging doch erst, nachdem mich MYO unters Messer gezwungen hatte. Im Anschluß an eine Krebsoperation gehören Untersuchungen durch Mammographie, Szintigramm und Ultraschall zur selbstverständlichen Nachsorge.

Es ist bekannt, daß viele Menschen, deren engste Angehörige am Krebs gestorben sind, unter der Angst leiden, früher oder später selbst ein Opfer dieser Krankheit zu werden. Je früher sie der »Wahrheit« ins Gesicht blicken, desto früher und entsprechend wirksamer können sie den Kampf ums Überleben aufnehmen. Je eher sie zur Vorsorge gehen, desto früher werden sie meist auch erkennen, daß sie sich damit einem unnötigen Streß ausgesetzt haben: Seelenstreß. Eine gestreßte Seele ist der ideale Nährboden, auf dem Krebszellen wuchern können. Dagegen ist in der Ursachenforschung – die Frage betreffend, warum der eine Mensch Krebs bekommt und der andere nicht – die genetische Disposition inzwischen nur als ein ganz kleiner »Baustein« unter vielen anderen erkannt worden.

Bausteine. Aus vielen Bausteinen entsteht ein Haus. Aus vielen verschiedenen »Bausteinen« wird ein Krebs. Es gilt inzwischen als erwiesen, daß ein bösartiger Tumor nicht allein zurückzuführen ist auf das Rauchen, auf Alkoholmißbrauch, auf sogenannte »*kosmische Strahlung*«, zuviel Röntgenbestrahlung, *karzinogene Substanzen* in der Luft oder der Ernährung oder eben auf Erbanlagen. All diese Faktoren können im Krebs-»Theater« eine Rolle spielen. Doch der Hauptakteur, der »Baumeister« für das Krebsgebilde, wird immer die Seele sein: Eine kranke Seele macht auch den Körper krank. Eine vernachlässigte Seele blockiert all die Aktivitäten, die nötig sind, um so einen Krebs wie MYO gleich im Entstehen zu »packen« und auszurotten. Aktivitäten wie zum Beispiel die Mammographie.

Über die Mammographie hatte ich – wiederum bei dem oben bereits zitierten Dr. Gros – folgendes gelesen: »Da ein Röntgenbild das betreffende Organ immer nur in einer Ebene zeigen kann, muß die Brust zwischen zwei strahlendurchlässigen Scheiben zusammengepreßt werden. Dieser oft schmerzhafte Druck ist unvermeidlich, um alle Abschnitte der Brust in einer Ebene abbilden zu können.«

Wieder »bediente« eine Frau die Maschine – eine Radiologin Anfang vierzig. Sie war erstaunt über mein Alter. »Ich hätte gedacht, wir sind gleichaltrig.« Sie war Jahrgang '52. Mein Geburtsdatum stand auf den OP-Unterlagen: 5.5.'40. Uterus-Sarkom. – »Sie wissen Bescheid?« Ich hatte ihre Frage mißverstanden. »Daß es Krebs war – ja«, antwortete ich. Tatsächlich hatte sie wissen wollen, ob ich über die Mammographie Bescheid wußte. »Ja«, log ich, ohne einen roten Kopf zu bekommen. Schon als Kind konnte ich lügen, ohne rot zu werden. Reichlich kindisch kam ich mir bei dieser Lüge dennoch vor. Ich war völlig verunsichert: Würde ich mich dumm anstellen? Ein anteilnehmendes Lächeln half mir über die Klippe des »Nicht-gewußt-wie« hinweg.

Ziemlich sicher glaubte diese Ärztin, die Diagnose Krebs hätte mich verunsichert. Sie habe auch schon Krebs gehabt, sagte sie: »Lymphdrüsen.« Zehn Jahre sei das nun her: »Aber die Angst bleibt.« Das Wichtigste seien die regelmäßigen Nachuntersuchungen. Sie schärfte mir ein, es damit sehr ernst zu nehmen. Noch immer hätte sie vor jeder Untersuchung Herzklopfen. Aber das müsse man in Kauf nehmen. »Und wenn dann alles gut verlaufen ist, stoßen mein Mann und ich am Abend mit Champagner an.« Im übrigen trinke sie kaum noch Alkohol – gelegentlich ein Glas Wein zum Essen, mehr nicht. Alkohol sei Gift für das *Immunsystem*: »Und Kummer.« Kurz nach dem Tod ihrer Mutter war ihr Krebs ausgebrochen. »Wir hatten ein sehr enges Verhältnis, meine Mutter und ich.« Sie teilten eine Wohnung: »Es gab nie Krach.« Kleine Mißverständnisse, ja, aber nie etwas, das wirklich wehgetan hätte. Verheiratet sei sie erst seit sechs Jahren. »Da war ich schon über dreißig, als ich meinen Mann kennengelernt habe. Eigentlich wollte ich nie heiraten. Die Ehe meiner Eltern wurde geschieden«, fügte sie hinzu. Aber mit ihrem Mann hätte sie es gut getroffen: »Besser als gut: Ich habe in meinem Mann einen wahren Schatz gefunden.«

Das Glücksempfinden, das ihre Augen leuchten ließ, unterstrich ihre Worte. Der Mensch hinter der Maschine, der durch dieses sehr persönliche Gespräch sichtbar wurde, half mir über meine Ängste und meine Verunsicherung hinweg. Trotz der Hektik des Krankenhausbetriebes hatte mir diese Ärztin das Gefühl vermittelt, alle Zeit der Welt für mich zu haben. Mit den Unterlagen nach der Untersuchung hatte sie mir die Hand gegeben. Ein fester Händedruck zum Glückwunsch für einen *»negativen* Befund«. Keine Metastasen in der Brust. »Ihr Mann wird sich bestimmt auch darüber freuen.« Und ich hatte bestätigt: »Ganz sicher.«

Tralala in Lissabon, oder: Die Angst vor der Angst

Dass auch ich in meinem Mann einen Schatz gefunden habe, hatte ich bis dahin noch zu niemandem gesagt. Ich wußte es nicht einmal. Noch nicht. Ich hatte auch nie von »meinem« Mann sprechen mögen. Bloß kein Possessivum, kein »besitzanzeigendes« Fürwort. »Meine« Frau hatte ich auch nicht gern gehört. Aber ich hatte gesagt: »Meine« Insel. Und auch: »Mein« Haiti. »Mein« Sohn Titus. »Mein« Titi.
Mami. Titi. Und Lovey, das dritte Rad am Wagen. Mister Lovey Love. Ein zärtlicher Name für einen Mann, dessen große Seele ich auch im fünften Jahr unserer Ehe noch nicht entdeckt hatte. Wenn Titus im Freundeskreis erzählte, er hätte seine Mutter gut verheiratet, waren die Lacher auf seiner Seite. Lachen wie über einen guten Witz. Und Mr. L.L. und ich lachten mit. Frohsinn als Markenzeichen unserer Ehe. Leichtlebigkeit. Ein Leben an der Oberfläche. Und in der Tiefe dieses Lebens, meines Lebens, das nicht im Lot war, lauerte MYO.

Es lebte sich scheinbar gut mit diesem Mann, den ich geheiratet hatte, und der das gute Leben zu schätzen wußte: Ferien in der Karibik. Champagner wie Wasser getrunken. »Unser zweites Eßzimmer« – ein Nobelrestaurant an der Elbe. Havanna-Zigarren für dreißig Mark pro Stück – nicht gerade ständig auf der Tagesordnung, aber auch keiner besonderen Erwähnung wert. Die Ehe mit der vielbeschäftigten Autorin der Yellow press ermöglichte dem Lehrer der Internationalen Schule ein Leben im Luxus, das ihm gefiel. Danach gestrebt hatte er nicht. Nichtsdestoweniger konnte er in vollen Zügen all die materiellen Extras genießen, die er zu seiner Liebe hinzubekam.

Hochzeitsfeier in Lissabon nach dem Ja-Wort auf dem Standesamt in Hamburg. Fünf Personen im First-Class-Hotel Tivoli. Titus, meine beste Freundin Maggy, unser aller Freund Dideric aus London. Eine Woche feiern intensiv. Kaum ein Fado-Restaurant in der Altstadt blieb verschont von der fröhlichen Hochzeitsgesellschaft aus Hamburg. Gekicher am falschen Platz: Der Fado-Gesang der Portugiesen lädt ein zur Traurigkeit. Melancholie satt statt kulinarischer Genüsse. »Gut gegessen haben wir in der Altstadt von Lissabon nicht, aber...« Spaß hat es gemacht. Tralala in Lissabon. Eine Sieben-Tage-Hochzeitsparty, an die wir gern zurückdenken.

Im fünften Jahr unserer Ehe sollte MYO zur ersten Bewährungsprobe werden. Ein Gespräch über den Krebs: Das Problem wurde zwischen Martin und mir nicht totgeschwiegen.
»Du weißt Bescheid?« Ja, er wußte es. Daß die Operation »sehr schwer gewesen« sei, daß es sich bei dem Myom um einen bösartigen Tumor gehandelt habe und man »nun nur noch beten« könne, hatte man ihm bereits wenige Stunden nach der Operation mitgeteilt. Schon drei Tage bevor das endgültige Ergebnis der Histologie feststand und der Patientin die Diagnose eröffnet worden war, hatte man den Ehemann informiert. Durch einen Anruf am Abend des 12. Februar 1991 hatte Martin die Nachricht bekommen: »Es war bösartig.« – Meine Frau ist an Krebs erkrankt? Er war allein in der Sieben-Zimmer-Altbauwohnung. Niemand war da, mit dem er hätte reden können. Absturz mit einer Flasche Malt-Whisky – und am Tag danach sein erster Besuch bei mir im Krankenhaus. Sein aufmunterndes Lächeln war eine schauspielerische Glanzleistung.
»Whisky pur, ohne Wasser?« Wie konnte ich so etwas fragen. Malt mit Wasser. Was für ein Sakrileg! Kein Engländer würde seinen Malt verwässern. So in etwa verlief das Gespräch an dem Tag, an dem ich mir vorgenommen hatte, mit Martin über meine Krebserkrankung zu sprechen: Freitagabend, 15. Februar 1991. Ein lockeres Gespräch. Und danach: Erleichterung auf beiden Seiten, Auflösung von Ängsten. Meine Angst vor seiner Ängstlichkeit, die mich belastet hätte. Seine Angst vor meiner möglichen Verzweiflung angesichts der Krebsdiagnose.

Auch in den kommenden Tagen, wenn er mich besuchte: Kein Wort vom Kampf auf Leben und Tod, der mir bevorstehen würde. MYO als mein Todfeind? Das war einmal. Die Verdrängung der Gefahr, die nach wie vor von MYO für mich ausging, hatte bereits eingesetzt. Verdrängung von Fakten wie: »Für etwa 80 bis 90 Prozent der an Krebs erkrankten Patienten beginnt der Kampf auf Leben und Tod erst mit den Metastasen.« So steht es in einem der vielen medizinischen Bücher zum Thema Krebs, die ich mir ins Krankenhaus schicken ließ. Metastasen: »Absiedlung von Krebszellen aus einer Primärgeschwulst in andere Körperregionen.«

MYO-Metastasen? Wenn es schon welche gab, würden sie kaputtbestrahlt werden. Kaputt und Ende. Naivität zum Schutz der Seele. Oder auch: alles zu seiner Zeit.

Nach wie vor bin ich der Meinung, daß ein gewisses Maß von Verdrängung der Todesnähe, die jeder Krebs für einen Menschen bedeutet, sogar wichtig ist, um sich mit geballter Lebenskraft in den Kampf um dieses Leben zu stürzen. Verdrängung von Gefahr bedeutet schließlich auch: Unabdingbarer Glauben an die jeweiligen »Hilfs«-Mittel, die zum Kampf fürs Überleben in dem jeweiligen Stadium der Krebserkrankung zur Verfügung stehen.

Nach der Szintigraphie am Morgen und der Mammographie am Mittag teilte ich Martin bei seinem Besuch am Abend des 21.1.1991 freudestrahlend mit: »Ich bin okay. Morgen kannst du mich abholen.« Nur zur Sicherheit, sagte ich, müßte ich noch bestrahlt werden. Zwar wäre mit der Entfernung des Tumors »die Sache erledigt«. Aber: »Sicher ist sicher...«

Hochmut gegen Krebs?

SELBER SPRITZEN? EINE NADEL in meine Haut stechen? Nein, das kann ich nicht! Aber ich wollte es versuchen. Ich sagte mir: Wenn an Diabetes erkrankte kleine Kinder das können, dann werde ich es wohl auch lernen. Zur Stärkung meines Immunsystems hatte Frau Dr. K. mir dringend geraten, Mistel zu spritzen. Die Mistel, eine Schmarotzerpflanze. Der Schmarotzer Mistel gegen den Schmarotzer Krebs. Würde mir das helfen?
Mistel-Lektüre. Ein »Leitfaden zur biologischen Krebsbehandlung« aus dem Verlag für Medizin Dr. Ewald Fischer. Dort steht unter anderem: »Im Bereich der Krebsbehandlung hat sich vor allem die Misteltherapie bewährt. Bei Untersuchungen in wissenschaftlichen Instituten wurde festgestellt, daß die Extrakte aus Mistelpflanzen fördernd und anregend auf die Thymusdrüse einwirken. Die Zahl der dort ausgebildeten *Lymphozyten* (T-Lymphozyten) erhöht sich und stärkt so die körpereigene zelluläre Abwehr gegen Krebszellen und andere Erreger.« Über T-Lymphozyten las ich dann in einem von der Professorin Dr. Angelika Anders im medizinischen TRIAS-Verlag erschienenen Buch: »Sie sind die wichtigsten Abwehrzellen. Es sind weiße Blutkörperchen, die die Krebszelle durch direkten Kontakt angreifen und vernichten. Sie werden deshalb T-Lymphozyten genannt, weil sie in der Thymusdrüse, die hinter dem Brustbein liegt, produziert werden. Sie erhalten dort die notwendige spezielle Prägung zur Erkennung der Krebszellen.«

Um 6 Uhr 15, am Morgen des 22. Februar 1991, verließ mich der Mut. Zur Stationsschwester, die angewiesen worden war, der Krebspatientin de Boer zu zeigen, wie sie sich selbst die Mistelspritze setzen kann, sagte ich: »Ich hab's mir anders überlegt: Das Spritzen kann mein Hausarzt besorgen. Der wohnt nur zwei Etagen unter mir...«
»Und wenn Sie beruflich unterwegs sind?« Dann... ja, was dann?

Mein nächster Reisetermin stand bereits fest: eine Fotoproduktion in München, das erste Wochenende im März; Anreise Donnerstagabend, Rückflug Montagmorgen. Die Mistel zur Stärkung des Immunsystems muß alle drei Tage gespritzt werden. Sicherlich, auch in München hätte ich einen Arzt dafür finden können. Ebenso in Nizza, wo ich Ende April für eine Woche sein würde, um einen Fotoroman zu produzieren.

Der Mistelextrakt wird subkutan gespritzt. Das heißt: unter die Haut. »Überall auf der Welt«, dachte ich laut, »werde ich einen Arzt finden, der das machen kann.« Die Schwester gab zu bedenken: »Selber spritzen dauert nicht mal fünf Minuten, aber erst einen Arzt finden, einen Termin machen, in die Praxis fahren ...« Ja, das würde Zeit kosten. Auf dem Weg zum Arzt würde ich möglicherweise in einem Stau steckenbleiben. »Also gut, überredet ...« – Ein kleines Lächeln über dem weißen Schwesternkittel sagte mehr als viele Worte. Kein freundliches Lächeln, eher traurig, mitleidig. Herablassendes Mitleid mit der Krebspatientin, die ganz offensichtlich nichts begriffen hatte. Diese Frau mit dem überladenen Arbeitstisch neben dem Bett im Einzelzimmer, die bereits am zehnten Tag nach der schweren Operation entlassen werden wollte, würde nun zwar lernen, mit der Mistelspritze umzugehen. Aber würde ihr das helfen? Würde einem an Krebs erkrankten Menschen mit einem derart zur Schau gestellten Hochmut gegen diese vielleicht böswilligste aller Krankheiten überhaupt noch zu helfen sein?

»Wenn Sie damals meine Gedanken hätten lesen können«, sagte mir die Schwester bei einer späteren Gelegenheit. Sie sei seit langem fest überzeugt von der Heilwirkung der Mistel, habe auch schon häufig beobachten können, wie Patienten dadurch geholfen wurde. Aber in meinem Fall wäre ihr klar gewesen, »daß es nichts bringen würde«. Ich würde, so ihr Menschenverstand, nicht lange genug durchhalten, um der Mistel eine Chance zu geben, ihre volle Kraft gegen den Krebs zu entfalten.

Tatsächlich hatte ich beim Mistel-Spritzen von Mal zu Mal mehr Widerwillen dagegen empfunden, mir die Nadel in die Haut zu stechen. Jeder Stich eine Verletzung, ein Tropfen Blut, eine Schwellung, gelegentliche Fieberschübe, schließlich ein beängstigend angeschwollener Schenkel. Der Hausarzt diagnostizierte: Mistel-Allergie. Ende der Behandlung nach drei Monaten. Aufatmen und dennoch: diffuse Ängste. Schuldgefühle meinem Körper gegenüber, der zur MYO-Bekämpfung die Mistel brauchte? Erst viel später sollte ich erfahren, daß Mistel nicht gleich Mistel ist. Es gibt ganz unterschiedlich dosierte Präparate. Allergie gegen das eine muß nicht bedeuten, auch gegen weitere allergisch zu sein. Aber mein damaliger Hausarzt kannte sich mit Naturheilmitteln nicht aus. Seine Diagnose im Mai 1991, knapp drei Monate nach meiner ersten Operation, war meiner schon reichlich erlahmten aktiven Kampfbereitschaft gegen MYO entgegengekommen. Fortan nahm ich an Naturheilmitteln nur noch, was ich schlucken konnte. *Wobe-Mugos, Vitamine, Antioxidans*-Kapseln. Auch dies wichtige Mittel zur Stärkung des Immunsystems.

Doch mit welchen Mitteln auch immer versucht wird, den Krebs zu bekämpfen, ob mit Schul- oder Naturheilmedizin oder einer Kombination aus beidem: Wirksam werden sie erst dann, wenn ein Mensch sich seiner Seele bewußt wird als Mitstreiterin gegen den Krebs beziehungsweise für ein Leben, das dem Krebs keine Angriffsfläche mehr bietet.

Meine Seele gegen MYO. Eine Seele in Fesseln – blockiert durch scheinbar banale Erlebnisse in der Kindheit, in der fast immer schon die Weichen gestellt werden für die Krebsanfälligkeit eines Menschen. Doch damals war ich noch weit entfernt davon, diese Zusammenhänge zu durchschauen...

Freitag, 22. Februar 1991. Vor diesem Wochenende wollte ich unbedingt aus dem Krankenhaus entlassen werden. Kleimi hatte »grünes Licht« gegeben mit der Einschränkung: »Wir müssen die Ultraschalluntersuchung abwarten...«
11 Uhr 15: Termin beim Ultraschall, auch *Sonographie* genannt –

von lat. sonare = tönen. »Der Name Ultraschall stammt von der Verwendung hochfrequenter Schallwellen, deren Frequenz bei 5 Millionen Schwingungen pro Sekunde liegt (= 5 Millionen Hertz)« kann man bei Dr. Gros (»Gynäkologie für Frauen«) nachlesen. »Bei der Sonographie«, schreibt er weiter, »fährt der Arzt mit einem sogenannten Schallkopf über die zu untersuchenden Körperpartien. Die Verbindung zwischen Schallkopf und Haut wird durch ein Kontaktgel verbessert, das vorher auf die entsprechenden Hautpartien aufgetragen wird. Der Schallkopf ist gleichzeitig Sender und Empfänger für die Schallwellen. In Abhängigkeit von der jeweiligen Organstruktur werden die Schallwellen unterschiedlich stark reflektiert, vom Schallkopf wieder aufgenommen und von einem computergesteuerten Monitor zu einem Bild zusammengesetzt.«

Auf langes Warten vor dem Ultraschall war ich nicht eingerichtet. Ich hatte kein Buch zur Hand und keine Möglichkeit, Elfie auszuweichen. Kaum war ich im Wartezimmer vor dem Behandlungsraum erschienen, hatte Elfie mir vertraulich zugelächelt und auf den Platz neben sich gewiesen. Elfriede Sch. aus Pinneberg bei Hamburg. »Aber alle nennen mich Elfie...« Mintgrüner Jogginganzug. Eine Frau in den Dreißigern. Auch eine Patientin von Station 88. Chirurgie. Gynäkologie. Begegnet waren wir uns dort nicht. Beim Blick durch die geöffnete Tür hatte sie mich an meinem Tisch über dem Leuchtkasten beim Aussortieren der Fotos gesehen. »Urlaubsdias?« Ihr Mann würde im Urlaub von ihr und den drei Kindern auch »auf Schritt und Tritt« Fotos machen. Im letzten Sommer wären sie in Dänemark gewesen. »Da war ich noch gut beieinander.« Zehn Kilo hätte sie mehr gewogen. Dabei wäre sie nicht etwa dick gewesen, sondern »gerade richtig. So, wie mein Mann das gern hat«. Und nun: »Nur noch Haut und Knochen.« Die Angst hätte an ihr gezehrt. Angst vor dem Krebs.

Sie fragte: »Können Sie sich vorstellen, wie das ist, wenn nach dem Krebsabstrich der Anruf kommt, und wenn es dann plötzlich nicht mehr heißt, daß alles in Ordnung ist, und man wird noch mal einbestellt, und dann sagt einem der Arzt, daß es noch nicht

so ganz sicher ist, ob es Krebs ist, aber man müßte unbedingt ins Krankenhaus, und da würde was abgeschnitten werden von der Scheide. Und man denkt an die Kinder und den Mann. Mein Mann ist sechs Jahre jünger als ich, und mein Jüngster ist erst vier...«
Elfies Wortschwall brachte »Carla Eiger« in Aktion.

»Heißer Draht« bis Mitternacht

Carla Eiger ist ein Pseudonym für Denise de Boer als Telefon-Sexualberaterin. Der »heiße Draht« eines Yellow-press-Magazins, mein direkter Draht zu den Lesern – jeden Montag von 17 bis 21 Uhr. Ein zweites Telefon war dafür bei mir zu Hause in meinem Büro installiert worden.
Herzklopfen vor dem ersten Mal: Nach über zwanzig Jahren im journalistischen Sex-Geschäft traute ich mir zwar durchaus zu, auf konkrete Fragen zum Thema Sexualität auch konkrete und vor allem korrekte Antworten zu geben. Aber würde eine im sexualmedizinischen Sinne korrekte Antwort genügen?
Peter war einer meiner ersten Anrufer. Er wollte Petra werden. Nicht die medizinischen und auch nicht die behördlichen mit einer Geschlechtsumwandlung verbundenen Probleme waren der Grund seines Anrufes. Es gab nichts, das er nicht darüber wußte. Auch das Geld für den Erwerb einer neuen Identität hatte er seit langem gespart. »Aber, Frau Carla, wie sag' ich es meinen Eltern?«
Peter war vierundzwanzig – ein junger Mann aus einem Dorf in Baden-Württemberg: Einzelkind, ein Sohn aus anscheinend liebevollem Elternhaus, »völlig fertig von Schuldgefühlen«, seit er im Alter von vierzehn Jahren von der Wäscheleine einer Nachbarin einen Seidenslip gestohlen und unter der baumwollenen Jungenunterhose genußvoll auf seiner nackten Haut getragen hatte. Seitdem dachte er häufig daran, sich das Leben zu nehmen. Nur

einem Freund hatte er es zu verdanken, daß es vor zwei Jahren nicht geklappt hatte. Da hatte er sich in der Badewanne die Pulsadern geöffnet: »Und ich war schon fast ausgeblutet, als mein Freund mich fand.« Seitdem habe er immer nur gearbeitet, erzählte er, tagsüber als Friseur und nachts als DJ in einer Disko, um die Geschlechtsumwandlung bezahlen zu können. Aber was würde aus ihm werden, wenn seine Eltern danach nichts mehr von ihm wissen wollten? Eher würde er sterben wollen, als auf die Liebe der Eltern verzichten zu müssen.

Hatte er je darüber nachgedacht, wie sehr der Tod des einzigen Kindes die Eltern treffen würde? Fast zwei Stunden lang dauerte das Gespräch mit Peter. Er hätte, sagte er, nicht geglaubt, daß ich ihm so lange zuhören würde. »Danke, Frau Carla...«

Fünf Monate später war er wieder am Apparat – als eine Sie: »Hier ist Petra...« Es hätte alles wunderbar geklappt, erzählte sie, sie habe schon einen neuen Ausweis und meinen Rat befolgt, in eine Großstadt zu ziehen. Auch eine Arbeit hätte sie schon. Aber das Schönste von allem wäre: »Meine Eltern waren neulich zu Besuch...« Und ihre Mutter hätte gesagt, sie hätte sich immer eine Tochter gewünscht. Petra bedankte sich dafür, daß ich ihr Mut für ein neues Leben gemacht hatte. »Und daß ich damals am Telefon mal alles bei Ihnen loswerden konnte.«

Durch solche Gespräche war mir eines sehr bald klargeworden: Zeit war das kostbarste Gut, das ich als »Frau Carla« den Menschen geben konnte, die beraten werden wollten. Bei mindestens jedem zweiten Anruf ging es nur nebenbei um ein sexuelles Problem und darüber hinaus um das eindeutig größte Partnerschafts-Problem in unserer Gesellschaft: den Mangel an Zeit füreinander, das Nicht-zuhören-Können oder Nicht-zuhören-Wollen. »Frau Carla« wurde von der Redaktion fürs Zuhören bezahlt. Von fünf Uhr nachmittags bis neun Uhr abends. Oft dehnten diese Gespräche sich bis nach Mitternacht aus. Danach: Abschalten mit schlechtem Gewissen. Der »Leser-Blatt-Bindung«, die sich die Chefredaktion von einem derartigen »Sex-Service« erhofft, war

zwar Genüge getan. Aber was war mit all denen, die wieder und immer wieder versuchen würden, mit »Frau Carla« zu sprechen, und die nicht zum Zuge kamen, weil entweder besetzt oder überhaupt kein Anschluß mehr da war?
Hatte ich meinen Beruf verfehlt? Hätte ich besser Psychologin und als solche in der Partnerschafts- und Sexualberatung tätig werden sollen? »Was nicht ist, kann ja noch werden«, hatte mir meine »innere Stimme« immer dann gesagt, wenn ich mich als »Frau Carla« wieder einmal voll verausgabt und durch die Reaktion eines anonymen Anrufers oder einer Anruferin in diesem »Beruf« bestätigt gefühlt hatte: in einem Beruf, der ein Studium verlangt. »Pah«, machte die innere Stimme, »Studium?« Und sie verwies mich auf all die Bla-Bla-Ratschläge in Sachen Sexualität, die einem Millionenpublikum im Fernsehen zugemutet werden – nicht selten von Leuten, die nicht einmal das »Handwerk« Journalismus erlernt haben, geschweige denn jemals Psychologie studierten. »Was diese Typen können, das kannst du schon lange. Und besser!« sagte ich mir.

Zwiegespräche mit der »inneren Stimme«. Und wieder einmal hatte ich ihr keine Chance gegeben, sich durchzusetzen. »Frau Carla« zum Beruf machen? Unmöglich! Wir wollten schließlich in die Karibik übersiedeln. Als Partnerschafts- und Sexualberaterin würde ich dort keinen Pfennig verdienen können. Mit der Sex-Schreiberei schon. Noch hatte ich nicht den nötigen Durchblick, um zu erkennen, daß im entscheidenden Augenblick nichts unmöglich sein würde. Dann nämlich, wenn es bei der Entscheidung um Leben oder Tod geht.
Mehr als eine halbe Million Menschen kauften das Heft, das die Sexualberaterin »Frau Carla« erfunden hatte. Gehörte die Ehefrau und Mutter Elfie Sch. aus Pinneberg auch zu meinen Lesern? Würde sie vielleicht eines Tages bei »Frau Carla« anrufen, um über ihren Krebs zu sprechen? Ihre Sorgen um Ehemann und Kinder?
In meine Gedanken hinein sagte Elfie: »Bei mir ist es noch mal gut gegangen. Kein Krebs. Aber was ich für Angst gehabt habe vor der

Operation, das kann sich niemand vorstellen, der das nicht erlebt hat...« Ängste quälten sie auch jetzt noch. Daß »da was abgeschnitten werden würde von der Scheide«, hatte sie bereits gesagt und sie war nach wie vor der Meinung, genau das wäre bei ihrer Operation geschehen. Ihrem Mann könnte sie das gar nicht sagen. »Dann denkt der doch...«
Aus der Telefonberatung wußte ich nur zu gut: Vielen Männern ist es nicht ganz geheuer, wenn ihre Partnerin am Unterleib operiert werden muß. »Eine Frau ohne Unterleib«, habe ich unter anderem zu hören bekommen, sei doch »nur noch 'ne halbe Frau«. Da ging es um eine Totaloperation – und um die Frage: »Wenn alles 'raus ist, was ist dann mit dem Sex?« Ich dachte: »Wie arm dran ist dieser Mann, der tatsächlich glaubt, daß nur eine Frau mit Eierstöcken und Gebärmutter sexuell reagiert«, und als »Frau Carla« fragte ich: »Wie ist es mit der Zärtlichkeit?« – Was denn das mit seiner Frage zu tun habe, wollte er wissen. Und schließlich hatte er doch begriffen, daß allein durch seine Zärtlichkeit seine Frau auch nach der schweren Operation wieder die werden würde, die sie vorher war, nämlich: eine Frau mit Unterleib!

Elfies Operation verlief weit weniger dramatisch. Wie sich im Gespräch herausstellte, handelte es sich bei ihr nur um eine sogenannte *Konisation*. Das Wort stammt aus dem Griechischen und bedeutet Kegel. Eine Konisation wird immer dann nötig, wenn beim sogenannten Krebsabstrich krebsverdächtige Zellveränderungen zu sehen sind. In einem solchen Fall werde, wie ich ihr erklärte, um den in die Scheide hineinreichenden Teil des Gebärmutterhalskanals – des Muttermundes – ein kegelförmiges Stück ausgeschnitten. Dieses Hautteilchen werde dann auf etwaige krankhafte Veränderungen des Gewebes untersucht. Um sicherzugehen, daß sich in der Gebärmutter keine Krebszellen befinden, wird meist im Anschluß an die Konisation eine sogenannte Ausschabung (*Abrasio* oder *Kürettage*) gemacht: Entfernung von Schleimhaut aus der Gebärmutterhöhle. Elfie atmete hörbar auf. »Und ich dachte schon...«

In der mehr als zweistündigen Wartezeit, die uns ohne Zwischenbescheid oder Angabe von Gründen zugemutet wurde, hatte Elfie reichlich Gelegenheit, mir die Ängste auszumalen, die sie schon tagelang vor der Operation und in den zurückliegenden drei Tagen nach der Operation gequält hatten. Unnötige Ängste. Sie hätten vermieden werden können, wäre diese Frau von dem Gynäkologen, der sie ins Krankenhaus eingewiesen hat, oder von einem Arzt auf der Station nach der Operation aufgeklärt worden über den vergleichsweise harmlosen operativen Eingriff, dem sie sich nun hatte unterziehen müssen.

Wer nicht fragt…

Allein dem Zufall ist es zu verdanken, daß ich in dem Wartezimmer vor dem Ultraschall-Behandlungsraum neben Elfie saß und sie auf diese Weise Gelegenheit bekam zum Informationsgespräch mit der Sexualexpertin »Frau Carla«. Carla inkognito. Es war Elfie überhaupt nicht aufgefallen, daß ich meinen Namen nicht genannt hatte. Aber woher ich »über alles so gut Bescheid« wisse, das interessierte sie doch. »Es gehört zu meinem Job«, sagte ich. »Ach so, ja.« Keine weiteren Nachfragen. Statt dessen immer wieder Fragen, die Operation betreffend. Und schließlich: Elfies Sexleben.

Der Sex mit ihrem sechs Jahre jüngeren Ehemann, erfuhr ich, sei von Anfang an »das absolut Größte« gewesen. Er war achtzehn, als sie, vierundzwanzigjährig, zum ersten Mal von ihm schwanger wurde. »Nie würde das gutgehen«, sagten Freunde und vor allem ihre Eltern ihr voraus. Abtreibung? Elfie vertraute mir an: »Mein Vater hatte mir das Geld dafür gegeben. Ich sollte nach Holland fahren…« In Amsterdam wäre sie auch gewesen. »Zusammen mit meinem Mann. Da haben wir das ganze Geld verjubelt…« Seitdem war Amsterdam die Stadt ihrer Träume. »Und wenn wir Sil-

berne Hochzeit feiern, dann fahren wir dahin und machen ein großes Fest.«
Ihr Vater, der ihrer Hochzeit ferngeblieben war, würde dann auch mitfeiern. »Das wird dann, wie noch mal heiraten!« In zwölf Jahren würde es so weit sein. Abrupter Themenwechsel: »Und stimmt es wirklich, daß ich nach dieser Operation keine Sexprobleme haben werde?« Sie bat mich, ihr noch einmal »ganz genau zu erklären«, was bei einer Konisation passiert. »Also von meiner Scheide ist nichts abgeschnitten worden?« Ich versicherte ihr, daß sie bei ihrem Gynäkologen etwas falsch verstanden haben müßte. Ein Mißverständnis. Ich wiederholte: »Nur ein kegelförmiges Hautstückchen vom Muttermund...« Ihre Hand legte sich auf meine. »Danke. Jetzt fällt mir wirklich ein Stein vom Herzen. Sie können sich ja gar nicht vorstellen, was ich mir alles Schauerliche ausgemalt hatte – bis hin dazu, daß ich frigide werde und mein Mann sich scheiden läßt.«

Absurde Vorstellungen. Fern von jeglicher Realität und dennoch reale Ängste. Steine auf den Herzen von Menschen. Von unnötigen Ängsten belastete Seelen. Niedergedrückt. Kaputt. Die heile Welt der Elfie Sch. aus Pinneberg war tatsächlich in Gefahr gewesen, am Desinteresse der Ärzte für die Seele der Patientin Elfie Sch. zu zerbrechen. An die für sie zuständigen Ärzte hatte sie die ihr auf der Seele brennenden Fragen allerdings nicht gerichtet. – Warum nicht? – »Ich bin keine Einzelzimmer-Patientin. Nicht privat. Und für unsereins hat von den Ärzten doch keiner Zeit...« – Das sagte sie ohne Aggression gegen mich, die Privatpatientin. Eine nüchterne Feststellung. Es interessierte sie schon nicht mehr. Schließlich war sie den Stein losgeworden, der ihr auf dem Herzen gelegen hatte.

Es ist allgemein bekannt: Die wenigsten Ärzte nehmen sich genügend Zeit für das Gespräch mit einem Patienten – einen Menschen, der ihnen neben seinem Körper auch seine Seele anvertraut. Zu selten wird darauf hingewiesen: Nur,

solange dieser Mensch stumm bleibt, werden seine Fragen nicht beantwortet. Darum gilt für jeden Patienten als oberstes Gebot: fragen, fragen, fragen. Wer nicht fragt, bekommt keine Anwort. Wer sich allzu lange mit offenen Fragen herumquält, belastet seine Seele und schwächt dadurch zugleich das Immunsystem, das Krankheiten abwehrt bzw. Heilung ermöglicht.

Zur Klärung des Mißverständnisses, das Elfie tagelang auf der Seele lag und das sie ohne unser Zufallsgespräch wahrscheinlich noch wochen- oder monatelang weitergequält hätte, wären von ärztlicher Seite nur wenige Minuten nötig gewesen.

Nach ihrer Ultraschall-Untersuchung wirkte Elfie um Jahre verjüngt. Sie strahlte. »Ich bin kerngesund.« Noch einmal gab sie mir die Hand: »Danke. Sie haben mir sehr geholfen.« Auch mir hatte das Gespräch geholfen – als Ablenkung von eigenen Ängsten. MYO in meinen Gedärmen? In der Leber, den Nieren, der Bauchspeicheldrüse? Auch das Herz und die Lymphknoten im Bauch- und Beckenbereich standen auf dem Ultraschall-Programm für die Krebspatientin Denise de Boer.
Wer nicht fragt, bekommt keine Antwort.
Es kostete mich Überwindung zu fragen, warum der Arzt mit dem Schallkopf wieder und immer wieder kurz unterhalb meines Herzens entlangfuhr. War MYO etwa schon in mein Herz geschlichen? »Was ist los?« Statt einer konkreten Antwort bekam ich zu hören: »Da ist eine Unklarheit. Ich muß mit dem Kardiologen sprechen.« Der Arzt war jung, kaum dreißig. Er vertrat seinen Chef, der im Urlaub war und von dem er eines mit Sicherheit noch nicht gelernt hatte: den einfühlsamen Umgang mit Patienten. Er rief den Herz-Spezialisten an. »Der Professor wird gleich kommen«, sagte er, »um sich die Bilder selbst anzusehen.«

Warten. Halbnackt auf der Liege, Glitsch auf dem Bauch. Mir war kalt. Ich bat um ein Papiertuch, um das Kontaktgel von meinem

Körper abzuwischen, und auch darum, mir meine Wolljacke aus der Umkleidekabine zu geben. »Aber der Professor...«
Nach fünfzehn Minuten kam ein Anruf vom Professor. Ich erfuhr: »Der Professor möchte gern selbst einen Herz-Ultraschall machen«, in Haus eins. »Bin ich hier fertig? Ist ansonsten alles in Ordnung?« – Ja, ich sei fertig. Die Ergebnisse würden dem Chefarzt übermittelt. Noch einmal fragte ich nach: »Ist alles in Ordnung?« Antwort: »Ja.« Antworten wie Regenwürmer aus der Nase gezogen. Stück für Stück. Bis auf das Stück, das mit meinem Herzen zu tun hatte.
Bei Professor P., dem Chefarzt der Kardiologie, erfuhr ich auch ohne zu fragen: »Da müssen Sie sich keine Sorgen machen. Es ist nichts von Belang...« Geduldig erklärte er mir das Bild auf dem Monitor, zeigte mir »eine winzige Ansammlung von Wasser« unter dem Herzen, wahrscheinlich die Folge einer Virus-Erkrankung. Normalerweise würde sich das Wasser von selbst wieder zurückbilden, und hätte man nicht gerade jetzt einen Ultraschall gemacht, wäre es überhaupt nicht aufgefallen. Etwa in einem Jahr, wenn ich wieder einmal zur Nachuntersuchung da wäre, würde er gern noch einmal einen Herz-Ultraschall machen. Das hörte sich gut an. Mein gesundes Herz hüpfte vor Freude. Meiner Entlassung aus dem Krankenhaus stand nun nichts mehr im Wege.

Krebszellen sind doof!

Ich arbeite wie verrückt für dieses neue Heft – so, als wäre nichts gewesen. »Ich muß verrückt sein!« Diese Eintragung steht zwei Tage nach meiner Entlassung aus dem Krankenhaus in meinem Terminkalender.
24. Februar 1991: Ein Sonntag. Bis Montagnachmittag mußten fünf Beiträge für das neue Heft geschrieben sein. Auch für eine routinierte Serienschreiberin bedeutete das mindestens zwölf

Stunden intensivstes Zusammensein mit »Victor«, dem Computer. Als sogenannte feste Freie hatte ich den Redaktionscomputer Marke Victor vom Verlag zur Verfügung gestellt bekommen. Darum gebeten hatte ich nicht. Aber abgelehnt hatte ich »dieses Ding« mit dem – für den Verlag konzipierten – Redaktionstextprogramm eben auch nicht. Mehr als je zuvor fühlte ich mich durch »Victor« zur ständigen Mitarbeit an einem Heft verpflichtet, dessen Erfolg vor allem abhängig war von einem Themenkreis, für den ich zum Profi geworden war: Sexstories und Fotoromane. Je mehr Sex-Serien, desto höher die Auflage. Und nun sollte zu dem Wochen- auch noch ein Monatsheft hinzukommen.

»Victor« – der Sklavenantreiber für eine frustrierte Autorin. Und auf der Strecke blieben die Gespräche mit meinem Mann. Die wichtige Aufarbeitung meiner Krebserkrankung, die ihn mindestens so sehr betroffen hatte wie mich. Seine Ängste um mein Leben. Auch Angst vor der Zukunft. Immer noch: »die Insel«?

Wollten wir wie geplant im Oktober dieses Jahres nach Provo übersiedeln, müßte er bis spätestens Ende Februar den zweijährigen, unbezahlten Urlaub einreichen. »Wird das nicht zuviel für dich?« fragte Martin. Sein Blick verriet: Er selbst fühlte sich überfordert von dem Gedanken, daß schon in knapp sieben Monaten der Traum seiner Frau wahr werden würde, auf »die Insel« zu ziehen. Ein Alptraum für ihn? Bis Ende Juli mußten unsere Möbel inklusive Hunderter von Büchern und Bildern fertig verpackt sein für den Container nach Übersee. »Sprich aus, was du denkst«, forderte ich ihn auf und fügte noch hinzu: »Hast du etwa Angst, daß ich die zwei Jahre auf der Insel nicht überlebe?« Eine grausame Frage. Ungerecht. Wie konnte ich ihm so etwas antun? Welcher Teufel ritt mich, diesem Mann, den ich liebte, derart zuzusetzen? Erst viel später würde ich diese unangemessene Reaktion erklären können: Der Teufel »Zweifel« hatte sie herausgefordert.

Ein Zweifel, gesät von Dr. K. (Kleimi) im Gespräch unter vier Augen kurz vor meiner Entlassung aus dem Krankenhaus. Auch Kleimi hatte mich gefragt, ob ich nun tatsächlich noch auf die Insel übersiedeln wollte. Würde ich es wirklich verantworten wol-

len, daß mein Mann der Insel wegen seine gute Position aufs Spiel setzt? Ich hatte ihm erklärt: »Mein Mann behält seinen Vertrag mit der Schule. Wir gehen zunächst nur für zwei Jahre in die Karibik.« Das »nur« schien ihn zu irritieren. Er wiederholte, was ich inzwischen des öfteren zu hören bekommen hatte: »Es war ein Stroma-Sarkom. Das ist ein sehr gefährlicher Krebs.«
Sollte ich auf der Stelle mein Testament machen?
Sehr direkt hatte ich ihn gefragt: »Glauben Sie etwa nicht daran, daß ich wenigstens noch zwei Jahre zu leben habe?« Statt einer Antwort ein ratloser Blick. Kleimi, der gute Freund guter Freunde von mir, erinnerte mich in diesem Augenblick an einen traurigen Elefanten – und blieb mir die Antwort schuldig. So entstand der Zweifel, der sich im Gespräch mit meinem Mann schließlich entlud.
Mr. Lovey Love als Blitzableiter für meine durch den Zweifel akut gewordenen Ängste. Dabei hatte mein Mann mir zu keiner Zeit das Gefühl gegeben, er würde meinen Sieg über den Krebs in Frage stellen. Hingegen wies er auf die Bestrahlung hin, die mir bevorstünde. Sechs Wochen lang, Tag für Tag. Zu Recht hatte er die Besorgnis geäußert, die Strahlentherapie würde an meinen Kräften zehren. Dazu käme der Streß wegen des neuen Heftes, auf das ich mich eingelassen hatte.
»Also gut«, willigte ich schließlich ein, »wir verschieben die Insel für ein Jahr.« Das bedeutete: Im Oktober 1992 würden wir Hamburg verlassen, um dann auf »unserer« Insel Providenciales in der Karibik gemeinsam mit Titus von der »Bamboo Gallery« zu leben. Für mich stand fest: Weder mein Mann noch MYO würden es schaffen, mich von diesem nun noch einmal hinausgeschobenen Termin abzubringen.

Mein Krebs mit Namen MYO. Obwohl herausoperiert, mußte ich weiter mit dem Gedanken an MYO leben. MYO-Metastasen. Heimtückische Schmarotzerzellen, die möglicherweise blitzschnell und dann viel schneller zuschlagen würden als der sogenannte Primärtumor, der Jahre, manchmal Jahrzehnte braucht, um sich

zu entwickeln. Doch ob nun MYO-Primär oder MYO-Metastase: In meiner Vorstellung blieb der Krebs ein MYO. »Mein MYO.« Und mit diesem Biest mußte ich fertig werden.
Viel später sollte ich erkennen: Nach der ersten Krebsoperation habe ich zwar noch häufig meine Überlebenschancen fahrlässig aufs Spiel gesetzt, dabei aber ganz unbewußt eine offensichtlich richtige Strategie im Kampf gegen den Krebs entwickelt: das Sichtbarmachen meines Gegners. MYO, mein persönlicher Feind – eine schwabbelige Masse abartiger, ungeordneter, schwacher Zellen. Ein paar Millionen MYO-Zellen gegen abermilliarden intelligenter, geordneter, gut funktionierender Zellen meines ansonsten gesunden Körpers. So in etwa habe ich mir die Fronten vorgestellt. Ein vergleichsweise kleines Heer von doofen gegen ein übermächtiges Heer von klugen Zellen. MYO oder ich. Einer von beiden würde auf der Strecke bleiben. Abgesehen von schwachen Momenten, in denen ich zweifelte, hat für mich von Anfang an festgestanden: MYO würde verrecken.
Die Sichtbarmachung des Krebses ist, wie ich erst 1992 erfahren sollte, ein bewährtes Mittel zur Überwindung einer Krebserkrankung. Die amerikanischen Krebs-Forscher Carl und Stephanie Simonton nennen das in ihrem Buch »Wieder gesund werden« *Visualisation*. Als ich das Buch in die Hand bekam, hatte ich ein »Aha«-Erlebnis nach dem anderen. Hier nur ein Beispiel. Zur Frage »Was ist Krebs« schreiben die Simontons: »Viele von uns haben einen geliebten Menschen durch Krebs verloren oder zumindest von den Schrecken der Krebserkrankung gehört, und so sind sie der Meinung, es handle sich um einen starken, widerstandsfähigen Eindringling, der imstande ist, den Körper restlos zu vernichten.

Die biologische Beschaffenheit der Tumorzelle steht indes im Widerspruch zu dieser Auffassung: In Wirklichkeit ist sie schwach und unsicher. Die Entwicklung des Krebses beginnt damit, daß eine Zelle aufgrund falscher genetischer Information nicht imstande ist, die ihr zugedachte Funktion zu erfüllen.« Einfacher ausgedrückt: Krebszellen sind doof.

Im Laufe meines jahrelangen Kampfes gegen den Krebs ist mir nicht ein Arzt persönlich begegnet, der mich lehrte, mich mit Hilfe der Visualisation gegen den Krebs zur Wehr zu setzen. All die wichtigen Bücher, die mir zu überleben geholfen haben, bestätigten mir meine – aus einer sehr positiven Lebenseinstellung entstandenen – Überlebensstrategien. Doch wer die körperliche und/oder seelische Kraft nicht mehr hat, sich anzustrengen, um an dem seidenen Faden festzuhalten, an dem sein vom Krebs bedrohtes Leben hängt, der wird kaum noch eine Chance haben, die verlorene Zeit zum Lernen nachzuholen.

Erfolgreiches Kämpfen gegen den Krebs bedeutet nicht nur eine disziplinierte Einhaltung der Nachsorge-Untersuchungen. Dieser Kampf ist auch eine seelische Disziplin, die gelernt sein will.

Leider gibt es zu wenig Ärzte, die ihre Krebs-Patienten wie »Schüler« in dieser Disziplin unterweisen. Wie sollten sie auch? Die *Psychosomatik* von Krebserkrankungen wird auf dem Stundenplan der Medizinstudenten nach wie vor vernachlässigt. Nur die wenigsten Schulmediziner bemühen sich, nach seelischen Ursachen für eine Krebserkrankung zu forschen. Entsprechend klein ist die Zahl der Ärzte, die einen Patienten seelisch so stabilisieren können, daß er in der Lage ist, seine Selbstheilungskräfte zu aktivieren.
Kostbare Zeit geht vielen Krebs-Patienten verloren beim endlosen Lesen von Illustrierten in Wartezimmern von Arztpraxen oder in Krankenhäusern, in denen Krebs-Nachsorge in Form von Ultraschall, *Computer-Tomographie*, Strahlen- oder Chemotherapie betrieben wird.
Beispiel: Der Warteraum der Strahlenambulanz des Allgemeinen Krankenhauses St. Georg in Hamburg. Hunderte von Menschen aller Schichten und Altersklassen warten hier Tag für Tag auf die wenigen Minuten, in denen ihr Krebs bestrahlt wird. Außer samstags und sonntags sowie an Feiertagen herrscht Hochbetrieb. Es ist

ein gut durchorganisierter Betrieb. Wartezeiten von einer halben Stunde werden selten überschritten, zehn bis höchstens fünfzehn Minuten sind die Norm. Immerhin: Die meisten Patienten müssen wochenlang Tag für Tag zehn bis fünfzehn Minuten auf ihre Strahlentherapie warten. Das sind wenigstens 50 Minuten pro Woche, und bei einem Strahlen-Zyklus von sechs Wochen macht die minimale Wartezeit fünf Stunden aus – genug Zeit, sich zu informieren durch Hinweise auf entsprechende Lektüre oder Auszüge aus den für Laien verständlich geschriebenen Büchern zum Erlernen von Überlebensstrategien gegen den Krebs. Zeit auf jeden Fall, um wertvolle Anregungen zum Thema »Krebs und Psyche« zu bekommen. Aber häufig eine verlorene Zeit: mangels Angebot.

Für mich, die nach wie vor vom Serien-Streß gehetzte Yellowpress-Autorin, ergab sich aus dem Warten in der Strahlen-Ambulanz eine regelmäßige Atempause, die ich zum Dialog mit MYO nutzte, zu Selbstgesprächen mit zusammengepreßten Lippen: »Dir werd' ich's zeigen!« Oder: »Gegen die Todesstrahlen hast du keine Chancen!« Oder: »MYO, MYO, mausetod... ha, ha, ha.« Ein kleines, böses Lachen. Und eines Tages, etwa in der »Halbzeit« meines sechswöchigen Strahlenzyklusses, traf mich von der Seite der spöttische Blick eines jungen Mannes, der schon häufiger neben mir gesessen hatte. Ein Sekundenblick, doch lange genug, um mich zu verunsichern. Hatte ich etwa laut vor mich hingeredet und dabei noch für alle im Raum sichtbar Grimassen geschnitten? Waren andere, mir wildfremde Leute Zeugen meines MYO-»Theaters« geworden? Mal böse lachend, mal Fratzen schneidend und immer mit dem Ziel, MYO tödlich zu erschrecken, mimte ich den Teufel. Eine stumme Mimin. Oder etwa doch nicht so stumm? Hatte ich nicht nur in mich hinein, sondern nach außen hin und für jeden sichtbar die Rolle des Teufels gespielt? Beschämt schlug ich die Augen nieder. Um kurz darauf beruhigt festzustellen: Der »Vorfall« war schnell vergessen. Alles blätterte weiter in den Zeitschriften, und auch ich tat nun, als wäre ich in ein Mode-Magazin vertieft. Frühjahr '91: Für den Sommer wurde Khakimode gezeigt.

Gebrochene Farben von Schmuddelweiß über Beige zu gräulichem Grün. Zwischendurch ein reines Rot. So rot wie der Teufel, der MYO bedroht. Ein aggressives Rot in einer schwabbeligen Masse abartiger, ungeordneter, schwacher Zellen. Das Modeheft als Kulisse für mein MYO-»Theater«. Auch ohne mich vor anderen bloßzustellen, konnte ich mir auf diese Weise meinen Kampf gegen den Krebs sichtbar machen.
In den wenigen Minuten unter dem Strahlen-Apparat hatte ich das Rot noch immer vor den Augen. Jetzt als ein Feuerrot – ein Feuer, in dem die schwabbelige MYO-Masse zum Nichts zerschmolz.

»Wie geht's Ihnen?« Mindestens zweimal in der Woche erkundigte sich Dr. B. nach meinem Befinden. »Gut. Sehr gut.« Er lächelte freundlich. Erstaunt zugleich. »Keine Beschwerden?« Nein, ich hatte keine Beschwerden. »Es geht mir wirklich gut«, versicherte ich ihm. Und ich sagte ihm auch, ich würde wieder arbeiten. Ziemlich hektisch sogar, trotz Bestrahlung.
Fünf Wochen lang blieb ich verschont von den bekannten Nebenwirkungen einer Bestrahlung wie Hautentzündung im Bestrahlungsgebiet, Übelkeit, Durchfall, Brennen beim Wasserlassen, Kopfschmerzen oder ganz allgemeine Erschöpfung. Erst in der sechsten Woche wurden mir nach der Bestrahlung die fünfzig Treppenstufen zu unserer Altbauwohnung im zweiten Stock zur Qual. Kaum der Rede wert, denn: Im selben Zeitraum konnte ich sichtbare Zeichen der Erschöpfung an vielen anderen Patienten im Warteraum beobachten. Blutleere Lippen in aschfahlen Gesichtern. Unter vielen Augen dunkle Schatten. Kaum einer suchte das Gespräch mit anderen. Und wenn doch, wurden Ängste ausgetauscht. Gesprächsfetzen drangen an mein Ohr: Angst »vor den Strahlen, die auch die gesunden Zellen kaputt machen...«; die Befürchtung vor »einem neuen Krebs«, der durch die Bestrahlung ausgelöst würde.
Ein Formblatt mit der Information über einen sogenannten Strahlenkrebs wird jedem Patienten vor der Bestrahlung in die Hand

gedrückt. Es soll die Radiologen (Fachärzte für Strahlenheilkunde) vor eventuellen Regreßansprüchen schützen – eine Formalität aus versicherungstechnischen Gründen.
»Wirklich nur eine Formalität«, hatte mir auch Dr. B. versichert. Und da las ich dann zum ersten Mal, daß die Spätfolge einer Unterleibsbestrahlung, der ich mich zu unterziehen hatte, ein Blasenkrebs sein könnte. Aber das Risiko, durch die Strahlen in etwa zehn bis fünfzehn Jahren einen neuen primären Krebs zu bekommen, wäre relativ klein, versicherte mir Dr. B. Ich unterschrieb die »Formalität« und bemühte mich, meine Gedanken festzumachen an der großen Chance, durch die Bestrahlung von möglicherweise in meinem Körper noch herumirrenden MYO-Zellen befreit zu werden. Hier und heute befreit! Wenn überhaupt, dann würde ich mich als rüstige Sechzigerin mit einem Blasenkrebs herumschlagen müssen. »Vergiß es!« Ein Befehl. Die »Schlacht« gegen MYO hatte absoluten Vorrang. Die Strahlen würden MYO töten!

Zweckoptimismus? Warum nicht. In diesem Fall gilt ganz sicherlich: Der Zweck heiligt die Mittel. Wer sich für das Mittel der Bestrahlung zur Krebsbekämpfung entscheidet, kann sich keinen Pessimismus leisten. Nur ein positiv »aufgeladener« Mensch kann mit voller Widerstandskraft seine gesunden Zellen vor Strahlenschäden schützen.

Leider ist die versicherungstechnische »Formalität« der Radiologen in keiner Weise dazu angetan, Patienten zu motivieren, mit Optimismus in die Bestrahlung zu gehen. Was da über die Strahlenrisiken so knallhart geschrieben steht, macht den meisten Menschen Angst. Da jeder dieses Blatt unterschreiben muß, gäbe es hier eine Chance, auf einige gute Bücher hinzuweisen, die Krebspatienten motivieren, ihre Selbstheilungskräfte zu aktivieren. Neben meinen Überlebens-»Bibeln« von Lawrence LeShan und den Simontons ist ein Ratgeber der Engländerin Donna Dawson erwähnenswert: »Krebs bei Frauen«. Über die Strahlentherapie schreibt sie unter anderem: »Auch gesunde Zellen werden zer-

stört, doch der Körper kann in weniger als drei Stunden 90 Prozent des Strahlenschadens reparieren.«
Bleiben zehn Prozent geschädigter Zellen. Der Pessimist würde sagen: »Und daraus wird sich dann ein neuer Krebs entwickeln.« Der Optimist hofft: »Auch die restlichen zehn Prozent der durch die Bestrahlung geschädigten Zellen werden sich im Laufe der Zeit wieder erholen.« Der Optimist wird Recht behalten. Seine positive Ausstrahlung wird die von der Bestrahlung angegriffenen gesunden Zellen kurieren. Positivum gleich Placebo: Jeder Arzt weiß, wie wirksam die Verabreichung von reinen Zuckerpillen oder anderen Präparaten sein kann, die nicht einen einzigen medizinischen Wirkstoff enthalten. Dieses Phänomen ist unter der Bezeichnung »Placebo-Effekt« bekannt. Die Simontons erwähnen in diesem Zusammenhang ein Forschungsprojekt, bei der einer Gruppe von Patienten mit offenen Magengeschwüren ein Mittel gegeben wurde, das ihnen »bestimmt helfen werde«. Einer zweiten Patientengruppe mit derselben Erkrankung wurde ein Medikament verabreicht, das an ihnen »erprobt werden sollte«. Tatsächlich erhielten beide Gruppen das gleiche Präparat: ein Placebo. Bei siebzig Prozent der Patienten der ersten Gruppe trat nach Einnahme des Präparats eine erhebliche Besserung ein. In der zweiten Gruppe hingegen besserte sich der Zustand nur bei einem Viertel der Patienten: »Der einzige Unterschied in der Behandlung bestand in der positiven Erwartung, die der Arzt bei der ersten Gruppe geweckt hatte.«

Ein Vorgriff auf spätere Zeiten: Das Wunder meiner Gesundung durch Chemotherapie. Der Arzt, dem ich mich zu Dank verpflichtet fühle, sagte: »Das meiste haben Sie selbst getan.« Wir einigten uns auf eine erfolgreiche »Teamarbeit«. Er hatte mir für die Chemotherapie eine Erfolgsaussicht von »etwa dreißig Prozent« in Aussicht gestellt. Dabei war es ihm gelungen, meinen Glauben an die restlichen siebzig Prozent zu festigen mit den Worten: »Möglich ist alles.«

Immer und zu jeder Zeit und eben auch dann, wenn der Krebs als übermächtiger Gegner erscheint, kann ein Mensch mit Erfolg um sein Leben kämpfen. Die positive Erwartung ist Teil dieses Erfolges. Ein ganz wesentlicher Teil!

Positives Denken ist das eine. Positives Handeln das andere. Was das anbetrifft, so ist jeder Patient weitgehend abhängig von der Art seiner Behandlung durch den Arzt. In meinem speziellen Fall – das heißt, wenn nach der operativen Entfernung eines Krebses in der Gebärmutter eine Unterleibsbestrahlung nötig wird – sollte der Arzt auch mögliche Sexual-Probleme ansprechen, die in Folge der Bestrahlung auftreten können. Wichtiger noch: Er sollte seine Patientin rechtzeitig darüber informieren, was sie tun kann, um sich vor vermeidbaren Verletzungen im Genitalbereich zu schützen.
Konkret bedeutet das: Mir wurde vor Beginn der sechswöchigen Strahlentherapie ein radioaktives *Implantat* in die Scheide eingeführt. Mit diesem Implantat in Form einer Kunststoff-Banane mußte ich vierzehn Stunden lang bewegungslos in einem Krankenhausbett liegen. Von zehn Uhr morgens bis Mitternacht ließ ich mich von fröhlicher Pop-Musik aus dem Radio berieseln und stellte mir dabei vor, wie es mir mit Hilfe dieser Strahlen-»Banane« gelingen würde, eventuell in der Scheide lauernde MYO-Zellen unschädlich zu machen. Zweimal in diesen vierzehn Stunden machte der nette Dr. B. Visite. Ein liebenswürdiger Arzt. Und sechs Wochen später, bei der Abschlußuntersuchung: ein beklommener Arzt.
Zur Abschlußuntersuchung nach beendeter Strahlentherapie gehört auch eine normalerweise harmlose Scheidenuntersuchung mit dem *Spekulum*, bei der diesmal allerdings mein Lächeln als Muntermacher total versagte. »Au« und »verdammt« und »wirklich, das tut höllisch weh«, jammerte ich. Bis Dr. B. fragte: »Hatten Sie in der Zwischenzeit, ich meine...« Schließlich brachte er heraus, was er meinte: »Verkehr...«
Nein, wir hatten die Liebe in Form von »Verkehr« seit meiner Operation nicht mehr gemacht. Weder der Radiologe Dr. B. noch

der Gynäkologe Dr. K. (Kleimi) haben mich rechtzeitig darüber aufgeklärt, wie wichtig es ist, gleich nach der Scheidenbestrahlung das Gewebe vor Elastizitätsverlust zu schützen. Sei es durch zunächst sehr vorsichtigen »Verkehr«, durch Dehnübungen mit einem, zwei oder drei Fingern oder auch durch Einführen eines mit hautfreundlicher Creme bestrichenen Tampons.

Der letzte Bestrahlungstag war der 5. April 1991. Ein Freitag. Am darauffolgenden Wochenende wollten wir feiern: ein Fest für die Liebe – das erste Mal nach wochenlanger Abstinenz. Wegen der höllischen Schmerzen bei der Abschlußuntersuchung wurde nichts daraus.

Viele Wochen später klärte ich nacheinander meine Ärzte darüber auf, wie ich es schließlich doch geschafft habe, wieder »verkehrs«-fähig zu werden: »mit einem Vibrator...« Ich riet ihnen, künftigen Patientinnen in meiner Lage die Schmerzen zu ersparen, die ich erleiden mußte, bevor ich den Vibrator als Dehnhilfe für die Scheide entdeckte. Und sie sollten ihnen auch den Tip geben: »Am besten funktioniert es, wenn der Vibrator vorher in Salatöl getunkt wird...« Kleimi hörte sich diesen Ratschlag zwar ein wenig geniert lächelnd, aber doch ganz offensichtlich mit Interesse an. Dr. B. hingegen errötete bis zu den Ohren. Wahrscheinlich glaubte er, ich hätte ihn mit einem schlüpfrigen Witz in Verlegenheit bringen wollen. Aber nein, das war kein Witz: Ein zuvor mit einem Sonnenblumen-/Distel- oder sonst einem pflanzlichen Öl bestrichener Vibrator rutscht besser. Auf diese Weise lassen sich nach und nach die schmerzlichen Folgen eines zu spät behandelten Strahlenschadens beheben. Sonnenblumenöl auch für die Seele. Denn wenn's beim Liebemachen erst einmal wehtut, verspannen sich alle Muskeln, und die Seele heult auf. So habe ich es erlebt. – Und ich habe gelacht »über die Sache mit dem Vibrator«. Dabei war mir zum Heulen zumute.

Ein Pluspunkt für MYO: Ganz eindeutig habe ich die zeitweilige Beeinträchtigung meiner Sexualität durch Strahlenschaden – die durch eine rechtzeitige Aufklärung hätte vermieden werden können – als Rückschlag erlebt bei meinem Kampf gegen den Krebs.

Rückschläge gibt es immer. Im Kampf gegen MYO würde ich mehr als eine Schlacht zu schlagen haben. Der ersten Operation im Februar 1991 sollten noch zwei weitere folgen. Insgesamt waren es also drei Operationen – jede von ihnen eine Art »Himmelfahrts«-Kommando. Nicht den Bruchteil einer Sekunde habe ich jemals daran gezweifelt, daß ich überleben würde. Glück gehabt? – An das Glück des Überlebens geglaubt, komme was da wolle. – Geglaubt mit einer Kraft, die mir wohl in die Wiege gelegt wurde: damals, im Mai 1940.

Das Baby Denise war gerade zwanzig Tage alt, als ein Armeeflugzeug, in dem sein Vater saß, einen Treffer bekam. Vom Abschuß der Transportmaschine über Holland sind Fotos überliefert. Ein Flammeninferno, das der damalige Oberstleutnant John de Boer lebend überstanden hatte. »Es war ein Schock, der mich geprägt hat«, erzählte mir mein Vater zu diesen Fotos. Eine positive Prägung. Seit dieser Zeit war er unerschütterlich davon ausgegangen, er würde diesen Krieg überleben, seine Frau und seine Töchter wiedersehen – komme was da wolle. Auch der Berufssoldat de Boer hatte damals nicht vorhersehen können, daß er als politischer Quertreiber ein »Himmelfahrts«-Kommando nach dem anderen bekommen würde. Im Mai 1945 geriet er in Gefangenschaft. 1947 kehrte er zu seiner Familie zurück. Unversehrt bis auf einen erfrorenen Zeh aus dem Rußlandfeldzug. Glück gehabt? An das Glück geglaubt: das Glück, zu überleben.

Zurück zu MYO im April 1991. Was ich konnte, hatte ich getan, um in den sechs Wochen der Bestrahlung meine Seele für diese nuklearmedizinische »Schlacht« gegen den Krebs positiv »aufzurüsten«. Daß ich mich in all den Wochen und auch danach noch weiterhin dem Streß aussetzte, mit Frustration eine Serie nach der anderen zu schreiben, hat etwas zu tun mit Ver-rücktsein, mit fundamentalen Irrtümern, die zu erkennen und zu berichtigen ich erst später in der Lage sein würde.

Fette Pfründe für Seelen-»Klempner«

5. APRIL 1991. EIN FREITAG. »STRAHLEN-ENDE!« Die einzige Eintragung an diesem Tag im Terminkalender. Große Buchstaben über zwei Zeilen geschrieben. Dahinter Ausrufezeichen bis zum Ende der Seite. Schwungvolle Striche. Gestrichelte Punkte. Eine ganze Seite prallvoll ausgerufener Lebensfreude.
Nachdem ich sechs Wochen lang Tag für Tag, quer durch die Stadt zur Bestrahlung fahren mußte, gab es nun vorerst keine MYO-Termine mehr. Irgendwann würden die Nachuntersuchungen fällig sein. Irgendwann in weiter Ferne. Ich dachte nicht daran.

Montag, 8. April. Mein erster »Auftritt« in der Redaktion seit der Operation. Das aufgeblondete Haar in streichholzkurzem Neuschnitt. Schwarzer Blazer. Italienisches Design. Unter dem engen Rock in schwarz-braunem Karomuster blickdichte Strümpfe, die auch ein einundfünfzigjähriges Knie noch sehr passabel erscheinen lassen. Die Füße im neuesten Lacklook mit kleinem Keilabsatz. Eine französische Création.
»Diese Schuhe... ein Traum!«
Zehn Wochen war die Autorin Denise de Boer nicht persönlich in der Redaktion gewesen. Der Chefredakteur wußte, daß sie Krebs gehabt hatte und trotz Bestrahlung ihren Serienverpflichtungen pünktlich nachgekommen war. Daß sein erstes Kompliment meinen Schuhen gelten würde, hatte ich bei der Wahl meiner Garderobe für diesen Tag herausgefordert: Er sammelte Schuhe wie andere Leute Briefmarken.
Das Thema Schuhe, so hatte ich mir vorgestellt, würde unser Gespräch auflockern: Schuhe als Lockerungsübung für einen Mann, der in den zehn Wochen meiner Abwesenheit zwar häufig mit mir telefoniert, dabei auch meine Krebserkrankung zur Kenntnis genommen, aber das Wort »Krebs« nicht ein einziges Mal ausgesprochen hatte. Jetzt mußten wir darüber reden. »Der Krebs«, wollte ich sagen, »hat mich gezwungen, über mein bisheriges Leben

nachzudenken.« Und weiter: »Krebs hat auch mit Streß zu tun.« Pause. »Ich kann mir den Serien-Streß nicht mehr leisten. Für mindestens drei Serien sollten Sie versuchen, neue Autoren zu finden...«

All das wollte ich sagen, und »Der Krebs...« begann ich auch, ehe er mich schon unterbrach: »Moment, der Champagner ist bereits kaltgestellt...«

Auf Knopfdruck erschien die Chefsekretärin mit einer eisgekühlten Flasche und drei Gläsern. Sie lächelte mir freundlich zu. Ihr Blick verriet Angst vor dem, was hinter mir lag. »Bloß nicht darüber reden«, konnte ich in ihren Augen lesen. Wäre ich von einer langwierigen Grippe genesen oder von einem komplizierten Knochenbruch, dann wären wir bestimmt über meine Krankheit ins Gespräch gekommen.

Menschen, die von einer schweren, aber nachweisbar auszuheilenden Krankheit genesen sind, können sich oft kaum retten vor denen, die durch vielerlei Fragen ihr Mitgefühl zum Ausdruck bringen. Seit der Einführung des Penicillin ist sogar die einst unheilbare Tuberkulose gesellschaftsfähig geworden.

Gegen Krebs hilft kein Penicillin. Trotz fieberhafter Forschung, weltweit, gibt es nirgendwo auf der Welt ein Medikament, das Krebs nachweisbar heilen kann. Doch überall auf der Welt gibt es Menschen, die ihren Krebs überlebt haben, und die – ganz unabhängig von der von ihnen erwählten Behandlungsmethode – im hohen Alter an irgend einer anderen Krankheit oder an Altersschwäche gestorben sind. Die Zahl der vom Krebs »Wiederauferstandenen« geht sicherlich in die Millionen. Und ich bin eine von ihnen – ich war es auch schon im April 1991, als ich nach meiner Krebsoperation und der Bestrahlung topfit in der Redaktion erschien. Doch niemand wollte von mir erfahren, wie ich mit meinem Krebs klargekommen war. Die Chance zur Überwindung eigener Ängste durch ein ganz normales Gespräch mit »einer, die Krebs gehabt hatte«, wurde nicht wahrgenommen.

Das größte Problem am Krebs-Problem scheint mir die Krebs-Hysterie in unserer Gesellschaft zu sein: eine Angst-Neurose, ein seelisches Problem. Wir sind ein Volk voller Hysteriker. Aber Hysterie gibt es weltweit. Hier liegen fette Pfründe für Seelen-»Klempner«...
Wer unter Angst leidet, sei sie begründet oder nicht, braucht einen Psychotherapeuten. Bis heute ist diese Berufsbezeichnung nicht geschützt. Jeder kann sich so nennen und ins Geschäft mit der Angst einsteigen. Leider sind Herr und Frau Jedermann als Psychotherapeuten häufiger anzutreffen als ein Therapeut, der für die Behandlung der Seele berufen und geschult ist.
Würden alle Menschen, die vom Krebs schon einmal betroffen waren und ihn erfolgreich abgewehrt haben, sich zusammentun, könnten sie ihre Mitmenschen ein für allemal von der Krebs-Hysterie heilen. Nicht, indem sie ihnen sagen: »So schlimm war's nun auch wieder nicht.« Sondern indem sie zugeben: »Auch ich hatte Angst, aber seht her: Ich hatte Krebs, und es geht mir wieder gut.«

Die Chefsekretärin Frau L. sah mich kaum an. Sie brauchte keine halbe Minute, um das Tablett mit dem Champagner auf den Schreibtisch zu stellen. Nachdem sie den Raum verlassen hatte, sagte ihr Chef: »Frau L. ist die einzige, die ich eingeweiht habe. Und Frau D. natürlich. Die weiß es auch...«
Die Schwatzhaftigkeit beider Damen garantierte mir, daß fünfundsechzig Redaktionsmitglieder »vom Krebs der de Boer« inzwischen wußten. »Eingeweihte.« Menschen, von denen keiner mit Sicherheit ausschließen konnte, früher oder später selbst an Krebs zu erkranken. Aber niemand brachte in meiner Gegenwart das Wort »Krebs« über die Lippen.
Frau D., eine Redakteurin Mitte vierzig, war die Geliebte des verheirateten Chefredakteurs, eines Mittsechzigers. Das dritte Champagnerglas war für sie bestimmt. Und auch sie erschien auf Knopfdruck. Bis zu meiner Krebs-Operation waren wir uns mindestens zweimal in der Woche in der Redaktion begegnet. Doch auch

Frau D. tat nach diesen zehn Wochen so, als wäre nichts geschehen.
Statt über meinen Krebs folgte ein weiteres Gespräch über meine Schuhe. Die Geliebte des Mannes, der Schuhe liebt, fragte: »Haben Sie die in Hamburg gekauft?« – »Nein«, sagte ich, »die sind aus Paris.« – Aber Hamburg sei doch eine Weltstadt, wandte er ein. »Ich wette mit dir, Liebling, daß du solche Schuhe auch hier findest...« Er zählte einige Nobel-Geschäfte auf. »Morgen in der Mittagspause werden wir's versuchen...«
Sie erinnerte ihn an den Champagner. »Wenn du noch länger über Schuhe redest, wird er warm. Und wir wollen doch darauf anstoßen, daß Frau de Boer wieder gesund ist.«
Der Champagner-Korken knallte. Zwei Gläser waren bereits gefüllt. Ich bat um Wasser. Wer einmal Krebs gehabt hätte, erklärte ich beiden, sollte möglichst keinen Alkohol mehr trinken. Alkohol ist Gift fürs Immunsystem. »Auf jeden Fall«, fuhr ich fort, »ist Alkohol schlecht für die Abwehrkräfte, und es ist nun einmal erwiesen, daß der Krebs immer dann ausbricht, wenn die Abwehr, das heißt wenn das Immunsystem geschwächt ist...«
»Aber Sie sind doch gesund...«
In zwei Augenpaaren stand die Angst vor dem Krebs und die Forderung: »Jetzt sag endlich, daß du gesund bist...«
»Ja«, sagte ich, »ich bin gesund.« Ich bekam mein Wasser. Sie tranken auf mein Wohl, und wieder gab es ein Kompliment vom Chefredakteur – diesmal nicht für meine Schuhe, sondern für meine Abstinenz »der Gesundheit zuliebe«. Er wüßte nicht, ob es ihm gelänge, von heute auf morgen die Disziplin aufzubringen, ganz und gar vom Alkohol zu lassen. »Alle Achtung, Frau de Boer!« Es war sechzehn Uhr. Innerhalb einer halben Stunde hatten die beiden eine Flasche Champagner geleert. Noch vor wenigen Monaten wäre ich die dritte in der Champagnerrunde im Chefzimmer gewesen.
Durch MYO wurde ich zum Wasser gezwungen. Doch MYO – beziehungsweise meine »innere Stimme« – forderte mehr als das: »Jetzt mach dem Typ endlich klar, daß MYO wieder zuschlagen

wird, wenn du dich auch weiterhin für sein Mistblatt halb totarbeitest...«

Vor nicht einmal zwei Monaten, am 15. Februar, hatte ich erfahren, daß aus meinem MYOM ein Sarkom, also ein Krebs geworden war; hatte ich MYO personifiziert und »diese kleine Bestie« zu meinem persönlichen Feind gemacht. Durch Operation und Bestrahlung war ich den Krebs losgeworden, aber MYO gehörte weiterhin zu meinem Leben.

MYO-Mutation: Stimmenwechsel. Die »innere Stimme« mit MYO im Bunde: Sie macht sich den Feind von einst zunutze, um immer dann, wenn es nötig ist, mit ihm zu drohen: »MYO wird dich kaputt machen, wenn...«

An diesem 8. April gab ich nach dem Öffnen einer zweiten Flasche Champagner endgültig meinen Versuch auf, dem Chefredakteur die Konsequenz aus meiner Krebserkrankung zu erläutern. Wenige Tage später gelang es mir dann doch, drei von sechs Serien loszuwerden.

»Und was ist mit Ihrer Mitarbeit bei dem Monatsheft?« – »Das kann er sich sonstwohin stecken«, quakte meine »innere Stimme«. Doch ich fauchte in mich hinein: »Sei nicht so vulgär«, lächelte verbindlich und gab mich nachdenklich. Die sogenannte Null-Nummer dieses Monatsmagazins war fertig. Demnächst würde es in einigen Bundesländern an den Kiosken getestet werden. Leserbefragungen würden folgen, das Ergebnis der Marktforschung dem Verleger vorgelegt und erst danach entschieden werden, ob dieses neue Heft überhaupt herauskommen würde. Ich glaubte nicht daran. Meine eigenen Beiträge, mit halber Kraft in den Wochen der Bestrahlung neben allen anderen Verpflichtungen geschrieben, empfand ich als ebenso mittelmäßig wie alles andere. Ein Konzept, dem der entscheidende Funke fehlte. Ein schlechtes Heft.

»Sie können mit meiner Mitarbeit bei dem Monatsheft rechnen«, sagte ich. Die Diskussion mit dem Chefredakteur über meine Arbeitskapazität war damit beendet, die »innere Stimme« durch meine Überzeugung beruhigt: »Dieses Heft wird nicht erscheinen!« So war es dann auch. Das Heft wurde als Flop zu den Akten gelegt – einige Wochen später.

Einige Wochen später – lebte ich immer noch. Bis auf Martin und engste Freunde schien meine Umwelt darüber sehr erstaunt zu sein. Nur wer mich gut kennt, hat in dem Krebs, der mich bedrohte, nie die Kraft gesehen, die sich mit meiner starken Liebe zum Leben messen kann. Allerdings haben wir den Krebs im Gespräch zu Hause und mit Freunden auch nicht ausgegrenzt. »Wie geht's?« wurde nicht mehr nur so dahingefragt. – »Danke, es geht gut«, sagte ich auch nur noch, wenn es wirklich stimmte. Und meistens fügte ich noch hinzu: »Es geht sogar sehr gut.« Wer sich vom Krebs erholt hat, erlebt das Wohlergehen Tag für Tag wie ein kostbares Geschenk.

Hatte ich einmal eine schlechte Nacht mit wenig Schlaf gehabt, wie vor der Krebserkrankung so häufig und nie als der Rede wert befunden, dann versuchte ich, die Ursache dafür zu finden. Aus zahlreichen Veröffentlichungen wußte ich inzwischen, daß das Immunsystem unter anderem auch durch Schlaflosigkeit geschwächt wird.

Mein Glaube an die Macht beziehungsweise die Ohnmacht des Immunsystems war und ist nach wie vor unerschütterlich. Wenn das Immunsystem intakt ist, gibt es keinen Krebs und auch keinen Schnupfen. Wenn es zusammenbricht, kann schon eine scheinbar harmlose Erkältung einen Menschen töten.

Immunsystem gleich Abwehrsystem. Abwehr unter anderem auch gegen Krebs. Vor nicht allzulanger Zeit wurden innerhalb des Immunsystems sogenannte Killerzellen entdeckt, die Krebszellen erkennen und zerstören. Ein kompliziertes System. Die Professorin Dr. Angelika Anders hat in ihrem Buch über »Biologische Krebsbehandlung« das Immunsystem verglichen mit einer Polizeitruppe, »die ständig auf der Suche nach körperfremden Substanzen (Antigenen) ist, seien es nun Pilze, Bakterien oder Krebszellen...«

Diese »Polizeitruppen« müssen gut betreut, das heißt durch eine möglichst gesunde Lebensweise so stabil gehalten werden, daß sie bei Bedarf den Körper jederzeit vor Krankheiten schützen können: vor Viren, Bakterien und vor Krebs.
Wer gesund lebt, raucht kaum oder am besten gar nicht, trinkt wenig oder besser gar keinen Alkohol.

Wer nach einer Krebserkrankung gesund lebt, bemüht sich darüber hinaus um eine vollwertige Ernährung, sogenannte *Vollwertkost*, treibt regelmäßig Sport oder geht ersatzweise regelmäßig spazieren und – ganz wichtig: er macht sich seine seelischen Bedürfnisse bewußt. Denn die Vernachlässigung der Seele bedeutet immer auch eine Schwächung des Immunsystems. Wer zu lange blind, taub und sprachlos seinen seelischen Bedürfnissen gegenüber ist, kann eines Tages Krebs bekommen.

Ich war zu lange blind, taub und sprachlos meinen seelischen Bedürfnissen gegenüber. Ich mußte erst lernen, sie zu erkennen, auf sie zu hören und sie schließlich zu artikulieren. Von heute auf morgen ist das Seelen-»Studium« allerdings nicht zu bewältigen. Wie wichtig, absolut überlebenswichtig es ist, den Krebs auch als einen Anstoß wahrzunehmen, sich seiner Seele zu widmen, habe ich im April 1991 noch nicht erkannt.

»So und nicht anders!«

7. Juli 1991. Ganz oben im Terminkalender steht: »5. Hochzeitstag.« Eine Zeile darunter: »Hamburg – Miami. Mit Maggy.« Und weiter: »Dank MYO mache ich fünf Wochen Ferien. Nichts als Ferien!!!« Ein sogenannter »Neger« machte es möglich. Besser gesagt: eine »Negerin«. Mit Hilfe einer jungen Redakteurin hatte ich

mich diesmal weitgehend vom Vorschreibestreß befreit. Nur sie und ich wußten, daß die meisten meiner im voraus für fünf Wochen gelieferten Serienfolgen nicht von mir, sondern von einer festangestellten Redakteurin geschrieben worden waren, der ich lediglich das Recherchenmaterial gegeben hatte.
Die »schwarze« Schreiberin bekam durch mich die Höchsthonorare, die nur an sogenannte Star-Autoren der Branche gezahlt werden. Ihre Texte empfand ich als mittelmäßig. Meine Bedenken, solche Manuskripte unter meinem Namen abzugeben, hätte ich mir sparen können: Am Mittelmaß störte sich niemand.
Nach einer Urlaubsreise in die Südsee, finanziert vom »schwarzen« Serienlohn, beschloß meine »Negerin«, selbst freiberufliche Autorin zu werden. Eine »Serien-Sklavin?« Ich hatte mit ihr über meinen Streß, meine Frustration und auch über meinen Krebs gesprochen. »Das Serienschreiben für die Yellow-Blätter«, warnte ich sie, »ist ein harter Job und hat mit Journalismus nicht das geringste zu tun.« Das wäre ihr egal, sagte sie. In dieser Hinsicht habe sie keine Ambitionen. Sie war noch zu jung, um zu wissen, daß die Serien-Autorin Denise de Boer in den sechziger Jahren eine ambitionierte Journalistin gewesen war. Inzwischen ist meine erste und letzte »Negerin« glücklich verheiratet und Mutter von zwei Kindern. Als Freiberuflerin verdient sie sich »ein gutes Taschengeld«. Mehr will sie nicht. »Ich bin zufrieden«, sagte sie mir neulich und dankte mir für das Vertrauen, das ich ihr im Sommer 1991 entgegenbrachte und das es ihr erst möglich machte, sich selbst zu beweisen, daß sie auch als freiberufliche Schreiberin Geld verdienen konnte.

Zurück zu meinem fünften Hochzeitstag: Champagner während des Flugs nach Miami. Rechts neben mir sitzt meine Freundin Maggy, Martin auf der linken Seite. In Miami werden wir übernachten. Weiterflug am nächsten Tag zur Karibikinsel Providenciales. Zu Titus.
Natürlich vertraute ich Maggy das Geheimnis meiner »Negerin« an. Seit wir befreundet sind, gab es in meinem Leben kein Ge-

heimnis, das »meine« Maggy nicht kannte. Unsere Freundschaft begann bereits im Jahr 1960, während meines Volontariats bei der Deutschen Presse Agentur.
Schon damals war Maggy Chefsekretärin. Inzwischen ist sie die Sekretärin eines Vorstandsvorsitzenden. Eine Top-Frau in einem Top-Unternehmen. Wenn sie wenig arbeitet, sind es zwölf Stunden am Tag. Wenn sie viel Ferien macht, sind es zwei Wochen nacheinander. Im Juli '91 hatte Maggy seit langem zum ersten Mal von den sechs Wochen, die ihr zustehen, vier Wochen Urlaub für unsere gemeinsame Reise zu Titus genommen; zu ihrem Patensohn.
»Hast du viel Streß gehabt, um loszukommen?« wollte ich wissen. – »Es hielt sich in Grenzen.«
Maggy hat rechtzeitig in ihrem Leben erkannt, daß Arbeit erst dann in bedrohlichen Streß ausartet, wenn sie keine Freude mehr macht. Sie freut sich über die Anerkennung, die sie tagsüber für die scheinbar spielerische Bewältigung eines enormen Arbeitspensums bekommt, und sie genießt am Ende eines langen Arbeitstages »dieses Gefühl von Zufriedenheit«, das sie nachts gut schlafen läßt.
In all den Jahren, in denen wir befreundet sind, hat sich Maggy nur dreimal über »tödlichen« Streß und damit verbundene Schlaflosigkeit beschwert: einmal bedingt durch eine Arbeitsstelle, die sie wenig später kündigte, zwei weitere Male bedingt durch Eheprobleme, derer sie sich »durch Scheidung entledigte«. Seither hält sich der Streß, wie Maggy ihn empfindet, immer »in Grenzen«. – Sei es ein durch Arbeit ausgelöster oder ein durch die Seele bedingter Streß.

Streß-Grenzen sind bei dem einen weiter gesteckt als bei dem anderen. Streß wird immer sehr subjektiv empfunden. Kurzfristig empfunden, bewirkt er einen positiven Reiz, der sich erst auf die Dauer negativ bemerkbar macht. Dauerstreß wird zur Bedrohung für Leib und Seele. Die Krebsforscher Carl und Stephanie Simonton schreiben: »Chroni-

scher Streß bewirkt eine Hemmung des Immunsystems, die wiederum die Anfälligkeit für Krankheiten erhöht – insbesondere für Krebs.«

Für meine Streß-Grenzen war ich blind – und taub, wenn meine »innere Stimme« darüber sprach. War MYO der Preis für diese Ignoranz?
»Am Tag meiner Hochzeit konnte ich noch mit Martin und Maggy Champagner trinken«, dachte ich. Das war am 7.7.1986. Damals haben wir ebenfalls zu dritt nebeneinander im Flugzeug gesessen. Hinter uns saßen Titus und sein bester Freund Dideric. Gleich nach der Trauung im Standesamt Hamburg-Altona waren wir zum Flughafen gefahren, um in Lissabon zu feiern und auch erst aus Lissabon die Karten zu verschicken: Wir haben geheiratet. Erinnerungen an diesen Tag und die Woche des intensiven Feierns, die folgte. »Damals, das war wirklich schön«, sagte ich – Betonung auf damals. Sehnsucht in der Stimme. Das Sehnen zurück in die Zeit, in der ich noch keinen Krebs hatte.
Das Selbstmitleid ihrer Freundin, die des Krebses wegen nun keinen Alkohol mehr trank, war Maggy nicht entgangen. Sie bat die Stewardeß um ein drittes Glas Champagner, das mir ganz bestimmt »nicht schaden« würde. »Aber mein Immunsystem…« Sie lachte: »Das wird durch die Freude am heutigen Tag und die Vorfreude auf die Insel genug stimuliert.« Wie recht sie hatte.

Ein paar Promille schaden den Abwehrzellen, die sich fithalten müssen für eine mögliche Metastasenabwehr, ganz sicher weniger als das Selbstmitleid, das Gift für die Seele und somit auch für das Immunsystem ist. Wer einmal Krebs gehabt hat, sollte dieses Gift ganz dringend meiden!

Wir tranken auf die sechs gemeinsamen Jahre, die hinter uns lagen, davon fünf Ehejahre. »Wie im Fluge«, sagten Martin und ich fast gleichzeitig, »ist diese Zeit vergangen.« Ein Höhenflug nach dem anderen. Reisen, so oft es möglich war. Wir zählten die

»Highlights« auf, darunter unsere erste gemeinsame Reise nach Haiti noch vor unserer Ehe.

»In Haiti hat Denise getestet, ob du für diese Ehe tauglich bist«, sagte Maggy. »And I passed«, antwortete Martin. Test bestanden.

»Haiti mon amour« hatte die Liebe zu Mr. Lovey Love bestätigt. Das Feuer zündete – ein Feuer in den Augen, wenn er anderen von diesem Land erzählte; wenn er schwärmte von den Menschen, die trotz bitterer Armut die Süße eines Lebens genießen können, das zu intensivster Freude an Schönem fähig ist. Schönheit weit und breit. Keine graue Masse Mensch; statt dessen dort, wo viele Menschen zusammenkommen, immer auch eine Vielfalt an Farben. »Sogar die Busse sind dort bunt bemalt und die vielen Taxis, die sogenannten Tap-Taps!« Martins Begeisterung kannte kaum Grenzen. Ebensowenig sein Unverständnis, wenn andere ihm vorhielten, ob denn die Armut dieser Menschen ihn nicht berührt hätte. Gleich die erste Reise nach Haiti hatte Martin erkennen lassen: Nicht die immer wieder zitierte Armut ist das Markenzeichen dieses Landes, sondern seine Schönheit. Wer Haiti als ein Armenhaus der Welt darstellt, nimmt diesem Land die Chance, seine Schönheit vor aller Welt zu entfalten. Touristen zum Beispiel geben ihr Geld nicht aus, um in einem Armenhaus zu landen. »Aber was Haiti zum Überleben braucht, ist der Tourismus«, hielt Martin unermüdlich anderen vor. Das zu hören machte mich glücklich. Haiti hatte seine Seele berührt. Unauflösbar, so spürte ich, war damit auch der Kontakt zu meiner Seele hergestellt.

Bis auf Maggy wußte niemand, daß es alles andere als ein Witz war, wenn ich zum Amüsement anderer von mir gegeben hatte, ich würde erst dann ein zweites Mal heiraten, wenn sich der künftige »Mann meines Lebens« mit dem »Land meines Lebens« in Einklang bringen ließe.

Auch mit meinem ersten Ehemann war ich in Haiti gewesen – nach der Eheschließung. Er hatte es »ganz nett« und die Kunst »verkaufbar« gefunden, und er hatte Tausende von Postern drucken lassen. Von der Sucht seiner Frau nach dem Farbenrausch

eines Volkes, das zu den Trommeln des Voodoo wie besessen und immer am Rande des Abgrunds tanzt, bekam er nichts mit.
Haiti, meine Droge. Jeder Haiti-Trip ein Rauschzustand, wie ihn andere wahrscheinlich mit Kokain oder Heroin herstellen. Martin ist davon nie erfaßt worden. Er liebt dieses Land, fern jeder Besessenheit. – Einer Besessenheit, die krankhaft ist; die krank macht. Das zu erkennen ist mir allerdings erst möglich geworden, nachdem sich MYOs Metastasen bereits heftig in meinem Körper ausgetobt hatten. Es war ein Erkennen im allerletzten Augenblick – ein Aufschrei der »inneren Stimme«, die mich ohne Unterlaß immer wieder darauf hingewiesen hatte, meinen Krebsherd endlich dort zu suchen, wo ich ihn nie hatte sehen wollen: in einem ver-rückten Leben. Ein Seelen-Krebs.

Anfang August 1991 versuchte meine »innere Stimme« zum ersten Mal sehr ernsthaft, in meine Haiti-Pläne einzugreifen. Titus' fünfundzwanzigster Geburtstag stand bevor, und ich hatte spontan beschlossen: »Diesen Geburtstag feiern wir in Haiti.« Martin gab zu bedenken: »Ist das nicht zu anstrengend für dich?« Titus fragte: »Können wir uns das leisten?« Maggy hatte nach ihrem vierwöchigen Urlaub Providenciales gerade verlassen. Jene rosa-rote Villa direkt am Strand, zu der ein Gästehaus gehört, das Titus als Dauermieter bewohnte, hatten wir für fünf Wochen gemietet und bezahlt. 500 Dollar pro Woche. Für das vorzeitige Verlassen der Villa würden wir keinen Cent zurückbekommen, statt dessen würden drei Tickets nach Haiti und dort eine Woche Hotel zu bezahlen sein.
»Das Geld«, sagte ich, »ist kein Problem.«

Geld war scheinbar nie ein Problem für mich. Seit ich »die Kohle« als Autorin sexlastiger Serien für im Rotlicht-Milieu der Presselandschaft angesiedelte Hefte »machte«, war mir die Wertschätzung für den Lohn meiner Arbeit abhanden gekommen. Mit vollen Händen hatte ich es für ein aufwendiges Leben ausgegeben und schließlich fest eingeplant zur finanziellen Absicherung für unser zukünftiges Leben in der Karibik. Für die Bamboo-Gallery – jenes Familienunternehmen, das mein Sohn mit vollem Einsatz und großer Begeisterung aufbaute. Nicht selten hatten meine Ausgaben die Einnahmen überstiegen. Überzogenes Konto – na und? Höchsthonorare für sogenannte Fachjournalisten zum Thema Sexualität lagen sozusagen auf der Straße. Eine Serie mehr, und das Konto war wieder ausgeglichen – ein Teufelskreis, in dem ich jahrelang gefangen war, ohne mir dessen bewußt zu sein. Bis der Krebs mir die Augen öffnete für die scheinbar hoffnungslose Situation, in der ich mich befand. Da schien es mir zu spät, um auszubrechen. »Aber in ein paar Jahren, wenn die Galerie finanziell auf festen Füßen steht...« Ein Versprechen an die »innere Stimme«, ein Seelenpflaster zur Abheilung selbst geschlagener Wunden, um die »innere Stimme« endlich mundtot zu machen. Es funktionierte nicht immer.

Meinem Vorschlag, Titus' Geburtstag in Haiti zu feiern, folgte eine schlaflose Nacht, in der meine »innere Stimme« mich mit bohrenden Fragen bombardierte: »Hast du wirklich gar nichts aus deiner Krebserkrankung gelernt? Soll alles wieder so weitergehen wie zuvor? Ist Haiti es wert, daß du deine dringend nötige Erholung auf dieser wunderschönen Insel um eine Woche verkürzt? Willst du wegen des Haiti-Trips wieder dein Konto überziehen, so daß du nach der Rückkehr vom Urlaub wieder eine neue Serie annehmen mußt, um alles zu bezahlen? Oder willst du etwa für diese zusätzlichen Kosten die ohnehin dürftigen Rücklagen für unseren Umzug auf die Insel im nächsten Jahr angreifen?

Und schließlich die inständige Bitte meiner »inneren Stimme«: »Verzichte diesmal auf Haiti, und erfreue dich noch eine Woche länger an dem, was du hier hast...«

Was ich hatte, war ein kleines Paradies. »Unsere« Insel. Nur etwa zwanzig Kilometer lang und zehn Kilometer breit. Eine sattgrüne Kakteenlandschaft, umgeben von türkisfarbenem Meer. Kilometerlanger feiner Sandstrand, der scheinbar uns ganz allein gehörte. Die Karibikinsel Providenciales, genannt Provo, galt 1991 noch als

Geheimtip. Vor allem im Sommer gab es damals kaum Touristen. Der Balkon unserer Villa wurde allabendlich zur Loge, in der wir uns mit ein paar Freunden zum grandiosen Spektakel eines vielfarbigen Sonnenuntergangs trafen. Dazu die karibische Nachtmusik: das Zirpen der Grillen. Und nach dem Untergang der Sonne die unendliche Weite des von Sternen übersäten tropischen Himmels. Keine Motorengeräusche, keine Benzinabgase. Klare, gesunde Meeresluft. Das Rauschen der Wellen ein Balsam für die Seele. »Was willst du mehr?«

Ich wollte nach Haiti.

Mein Gefühl sagte mir: Was du vorhast, ist absoluter Quatsch. Gefühl gleich »innere Stimme«. Abgewürgt.

Viel später las ich in »Psychotherapie gegen den Krebs« von Lawrence LeShan: »Es ist häufig recht schwierig, dem Krebspatienten zu der Erkenntnis zu verhelfen, wie gründlich er sich selbst zurückgewiesen und wie sehr er den Kontakt mit seinen wirklichen Gefühlen verloren hat.« Allein durch das Behandeln der Seele hat der Amerikaner LeShan nachweisbar krebskranken Menschen das Leben gerettet, die von der Schulmedizin schon aufgegeben waren. Im August 1991 war ich bereits im Besitz dieses so wichtigen Buches. Damals war es ein noch ungelesenes Buch...

Die Bitte meiner »inneren Stimme« blieb wiederum unbeachtet. Und am Morgen nach dem fruchtlosen Dialog ging ich zum Reisebüro. Kreditkarte auf den Tisch. Drei Tickets nach Haiti. Ein Anruf im Hotel »Le Caraibe«: »Wir kommen für eine Woche...« Yolande, die Besitzerin des kleinen Hotels in Pétionville, oberhalb der Hauptstadt Port-au-Prince, kennt uns seit langem. Sie wußte von meiner Krebsoperation. »Wie geht es dir, Denise?« Ich sagte: »Fabelhaft. Alles wieder okay.« Und zu Martin und Titus sagte ich wenig später: »Wie besprochen – wir fliegen in zwei Tagen nach Haiti. Ich habe schon alles klargemacht.«

Wie besprochen? Ein kurzer Blick von Mann zu Mann. Die beiden verstanden sich auch ohne Worte. Die Mutter und Ehefrau war

wieder »ganz die Alte«: Aktiv, stark, unabhängig. Eine Frau, die der eine seit seiner Kindheit und der andere seit sechs Jahren so und nicht anders kannte. So und nicht anders: mein Selbst.
So und nicht anders hatte ich mich immer gesehen, mich dargestellt: aktiv, stark, unabhängig. Meine Krebserkrankung gab mir die Chance, in mich hineinzuhören und zu erkennen, daß ich nicht immer nur die Aktive, die Starke, die Unabhängige sein möchte. Das war die Gelegenheit, denen, die mir die Liebsten sind, zu offenbaren, wie verdammt hilflos ich mich fühlte in der Situation, in die ich mich selbst hineinmanövriert hatte; sie zu bitten, mir aus meinem Teufelskreis herauszuhelfen und gemeinsam zu überlegen: »Was können wir tun?«

»Die Krankheit erlaubt es dem Patienten, für eine Weile seine Gefühle zu offenbaren. Wenn er jedoch nicht lernt, sich dies nach seiner Genesung selbst zu gestatten, wird er wieder seinen alten Verhaltensregeln folgen und damit die gleiche, in psychischer und physischer Hinsicht destruktive Situation schaffen, die bereits zu seiner ersten Erkrankung wesentlich beigetragen hatte.« (Carl und Stephanie Simonton)

Weder Martin noch Titus brachten es fertig, mich ausgerechnet jetzt – ein halbes Jahr nach der Krebsoperation, die für uns alle ein Schock gewesen war – in meiner so offensichtlich wiedergewonnenen Lebensenergie zu bremsen. Also flogen wir nach Haiti, zum Feiern des Geburtstags, zum Einkaufen für die Bamboo Gallery.
Rückblickend weiß ich: Der hektische Kurztrip nach Haiti war zum damaligen Zeitpunkt aus finanzieller und aus gesundheitlicher Sicht mit Sicherheit nicht das Richtige für mich. Doch ich weiß auch: Die Energiebremse durfte von niemand anderem als von mir selbst in Gang gesetzt werden. Eine Notbremse. Wenn andere sie in Gang setzen, wird Mißtrauen wach: »Glauben die etwa nicht an meine Gesundung?«

Nichts ist schlimmer für einen an Krebs erkrankten Menschen als ständige »Du-solltest-dich-schonen«-Ermahnungen oder »Laß-dich-doch-auch-mal-fallen«-Anweisungen. Solche »guten Ratschläge« unterdrücken die nach der jeweiligen Krebs-Behandlungsmethode wieder erwachten Lebensgeister. Auf diese Weise wird Hoffnung untergraben. Jenes Hoffen, das erst die Kraft zum Überleben gibt.

Die besten »guten Ratschläge« sind nun mal jene, die von der »inneren Stimme« kommen. Im August '91 war ich noch nicht so weit, zu erspüren, daß sich mein Verhalten gegen meine Seele richtete, indem ich deren Sprachrohr, die »innere Stimme«, immer wieder abwürgte. Spürbar hingegen war für mich, wieder »gut drauf« zu sein: Körperlich fit und fröhlich. Ich war überzeugt, den Sieg über den Krebs schon damals errungen zu haben. Geburtstagsfeier gleich Siegesfeier. Und ich sagte: »Im nächsten Jahr um diese Zeit wird der Container mit unseren Sachen schon über das Meer schwimmen...« Darauf erhoben wir unsere Gläser. Zweimal Champagner und einmal Wasser, leicht aufgespritzt mit dem frischen Saft einer grünen Limone, die wir zuvor vom Baum gepflückt hatten.

»Liebe« à la carte, oder: Gefühle fordern ihren Preis

In der Schlagzeile hätte zu lesen sein können: Krebs durch Sex! Im Untertitel: Muß Renate S. (41) ihr wildes Sexleben in den sechziger Jahren jetzt mit dem Leben bezahlen?
Krebs, Sex und Tod. Marktforscher mit Zielrichtung Yellow press wissen: Bessere Lockvögel, um Leser zu fangen, gibt es kaum. Solche Schlagzeilen lassen die Auflage eines Heftes um Zigtausende in die Höhe schnellen. Im Juni 1991 hätte ich den ständigen Wettbewerb von zwei sexlastigen Wochenblättern um die Gunst der Leser

mit »Krebs durch Sex« zugunsten jenes Blattes wenden können, das die Autorin de Boer für die anonyme Sexualberatung durch »Frau Carla« unter Vertrag hatte.

Montag, 10. Juni 1991. Sexualberatung wie immer von 17 bis 21 Uhr. Das Telefon, über das der »heiße Draht« zu den Lesern installiert war, stand auf meinem Schreibtisch. Während des Telefonierens konnte ich mir Notizen machen, mußte den Hörer dann allerdings in der linken Hand halten. Rechts war's bequemer. Mit dem Hörer in der rechten Hand kann ich die Beine auf den Tisch legen, genauso, wie ich es immer mache, wenn ich mit meiner Freundin Maggy telefoniere: die Dauergespräch-Haltung. Am schönsten ist es mit einem Drink daneben – Rum mit Soda und Limone oder ein Gin Tonic, ebenfalls mit einem Stückchen Limone. Seit Februar 1991 verzichte ich auf Rum oder Gin. Doch die grünen Limonen müssen es sein. Fast doppelt so teuer sind sie wie Zitronen. Aber ihre Haut ist auch dünner, und ihr Duft bringt den Hauch der Karibik in mein Glas – auf meine Zunge, ins ganze Zimmer. »Das bildest du dir nur ein«, wurde mir häufiger gesagt. Kein Widerspruch.

Die Vorstellungskraft schafft Realität. Wer sich kraft seiner Vorstellung aus einem kleinen Stückchen Limone im Zimmer einer Hamburger Altbauwohnung eine karibische Atmosphäre schaffen kann, dem wird es eines Tages auch gelingen, die Vorstellungskraft als wirkungsvolle Waffe in den Überlebens-Kampf gegen Krebs-Metastasen zu führen. Autosuggestion in Perfektion. Wer das kann, dem kann keiner!

Renate S. rief an diesem Montag gegen 20 Uhr an. Bayerischer Dialekt. Beklommene Stimme. Mein Hörer wechselte von rechts nach links. Renate S. – ein »Fall« für die Serie »Anonym«? Jeden Dienstag wollte der Chefredakteur zwei bis drei »Fälle« meiner »Ausbeute« vorgelegt bekommen, um dann zu entscheiden, welches Problem die auflagenträchtigste Schlagzeile für die Serie hergeben würde. Leser, die bei »Frau Carla« anriefen, wurden zunächst darüber aufgeklärt, daß sie eventuell ihr Problem einige Wochen später in dem Heft wiederfinden würden. »Selbstverständlich unter Wahrung der Anonymität...« Vielen war es ein Bedürfnis, auf diese Weise dem Partner, anderen Familienmitgliedern oder Arbeitskollegen eine Botschaft übermitteln zu können, die sie Auge in Auge nicht sagen mochten.

Zunächst schien es so, als wollte Renate S. »Frau Carla« dazu benutzen, ihrer Schwiegermutter eins auszuwischen. »Wann die liest, daß das alles Quatsch ist, was sie erzählt, dann wird sie hoffentlich mal eine Ruhe geben...«

Meine Aufzeichnungen über das Leben der Frau, die ich Renate genannt habe, sind nur ein kurzes Stenogramm: geb. 1950. Dorf in Oberbayern. Mit 15 Pille. Mit 18 nach München. Fremdsprachenschule. Zwei Jahre Hoteljob. Zwei Jahre Paris als Au-pair-Mädchen. Mit 24 zurück ins Dorf. Hochzeit mit erster Liebe. Schwiegermutter war dagegen. Renate hatte schlechten Ruf. Paris. Zu viele Männer. Jetzt 41. Zwei Kinder (15, 13). Vor vier Monaten Krebsoperation. Gebärmutterhals. Total-OP. Sie wollte »gleich alles raus« haben »wegen der Sicherheit. Schwiegermutter sagt: »Krebs durch zuviel Sex in der Jugend.« Sie hat Schuldgefühle. Ende der Aufzeichnung: Diese Frau, so hatte ich inzwischen beschlossen, würde ich nicht freigeben zum seelischen Abschuß durch eine Schlagzeile, die ihre Schuldgefühle noch verstärkt und unnötige Angst bei all denen hervorruft, deren Lebenslauf in den sechziger Jahren ähnlich war.

»Erzählen Sie doch mal von Paris, wie war's denn da?« Beginn eines Telefongesprächs, wie es mit meiner Freundin Maggy nicht anders hätte sein können. Prickelndes Sodawasser ins Glas. Ein neues Stück Limone. Hörerwechsel von links nach rechts. Beine auf den Tisch. Lachen über die Schwiegermutter, die »zur Frau gemacht wurde« im Alter von neunundzwanzig Jahren. Und die gesagt hat: »Frauen, die zu jung mit Sex angefangen haben und vor der Hochzeit zu viele Männer hatten, müssen das alles eines Tages mit Krebs bezahlen...«

»So einen Quatsch habe ich noch nie gehört. Wo hat Ihre Schwiegermutter das denn her?« – »Von ihrer Hausärztin.« – »Soll das ein Witz sein?« – »Nein, leider nicht. Und vielleicht hab' ich ja wirklich Schuld...« – »Vergessen Sie den Blödsinn«, sagte ich.
»Meinen Sie wirklich?« Renates Stimme klang noch immer etwas beklommen, bis mein Lachen durch die Leitung schlug und Renate schließlich erreichte. Auch sie holte sich etwas zu trinken. »Ein Gläschen Sekt. Das trinke ich jetzt öfter mal...«
Kurzer Themenwechsel. »Frau Carla« informierte ihre Anruferin über das Immunsystem. »Besser kein Alkohol nach Krebs...« In meinem Wasser wäre nun auch kein Rum mehr. »Aber Limone. Und den Rum, den denke ich mir dazu...« Kleine Gesprächspause. Dann, etwas zögernd: »Hatten Sie auch Krebs, Frau Carla?«
Nein, »Frau Carla« hatte keinen Krebs. Denise de Boer hatte ihn. Seit ich wußte, daß meine Anruferin eine Krebsoperation hinter sich hatte, war ich »Frau Carla« nur noch zur Wahrung meiner Anonymität. Ansonsten war ich Ich – auch eine Frau, die Krebs gehabt hat. »Ja«, sagte ich, »meine Operation war im Februar dieses Jahres. Gebärmutter-Krebs. Und dann, genau wie bei Ihnen, die Eierstöcke gleich mit entfernt. Zur Sicherheit...«
Im Mittelpunkt des weiteren Gesprächs standen nicht mehr unsere Krebse. Unser Thema waren die sechziger Jahre. Paris. Eigene Erinnerungen kamen hoch an die Zeit, in der die Pille das Sexualverhalten einer ganzen Generation von Grund auf veränderte. Wilde Zeiten. »So wild war's nun auch wieder nicht«, meinte Renate. Aber schön sei es gewesen: keine Angst vor AIDS, keine Angst vor einem ungewollten Kind. »Mit dem Gummi hätt' mir damals keiner kommen dürfen...« Sie lachte. Gelegentlich wollte doch mal einer mit Kondom verhüten. Das empfand sie als Beleidigung. »Als ob ich nicht sauber wär'...« Zweimal hatte sie allerdings Pech: Tripper und Trichomonaden, im Abstand von neun Jahren...
1974 heiratete Renate. 1976 bekam sie einen Sohn, 1978 eine Tochter. Beide Kinder sind sexuell aufgeklärt. »Heutzutage«, sagte Renate, »kann man nicht früh genug anfangen, die Kinder vor

AIDS zu warnen.« Und trotzdem bliebe die Angst, »daß etwas passiert. Je eher sie heiraten, desto besser. Was hatten wir's doch gut damals...« Und wieder war unser Gespräch in den Sechzigern und bei all den Möglichkeiten, »sich nach Herzenslust umzuschauen«, wie Renate es nannte. Sie jedenfalls hätte bei ihrer Hochzeit ganz genau gewußt, daß der Mann, von dem sie schon als Zwölfjährige ihren ersten Kuß bekam, »doch der Beste von allen ist«. Sogar die boshafte Schwiegermutter hätte sie ihrem Mann zuliebe im selben Haus ertragen: »Dabei hat die immer schlecht über mich geredet und gesagt, ich wär' ein Flittchen, das sich in Paris mit den Männern herumgetrieben hat...«

Neun Jahre brauchte Renate, um in ihrer »Sandkasten«-Liebe den richtigen Mann fürs Leben zu erkennen. Nach wie vielen Männern sie sich »nach Herzenslust umgeschaut hat«, konnte sie nicht mehr sagen. Gemerkt hat sie sich nur die, »bei denen es Liebe war«.

Das waren zwei: ein Deutscher und ein Franzose. Nach dem Franzosen hatte sie großen Liebeskummer. Danach habe sie ziemlich wahllos Sex gehabt, erzählte sie. »Das war immer noch besser, als den Liebeskummer im Alkohol zu ertränken, wie so viele andere das tun...«

»Stimmt wohl«, sagte ich. Eine halbherzige Zustimmung. Renate bemerkte es und fragte lauernd: »Oder sind Sie nicht meiner Meinung?« Bevor ihr Schuldgefühl, ausgelöst durch das Geschwätz der Schwiegermutter, wieder aufflackern konnte, brachte ich Renate erneut mit einem Witz zum Lachen: irgendein Witz über Sex, über Männer.

Nicht nur Männer reden über Frauen und reißen gelegentlich obszöne Witze. Frauen tun das auch: Kaum ein Gespräch mit meiner Freundin Maggy vergeht ohne einen Witz über diesen oder jenen »Kerl«. Schallendes Gelächter. Jetzt auch mit Renate. Lachen als Therapie. Aktive Zwerchfellatmung. Seelische Verspannungen werden auf diese Weise sozusagen weggelacht. Ein Hamburger Neurologe und Psychiater, von dem später noch die Rede sein wird, sollte vielleicht bei »Frau Carla« mal in die Schule gehen.

Lachend bedankte sich Renate für das lange Gespräch. Fast zwei Stunden hatte es gedauert. Unsere Krebse waren Nebensache, die lustigen sechziger Jahre das Hauptthema gewesen. Auch ich hatte Spaß dabei gehabt. Bis ihr Liebeskummer ins Gespräch kam, den sie mit Sex kurierte und der die Erinnerung wachrief an selbst durchlittenen Liebeskummer. Die Trennung vom Vater meines Sohnes.

März 1968: ein schwarzes Sportcabriolet. Der Wagen eines anderen Mannes.
»Liebst du ihn?« hatte Titus' Vater gefragt. – »Klar«, antwortete ich. Vor mir lag eine Weltreise, finanziert von einer Frauenzeitschrift. »Denise de Boer – in 40 Tagen um die Welt.« Eine gute Gelegenheit, mein Leben als Geliebte des verheirateten Staranwalts zu beenden. Eine Entscheidung der Vernunft, gereift in zu vielen durchweinten Nächten. Keine bösen Worte. Der Vater meines Wunschkindes, das von ihm nicht gewünscht, inzwischen aber doch glaubhaft geliebt wurde, versprach, auch weiterhin seinem Sohn die nötige väterliche Liebe zuteil werden zu lassen. Mehr als das war nicht nötig. Über Geld mußten wir nicht reden: Ich »machte« es auf der Schreibmaschine. Und zur Betäubung meines Kummers machte ich Sex mit dem Mann, in dessen schwarzem Sportwagen ich zur entscheidenden Aussprache mit Titus' Vater in dem Bürohaus vorgefahren war, in dem sich der Flirt zwischen dem Strafverteidiger und der Gerichtsreporterin zur Liebe entwickelt hatte – eine hanseatische Anwaltskanzlei im sechsten Stock mit Blick auf einen großen Parkplatz, auf dem jetzt der schwarze Sportwagen stand, den wir von oben sehen konnten.
»Gefällt dir der Wagen?« wollte ich wissen. – »Was soll die Frage?«
Die Frage sollte weh tun. Sie verfehlte ihre Wirkung nicht. Der Whisky kam auf den Tisch. Er trank hastig. Ich erzählte von meiner bevorstehenden Reportage-Reise. Sogar die Fotos würde ich liefern. Ein Fotograf würde mir noch ein paar Tricks zeigen. »Und dann geht's los…«

»Wann fliegst du?« – »In einer Woche...« – »Sehen wir uns vorher noch mal?« – »Ich glaube nicht...«
Keine Träne. Ein leeres Lächeln. Die Liebe mitten aus dem Herzen gerissen. »Es ist besser so«, sagte ich mir. Wenn Menschen nach langer Krankheit schließlich sterben, heißt es auch immer. »Es war besser so.«

Die Liebe einer jungen Frau zu einem verheirateten Mann ist durchaus einer Krankheit gleichzusetzen. Einer Krankheit der Seele. Je stärker diese Liebe empfunden wird, desto gefährlicher ist sie für die Seele. Gefühle scheinbar unendlichen Glücks fordern unausweichlich ihren Preis:
»Du mußt schon gehen?« – Ja, er muß gehen; ins Konzert, zu einer Ausstellung, zu Freunden. Und später ins Bett: mit einer anderen Frau, mit seiner Frau.
»Sehen wir uns morgen?« – Er weiß es noch nicht. Er werde anrufen, behauptet er. Und die neben seiner Ehefrau von ihm durchaus begehrte und geliebte andere, meist sehr viel jüngere Frau, wartet. Herzklopfen bei jedem Telefonanruf. Und schließlich ist er es. Er sagt: »Liebling, heute geht es leider nicht.« Und wenn sie eine gute Geliebte ist, dann tut sie, als wäre das kein Problem. »Also dann bis morgen?« Er atmet hörbar auf. »Ja, morgen ganz bestimmt.«
Ich war jahrelang eine »gute« Geliebte. Ich habe den Preis bezahlt: die Vergewaltigung meiner Seele. Wieder und wieder und immer noch einmal. Irgendwann war Schluß damit. Und ich war stolz darauf, den Absprung geschafft zu haben: stolz auf die Stärke, die dazugehört, von einer Liebe zu lassen, die mir ein Kind beschert und deren Intensität seit jener Nacht, in der das Kind gezeugt worden war, eher noch zugenommen hatte.

Der Vater meines damals zweijährigen Sohns ertränkte seinen Kummer über die Trennung im Alkohol. Ein kurzer Kummer: intensiv mit Whisky ausgekostet – eine Last für die Leber, die sich nach einem kurzfristigen Alkohol-Exzeß bekanntlich schnell wieder erholt.

Die Betäubung von Liebeskummer durch Sex ist schon bedenklicher. »Wie geht's dem schwarzen Sportwagen?« erkundigte sich Maggy. Sie war die einzige, die wußte, daß meine Trennung von Titus' Vater ein seelischer Kraftakt war, den ich nur scheinbar leicht gestemmt hatte. Und sie kannte auch meine Lust am schnellen Fahren. Bevor ich selbst in der Lage war, mir schnelle Wagen zu leisten, leistete ich mir Affären mit Männern, die schnelle Autos fuhren. Dem schwarzen Sportwagen folgten ein roter, ein weißer und andere. Im Rausch der Geschwindigkeit gelang scheinbar mühelos die Programmierung zur Lust auf diese Art von Leben, zum Spaß an der »Liebe« à la carte. Mit Pille und ohne Kondom, das ganz allgemein als Spielverderber galt.
Wäre der Unterschied zwischen den Geschlechtern wirklich nur ein paar Zentimeter lang, könnten Frauen mit dem Mann als Sexualobjekt ebenso ungefährdet Spaß haben, wie es umgekehrt der Fall ist. Doch die Seele einer Frau ist leichter zu verletzen. Und ihre Genitalien sind es leider auch.

Zu Tausenden schwimmen in der Samenflüssigkeit auch eines gesunden Mannes Bakterien und Viren, die eine Frau im wahrsten Sinne des Wortes gleich »auf den ersten Schuß« möglicherweise der Gefahr aussetzen, krank zu werden: sei es geschlechtskrank oder – im schlimmsten Fall – krebskrank. Sicherlich kann sich auch ein Mann gleich beim ersten Mal infizieren, wenn die Frau Trägerin von Bakterien oder von krebserzeugenden Viren ist. Die Wahrscheinlichkeit ist allerdings um ein Vielfaches höher, daß sie sich bei ihm ansteckt als er bei ihr. Ob nun Sex um des Sexes oder der Liebe willen: Sie nimmt, er gibt. Und es liegt nun einmal in der Natur der »Sache«, daß die Frau als ungeschützt Empfangende nicht nur mit Samenzellen, sondern – wenn vorhanden – auch mit Viren und Bakterien im wahrsten Sinne des Wortes überschwemmt wird.
»Durch die kumulative Wirkung der Spermaflüssigkeit mehrerer verschiedener Sexualpartner könnte das Risiko, an Cervixkarzinom (Gebärmutterhalskrebs) zu erkranken, erhöht werden«,

schreibt die Engländerin Donna Dawson in ihrem Buch »Krebs bei Frauen«.
Vom Papillomavirus ist in diesem Zusammenhang die Rede, der Warzen erzeugt, unter anderem auch im Genitalbereich.
Und es heißt: »Bei zwölf dieser Viren konnte bereits ein Zusammenhang mit dem Cervixkarzinom nachgewiesen werden...« Auch diese Viren sind sexuell übertragbar. Dabei kommt es nach Schätzungen des Heidelberger Krebsforschers Professor Dr. Harald zur Hausen allerdings »lediglich« bei einer von fünfzehn infizierten Frauen im gebärfähigen Alter zum Gebärmutterkrebs. Von der Ansteckung bis zum Krebsausbruch dauert es zehn bis zwanzig Jahre.

Etwa fünfzehn Prozent der weltweit vorkommenden bösartigen Tumore dürften sich nach Einschätzung des Tumorvirologen Harald zur Hausen Virusinfektionen zuordnen lassen. Mit anderen Worten: Etwa fünfzehn Prozent aller Krebse schleichen sich wahrscheinlich durch Viren über die Sex-»Schiene« in den Körper ein. Der einzige Schutz dagegen sind Kondome. Ein fast hundertprozentiger Schutz! Das sollte man – Mann und Frau – niemals vergessen.

Seit Beginn der achtziger Jahre und der Bedrohung durch das tödliche AIDS-Virus lassen sich nur noch Lebensmüde auf Sex ohne Kondom ein oder jene, die eine makabre Lust haben auf Russisches Roulette im Bett. In den sechziger Jahren galt das Kondom als »Spielverderber« und eine Geschlechtskrankheit als »Kavaliersdelikt«, das mit Antibiotika zu heilen war – allerdings für die Damen, die dabei zu Schaden kamen, auch nicht ganz so ungefährlich war, wie damals angenommen. Auch sexuell übertragbare Krankheiten wie zum Beispiel Tripper oder Trichomonaden können, wie man inzwischen erforscht hat, bei der Entstehung eines Gebärmutterhals-Krebses mitbeteiligt sein, »indem sie«, wie Donna Dawson schreibt, »das genetische Material der Cervixzellen verändern«.

Tripper und Trichomonaden. Renate erwähnte diese Infektionen im Gespräch mit »Frau Carla«.
Von »meinem« Tripper erfuhr damals nur meine Freundin Maggy. Das war Ende der sechziger Jahre. Maggy sagte: »So etwas kommt in den besten Kreisen vor.«
Wie Recht sie hatte: Ein Mann, der später Regierungssprecher wurde, hatte mich infiziert. Ich ging zum Arzt. Nach ein paar Tagen war »die Angelegenheit erledigt«. Einige Jahre später tauschten Maggy und ich unsere Erfahrungen über die Behandlung von Trichomonaden aus: eine angesehene Chefsekretärin, Jahrgang '37 und geschieden, sowie eine aufstrebende Journalistin, Jahrgang '40, Single mit Kind. Zwei »Mädels« aus »gutem Elternhaus« ließen sich »über so etwas wie Trichomonaden« nun wirklich keine grauen Haare wachsen. Und Kondome blieben nach wie vor »out«.
Heute ist man schlauer als in den sechziger Jahren. Fast täglich gibt es neue, sensationelle Entdeckungen durch die Krebsforschung, die überall auf der Welt fieberhaft nach »dem« Auslöser dieser lebensgefährlichen Erkrankung sucht. Fast täglich gibt es aber auch Warnungen vor dieser und jener »Schiene«, über die möglicherweise das Entstehen einer späteren Krebserkrankung begünstigt werden kann. Wer heutzutage noch auf Kondome verzichtet, lebt nicht nur wegen des sexuell übertragbaren Aids-Virus gefährlich.

Renate lebte gefährlich. Denise lebte gefährlich. Maggy lebte gefährlich. Die meisten Frauen, die in den Sechzigern jung und ungebunden waren und den Zustand des Freiseins genossen, lebten gefährlich. Manche haben inzwischen Krebs bekommen. Haben sie wegen ihres »lockeren Lebenswandels« nun »Schuld« an ihrem Krebs?
Nur Dummheit, gepaart mit Grausamkeit, kann eine derartige Schuldzuweisung aussprechen. Vielleicht führt aber auch der Neid frustrierter Schwiegermütter, die anderen vorwerfen, was sie selbst nicht genießen konnten, zu solchen Äußerungen...

Wissenschaftlich gesichert ist inzwischen, daß sich die Krankheit Krebs nicht aufgrund eines einzelnen Auslösers entwickelt, sondern daß viele verschiedene Umstände zusammentreffen müssen, um ihren Ausbruch zu bewirken. Medizinische Wissenschaften wie die Lehre von den Zusammenhängen zwischen Seele und Nervensystem (Psychoneurologie) und die Lehre von den Selbstschutzmechanismen des Körpers gegenüber Krankheiten (Immunologie) haben erst mit Beginn der achtziger Jahre bewußt werden lassen, daß unser Denken, Fühlen und Verhalten in engem Zusammenhang steht mit unserer körperlichen Verfassung – und somit auch mit unserer Anfälligkeit für Krankheiten wie Krebs.

Lahmgelegt in Medellin, oder: Kleine Fluchten vor dem Unbewußten

Tea-time am Nachmittag. Ein englisches Ritual. Ich hatte mich gerne daran gewöhnt, und wenn Martin aus der Schule kam, standen der Tee und Milch sowie ein paar Kekse meistens schon auf dem Tisch. So auch an diesem Montag, an dem Martin gegen sechzehn Uhr aus der Schule gekommen war; merkbar bedrückt. »Welche Laus ist dir heute über die Leber gelaufen?« Er sagte: »Heute ist der 30. März.« Der Ansatz eines kleinen Lächelns verlor sich in seinem Bart, während er fortfuhr: »Morgen ist der 31.3., und ich muß mein leave of absence schriftlich einreichen...«

Leave of absence. Das bedeutet soviel wie unbezahlter Urlaub. Nach zehn Jahren Zugehörigkeit zur Internationalen Schule Hamburg haben die dort angestellten Lehrer und Administratoren das Recht, eine ein- bis zweijährige Schulpause einzulegen, um danach an ihren alten Arbeitsplatz zurückzukehren. Im März 1992 gehörte Martin schon seit zwölf Jahren dem ISH-Schulkollegium an. Er lehrte Englisch und arbeitete in der Schulverwaltung. Würde er seinen Arbeitsplatz für zwei Jahre zur Verfügung stellen, müßte zum September '92 ein Ersatz gefunden werden. Bereits am Tag seines Einreichens des »leave of absence« würden sich andere Kollegen um seinen Job bewerben. Die Kombination von Lehrer und Administrator bedeutet zwar mehr Arbeit, aber auch ein höheres Gehalt und war deshalb an der angesehenen Schule sehr begehrt.

»Und wie werde ich dastehen, wenn ich nach zwei Jahren zurückkomme und das Kollegium lieber mit meinem Ersatzmann weiterarbeiten würde als mit mir?« hatte mich Martin des öfteren gefragt. Eine überflüssige Frage, wie ich fand. Erstens würden wir ziemlich sicher nicht zurückkommen. Zweitens war er ein sehr guter Lehrer und zugleich ein sehr guter Administrator; beliebt bei den Schülern und geachtet von den Kollegen.

»Wo bleibt dein Selbstbewußtsein?« hatte ich ihn gefragt. Wann immer wir über diesen Punkt diskutierten, sprach Martin auch über Titus, dessen Selbstbewußtsein er gerne hätte: »Aber dazu gehört auch eine Mutter, die von deinen Fähigkeiten überzeugt ist und die dir das auch immer wieder sagt. Wäre es nach meiner Mutter gegangen, wäre ich wahrscheinlich Versicherungsangestellter geworden und aus England nie herausgekommen.« Immerhin hatte er den Sprung über den Kanal nach Hamburg gewagt. Und jetzt stand ihm der Sprung über den Atlantik in die Karibik bevor. Zwei Jahre lang würde er kein Gehalt mehr bekommen, und er würde zugleich herausfallen aus dem dichtmaschigen sozialen Netz eines berufstätigen Menschen in gesicherter Position. Er würde finanziell abhängig sein von einem jungen Mann, der gerade dabei war, sich eine Existenz aufzubauen, und von einer Frau, die eine Krebsoperation hinter sich hatte. Würde Titus ihn als gleichberechtigten Partner in der Galerie überhaupt akzeptieren?

Schließlich die immer wieder gestellte Frage: »Glaubst du wirklich, daß wir ab September zu dritt von der Galerie werden leben können?« – Nein, das glaubte ich nicht. Noch nicht. »Aber früher oder später«, sagte ich, »wird Bamboo Gallery eine gesicherte Existenz für uns alle sein. Und bis es soweit ist, werde ich das nötige Geld erschreiben.

»Ja, aber ...« – »Aber was?« – »Ach nichts. Gar nichts.«

Das »Aber« hatte dem Krebs gegolten, der Gefahr eines möglichen Rückfalls. Metastasen. Und wenn sie aufträten, wenn dieser Krebs wiederum mein Leben bedrohen würde, was täten wir dann auf der kleinen Insel, auf der es nicht einmal ein Krankenhaus gibt? Natürlich dachte auch ich daran. Und ich dachte zugleich: »Bitte, laß uns nicht darüber reden.« Eine erfüllte Bitte. Zurück blieben unausgesprochene Ängste: seine Ängste vor der Bedrohung unserer Zukunftspläne durch den Krebs, meine Ängste vor seinen Ängsten, die ich nur allzu deutlich spürte und vor denen ich meine Seele schützen wollte. Was für ein Selbstbetrug!

Als ob sich Ängste in nichts auflösen, nur weil man nicht darüber spricht!

Kein Mensch, der einmal Krebs gehabt hat, ist frei von der Angst, ein zweites Mal von diesem lebensgefährlichen »Tier« bedroht zu werden. Eine durchaus begründete Angst: Denn wenn ein Krebs im Körper entdeckt wird, hat er im günstigsten Fall erst einen Durchmesser von 0,4 cm, und das bedeutet schon: 1 Million Krebszellen. Die meisten Krebse werden erst erkannt, wenn sie schon 1 cm oder größer sind; das heißt, wenn sich schon viele Millionen Krebszellen an einer Stelle des Körpers zu einem bösartigen Tumor zusammengeballt haben. Bei der Ausrottung dieses Tumors durch Operation, kombiniert mit Bestrahlung oder Chemotherapie, werden im günstigsten Falle alle Krebszellen zerstört. Ein absoluter Glücksfall: vergleichbar mit einem Höchstgewinn in der Lotterie und leider die Ausnahme von der Regel. Meistens werden bei dem Versuch, den Krebs an der Wurzel zu packen, doch noch einige bösartige Zellen, nicht selten Hunderte oder auch Tausende, von der jeweiligen Ausrottungsmethode verschont, und dann besteht immer die Gefahr der Metastasenbildung. Metastase gleich

Absiedlung. Eine Absiedlung von Tochterzellen des Ersttumors, auch Primärtumor genannt; bösartige Töchter, die sich über den Blutkreislauf und das Lymphsystem im gesamten Organismus verteilen und – wo immer es ihnen paßt – zu einem neuen, lebensbedrohenden Tumor ansiedeln können.

Natürlich hatte ich Angst vor einem Überfall durch MYOs bösartige Töchter. Und ich glaube, daß jeder Mensch, der einmal die Diagnose Krebs gehört hat, von der Angst vor einem Rückfall geplagt wird. Zugleich bin ich fest überzeugt davon, daß ein intaktes Immunsystem durchaus in der Lage ist, vom Primärtumor abgespaltene bösartige Zellen schon wirksam bekämpfen zu können, bevor sie zu Metastasen werden. Das heißt: Kein Patient ist seinem Krebs so hoffnungslos ausgeliefert, wie leider allzu häufig im Kino oder in Fernsehfilmen gezeigt wird.

Wann immer ein kräftiger Druck auf die Tränendrüsen der Zuschauer »angesagt« ist, greifen Drehbuchautoren nur allzu gern zum Krebs als Mittel zum Zweck. Da werden Müttern und Vätern, Brüdern und Schwestern, heißgeliebten Partnern und Kindern die jeweiligen Krebse angedichtet, an denen diese Figuren dann auch ganz selbstverständlich sterben müssen. Millionen von Menschen sehen das. Und sie sehen es immer wieder in verschiedenen Variationen: ein Mensch als Krebs-Opfer, weinende Hinterbliebene; der Krebs, unsere Geißel; der Krebs, gegen den wir machtlos sind. Solche Filmszenen prägen sich ein. Sie tragen dazu bei, daß in unserer Gesellschaft viele Menschen nicht etwa an ihrem Krebs, sondern daran sterben, daß sie mit der Diagnose Krebs auch zugleich die Vorstellung von der Hoffnungslosigkeit eines Kampfes gegen diesen scheinbar übermächtigen Gegner verbinden.

Tatsache ist: Der menschliche Körper kann sich sehr wirksam gegen Krebszellen schützen und bereits vorhandene Krebszellen erfolgreich abwehren. Das Immunsystem

macht es möglich: Wann immer der menschliche Organismus von Viren oder Bakterien angegriffen wird, führt das Immunsystem seine Kampfzellen ins Feld: weiße Blutkörperchen, die sogenannten Lymphozyten. Gegen den Krebs werden vor allem Killer-Zellen mobilisiert, die T-Lymphozyten. Das »T« steht für Thymus. In der Thymusdrüse werden diese »Killer« als »Spezialtruppe« für einen Kampf auf Leben und Tod »ausgebildet«.

Je mehr »Killer« das Immunsystem gegen die Krebszellen mobilisieren kann, desto größer ist die Chance, nach einer Krebserkrankung keine Metastasen zu bekommen. Erst zu Beginn der achtziger Jahre wurde die mörderische Kraft der T-Zellen gegen den Krebs entdeckt. Doch auch der Schwachpunkt dieser »Killer« ist den Immunologen nicht entgangen: »Studien an Personen mit psychisch bedingtem Streß ergaben eine Verminderung der Funktionsbereitschaft der T-Lymphozyten«, schreibt Dr. Angelika Anders in dem Fachbuch »Krebs – Entstehung und Vorbeugung«. Mit anderen Worten: Seelen-Streß dezimiert die »Killer«-Truppe.

Nicht die Angst vor einem Krebsrückfall belastet die Seele, sondern die Verdrängung dieser Angst.

Am 30. März 1992 hätte ich noch einmal eine Chance gehabt, die »Notbremse« zu ziehen. Ich hätte zu Martin sagen können: »Laß uns noch ein weiteres Jahr warten, bevor wir auf die Insel gehen.« Das hätte bedeutet: Umzug in die Karibik im September 1993. Ein Stein, so sagte er mir viel später, wäre von seiner Seele gefallen, hätte ich mit ihm über meine Ängste gesprochen. Der Stein blieb auf seiner Seele und löste später eine Depression aus.
Am Nachmittag des 31. März 1992 fiel unsere »tea-time« aus: Martin war nach Whisky zumute. »Jetzt ist es endgültig«, sagte er, »ab September werde ich kein Gehalt mehr bekommen...« Diese Negativformulierung ärgerte mich. Und der Whisky ärgerte mich. Aber ich behielt meinen Ärger für mich, so wie ich meine Ängste

für mich behalten hatte. »Wir werden ein schönes Leben auf der Insel haben«, sagte ich und bat Martin, mich an seinem Whisky schnuppern zu lassen: ein rötlicher Malt, gereift in einem Sherryfaß. »Ein herrlicher Duft...« Der Whisky-Kenner strahlte. Ich strahlte zurück. Und felsenschwer lag auf meiner Seele die Last einer Verantwortung, die ich mit gutem Gewissen nicht übernehmen konnte. »Wenn der Krebs nun doch wieder ausbricht, was machst du dann?« hatte meine »innere Stimme« mich immer wieder gefragt. Doch am 31. März 1992 stellte ich bis auf weiteres die »innere Stimme« ab.

Etwas, das einem »auf der Seele liegt«, darf nie zu lange dort liegen bleiben. Die Seele ist kein Abladeplatz für Probleme, keine Müllhalde für Verdrängtes. Wer sie dazu macht, der macht sich krank. Denn auf diese Weise wird die seelische Widerstandskraft gegen Viren und Bakterien geschwächt: die Widerstandskraft auch gegen Krebs, das heißt gegen unsere wirksamste Waffe im Kampf gegen den Krebs, die T-Lymphozyten. Nur unter dem »Kommando« einer starken Seele können sich die T-Lymphozyten vermehren und heranwachsen zu einer schlagkräftigen »Armee« von Killer-Zellen, gegen die der Krebs dann keine Chance mehr hat.
Auch wem die Probleme über den Kopf zu wachsen scheinen, der sollte nie vergessen: Unsere Seele kann unendlich viel verkraften. Allerdings muß ihre Mitarbeit bei der Problembewältigung auch gefordert werden. Dazu bedarf es des »inneren Dialogs«. Mit meinem zeitweiligen Verzicht darauf habe ich MYOs bösartigen »Töchtern« die Gelegenheit gegeben, sich in einem Körper zu tummeln, dessen Killer-Zellen durch eine gestreßte Seele »eine Verminderung der Funktionsbereitschaft« erfuhren. Das Auftreten von Metastasen war vorprogrammiert.
In der Nacht zum 1. April wachte ich erstmals auf wegen bohrender Kopfschmerzen, die wieder vergingen und die ich deshalb nicht als Grund zur Beunruhigung ansah. Notiert habe ich sie dennoch in meinem Terminkalender. An diesem Mittwoch steht ganz oben auf der Seite: schlaflose Nacht, Kopfschmerzen!

Kopfschmerzattacken, Schlaflosigkeit. Medikamente gegen beides. Und im Lauf des Sommers kamen noch kreislaufstärkende Mittel dazu, nachdem mir einige Male, meist in einem Restaurant, vorübergehend schwindelig geworden war. Mein Hausarzt fragte mich, ob ich überarbeitet wäre. Ja, sagte ich, das könne sein, aber ich hätte auch ein lohnendes Ziel vor Augen, und wenn das erreicht wäre, würde ich nicht mehr so viel schreiben müssen.

Am 1. September 1992 feierten Martin und ich unseren »Lover's day«. Das ist der Tag, an dem Titus seinen Lieblingslehrer Martin Hague zum ersten Mal zu uns zum Essen eingeladen hatte. Unser Liebes-Tag. 1992 jährte er sich zum achten Mal. Martin überraschte mich mit Karten für das »Phantom der Oper«. Ich freute mich auf das Musical und auch auf das anschließende Essen im Theater-Restaurant. Eine getrübte Freude: Noch vor der Pause spürte ich ein unangenehmes Kribbeln im rechten Arm, ein Gefühl von Kälte. Und schließlich: Gefühllosigkeit im Arm. Die kleine Abendtasche, die ich in der Hand gehalten hatte, glitt zu Boden. Erinnerungen an eine ganz ähnliche Situation stiegen auf: Erinnerung an Medellin im Mai.

In der kolumbianischen »Hauptstadt der Drogen« hatte ich diverse Interviews gemacht zum Thema Crack, Kokain und Drogenmafia, ich hatte zwanzig Folgen eines Fotoromans produziert und am Abend Künstler getroffen sowie Bilder und Kunsthandwerk eingekauft für unsere Galerie in der Karibik. Während der Fotoromanproduktion war mir die Kamera zu Boden gefallen, mit der ich neben dem Fotografen die Großaufnahmen der Gesichter fotografierte. Zweimal war mir die Kamera entglitten, und erst beim zweiten Mal fiel mir auf, daß mein Arm ganz kalt war. Ein kalter Arm bei dreißig Grad im Schatten. Dazu kalter Schweiß. Angstschweiß.

»Was ist los?« wollte Ana Elena wissen. Sie ist Bildhauerin. Ich kannte sie aus Hamburg, wo sie zuletzt als Packerin das Geld für die Studien ihrer Kinder in Kolumbien verdiente. Ana Elena hatte mir all die für mich wichtigen Kontakte in Medellin besorgt. Ein Vetter von ihr ist Arzt. »Willst du zu ihm?« fragte sie besorgt.

Nein, ich wollte zu keinem Arzt. »Es geht schon wieder«, sagte ich und dachte: »Wahrscheinlich hat eine kurzfristige Durchblutungsstörung meinen Arm lahmgelegt.«
Und jetzt im »Phantom der Oper«: Wieder eine Durchblutungsstörung? Ich atmete einige Male tief durch. Mit Erfolg. Während der Pause hatte ich keine Probleme, das Wasser im Sektkelch in der rechten Hand zu halten. Wir tranken auf unsere Liebe und auf das schöne Leben, das vor uns liegen sollte. Der Container mit einem Teil unserer Möbel, mit Bildern und Büchern, Musikanlage und Küchenmaschinen war von der Spedition bereits abgeholt worden. »Hoffentlich kommen unsere Sachen gut an«, sagte Martin. Statt einer Antwort bekam er mein Glas in die Hand, und ich bat ihn, mich zu einer Bank zu begleiten: »Mir ist schwindelig.« Er war beunruhigt. Es war das erste Mal, daß ich in seiner Gegenwart einen Schwindelanfall hatte. »Ist es sehr schlimm?« wollte er wissen, mit Angst in seinen Augen. Meine Angst vor seiner Angst. Und eigene, tief im Innern verkapselte Ängste: Spukt MYO in meinem Kopf herum? »Jetzt bloß keine Panik«, dachte ich. In vier Wochen würde Titus nach Hamburg kommen, und am 16. September wollten wir gemeinsam mit unseren beiden Hunden in die Karibik fliegen. Im anhaltenden Schreib- und kurzfristigen Packstreß sowie in nach wie vor schlafgestörten Nächten aufgrund immer heftigerer Kopfschmerzattacken, die mich gelegentlich auch am Tag überfielen, sah ich die Ursache für meinen Schwächezustand. »Ich glaube, es sind ganz harmlose Kreislaufstörungen«, sagte ich zu Martin. Dagegen hätte ich Tropfen, fuhr ich fort: »Aber leider nicht bei mir...«
Um mir Ruhe zu gönnen, beschlossen wir unseren »Lover's day« nicht im Restaurant, sondern gemütlich zu Hause zu beenden. – Eine Scheingemütlichkeit mit hektisch getrunkenem Whisky und meiner Wut auf Martins versuchte Problembewältigung durch Alkohol. – Wiederum eine verdrängte Wut. Und gleich darauf: Ein Lächeln für Lovey. Ich fragte nicht: »Liegt dir etwas auf der Seele?« Dabei glaubte ich, ihn gut genug zu kennen, um zu wissen, daß sein schneller Griff zum Whisky etwas zu tun hatte mit meinem

Schwindelanfall, den ich mit keinem Wort mehr erwähnte. Ich bürdete diesem Mann, den ich seelisch für nicht belastbar hielt, die Last meines beharrlichen Schweigens auf. Und ich trug, wie mir erst später bewußt werden sollte, selber schwer daran. Aber wie hätte ich reden sollen? Ein Mensch, der seine »innere Stimme« abgestellt hat, der also nicht mehr mit sich selber spricht, kann auch nicht mehr darauf vertrauen, daß ihm das Gespräch mit einem anderen Erleichterung bringt. – Erleichterung wovon? Ich hatte keine Probleme, besser gesagt: Meine Ängste waren ins tiefste Unterbewußte verdrängt, und ich ließ sie nicht »hochkommen«. Dreimal wollte ich mir an diesem Abend eine neue Flasche Wasser holen. Dreimal irrte ich durch die Wohnung und wußte schließlich nicht mehr, warum ich das Wohnzimmer eigentlich verlassen hatte. Wir machten Witze über meinen Gedächtnisschwund, von dem ich in letzter Zeit häufiger geplagt wurde. »Die grauen Zellen funktionieren nicht mehr so, wie sie sollen«, sagte ich. »Alzheimer läßt grüßen... ha, ha, ha.« Ein hohles Lachen. Kein gelungener Witz. Genauso geschmacklos wäre es gewesen zu sagen: »Der Krebs läßt grüßen...« Aber über MYO-Zellen in meinem Kopf sagte ich nichts, und wenn ich überhaupt daran gedacht habe, dann nur flüchtig – und ganz schnell wieder verdrängt.

Allein im Tunnel

Der direkteste Weg vom Hamburger Elbvorort Othmarschen zum Flughafen führt über die Autobahn A 7 in Richtung Neumünster, Abfahrt Schnelsen Nord. Wer sich gut auskennt in der Stadt, verläßt allerdings die Autobahn schon zwei Abfahrten eher, um einen als Nadelöhr bekannten und von Vielfliegern gefürchteten Tunnel kurz vor dem Flughafen zu meiden. Ich kenne mich sehr gut aus in dieser Stadt, in der ich geboren bin. Und als vielfliegende Journalistin sind mir all die Schleichwege bekannt, die es auch

in Hauptverkehrszeiten möglich machen, den Flughafen weitgehend ohne Stau zu erreichen. Wenn ich sehr lange für die Fahrt brauche, dann sind es dreißig Minuten. Am 1. Oktober 1992 war ich eineinhalb Stunden unterwegs.
Um 8 Uhr 25 sollte Titus, der aus Miami kam, in Hamburg landen. Die Maschine war pünktlich. Die Mutter war es nicht. »Ob du's glaubst oder nicht: Ich habe mich zweimal verfahren.« Er glaubte es. Unpünktlichkeit kannte er von seiner Mutter nicht. »Hast du einen neuen Weg ausprobiert?« wollte er wissen. Nein, das hatte ich nicht. Ich war gefahren, wie ich immer fuhr; bis ich an einer Ampel stand und nicht mehr wußte, ob links oder rechts oder geradeaus. Von da an: falsche Richtung, Verlorenheit, ein Stau. Und schließlich wieder dieselbe Straßenkreuzung. »Können Sie mir sagen, wie ich zum Flughafen komme?« Ein Straßenarbeiter deutete mir den Weg: »Immer geradeaus, dann links und dann ...« Auf einmal wußte ich es wieder.
»So etwas ist mir noch nie passiert«, schimpfte ich. Titus lachte. »Die Freude auf dein Baby hat dich kopflos gemacht.«

Mein »Baby«. Sechsundzwanzig Jahre alt und einen Meter zweiundachtzig groß. Sonnenspitzen im dunkelblonden Haar. Sonne in den blauen Augen – und das nicht erst, seit er in der Karibik lebt. Wo er ist, da ist es warm, da ist immer ein Lachen, da ist Fröhlichkeit. »Der lächelt ja schon«, hatte die Hebamme bemerkt, als er zur Welt kam – noch bevor er mit einem gesunden Schrei die Luft zum Leben in seine Lungen ließ.

»Ti Mami, was ist los mit dir?« Das Wort »Ti« kommt aus dem Créole, der Sprache der Haitianer. Es heißt klein. Die »kleine Mami« fragte: »Was soll sein?« Der große Sohn antwortete, sehr vorsichtig: »Glaubst du, daß wir hier richtig sind?« Während er von der Insel, von der Galerie und von seinem Hund erzählte, dessen mörderisches Gebell um vier Uhr morgens einen Einbruch verhütet hatte, war ich schon wieder falsch gefahren.
»Du hast mich zu sehr abgelenkt«, sagte ich und schlug vor: »Fahr

du nach Hause. Aber vergiß nicht: Hier haben wir Rechtsverkehr.« Wir wechselten die Plätze und kein Wort über mein so offensichtliches Verwirrtsein. Später würde ich ihn fragen: »Hast du dir keine Gedanken darüber gemacht, daß ich plötzlich nicht mehr wußte, wo's langgeht?« – Im wahrsten Sinne des Wortes. Bemerkt hatte er es. Aber er dachte: »Sie hat zuviel Streß.« Und weiter: »Das wird auf der Insel ganz anders werden. Bald beginnt die Saison, dann werden wir ein paar Monate gut von der Galerie leben können. Ti Mami wird sich ausruhen und erst wieder schreiben, wenn es nötig ist...«

So war es geplant. Ein schöner Plan. Und immer hatte ich gesagt: »Auch wenn ich achtzig bin, werde ich noch mit Schreiben Geld verdienen können. Ganz oben auf einer Palme sitzend.« Die Vorstellung war lustig, brachte uns immer wieder zum Lachen: Ti Mami mit achtzig auf einer Palme.

Im Oktober 1992 war ich zweiundfünfzig und wußte nur zu gut, daß es so, wie ich es immer dargestellt hatte, nicht funktionieren konnte: ein paar Monate lang von der Galerie leben, ein paar Monate vom Schreiben. Das Ganze auf einer karibischen Insel: eine Traumvorstellung, unerfüllbar für eine Autorin, die in der Serien-»Falle« sitzt. Wer mit Serien Geld verdient, kann das nur ganz machen oder gar nicht. Gar nicht wäre mir am liebsten gewesen. »Aber wovon werden wir dann leben, wenn keine Touristen auf der Insel sind?« So hatte die Stimme der Vernunft gefragt. Und sie hielt mir auch vor: »Glaub ja nicht, nach fünfundzwanzig Jahren im Serien-Job für sexlastige Hefte wirst du nun plötzlich wieder als Journalistin mit Reportagen aus der Karibik bei seriösen Illustrierten Geld verdienen können.« Mit diesem Gedanken hatte ich gespielt. Zum Beispiel ein Interview mit Castro aus Kuba? Oder eine Reportage über die zehnjährigen Killer-Kinder von Medellin? Die Kontakte hatte ich mir geschaffen. Und ich hatte große Lust, das Berufs-Blatt noch einmal zu wenden. Aber alles schien dagegen zu sprechen. Vor allem die Vernunft oder das, was ich für vernünftig hielt.

Ich konnte mir einfach nicht vorstellen, daß unser Leben auf der

Insel auch anders als seit langem geplant möglich sein würde. Zwar wollte ich nichts lieber als Abspringen von der Serien-Schiene. Doch was ich für Vernunft hielt, sagte: »Schlag dir das aus dem Kopf.« Der Stimme der »Vernunft« gehorchend, hatte ich im Herbst 1992 sogar noch weitere Serienverpflichtungen angenommen und schrieb nun für drei verschiedene Hefte. An meinem Computer war ein Modem installiert, das mir per Tastendruck ermöglichte, auf dem Computer einer Redaktion in Süddeutschland zu landen. »Auch aus der Karibik wird das funktionieren«, versicherte ich Titus. Er hörte und staunte über dieses Wunder der Technik: »Verstehst du das?« – Nein, ich verstand es nicht. Nur eines war mir unmißverständlich klar: Durch diese Technik war ich als freiberuflich Schreibende mit meinen jeweiligen Auftraggebern enger verbunden als je zuvor. – Eine ständig verfügbare Freiberuflerin, eine Schein-Freiheit: hier das Fax und dort das Modem, hier das Papiermonstrum, das ständig neue Aufträge und Anfragen, Layouts und Liefertermine ausspuckt, und dort die Zeitmaschine, die das Liefern der Manuskripte pünktlich auf die Sekunde anfordert und per Tastendruck auch möglich macht. Kein Problem für eine routinierte Serien-Autorin. Aber eine Höllenqual für eine Frau, die ständig unter Kopfschmerzen leidet und zunehmend auch unter Gedächtnisschwund. Von einer zur anderen Minute vergaß ich, wo ich dieses oder jenes Fax hingelegt hatte. Trotz dieser Qual blieb die Fassade erhalten. Wurde ich gefragt, wie es mir ging, antwortete ich so stereotyp wie vor der ersten Krebsoperation: »Danke, gut.« – Mit einem Lächeln auf den Lippen.

»Mrs. Beep ist in Höchstform«, hörte ich Titus zu seinem Freund Dideric sagen, der aus London angereist war, um vor unserem Aufbruch in die Karibik noch eine Woche mit uns in Hamburg zu verbringen. Mrs. Beep mit langem »i«. Biiip. Auch ein Name, der mit Haiti zu tun hat – entstanden an einem frühen Morgen, an dem ein Wasserverkäufer mit durchdringendem »Biiip« direkt unter unserem Hotelzimmer in Pétionville seine kostbare Ware angepriesen hatte. Wenig später scheuchte ich meine »Truppe«, zu der auch Dideric wie so oft gehörte, mit langgezogenem »Biiip« aus den Betten. Dabei blieb es dann: »Biiip« war mein Weckruf für die Familie und zugleich mein Spitzname, der schließlich als Mrs. Beep, in englischer Schreibweise, von Mr. Lovey Love in einem Brief an mich zum erstenmal schriftlich festgelegt wurde.

Am Freitag, dem 2. Oktober, war Dideric gekommen. »Am Montag muß Mrs. Beep noch einmal zum Check-up«, sagte Martin am Abend. »Wird schon gutgehen«, meinten Titus und Dideric wie aus einem Mund. »Klar«, sagte ich, »aller guten Dinge sind drei.« Seit meiner Krebsoperation im Februar '91 war ich zweimal zu einer gründlichen Nachsorgeuntersuchung im Harburger Krankenhaus gewesen: Ultraschall, Mammographie, Computertomographie, Röntgen. Zuletzt hätte ich im August wieder zur Nachsorge erscheinen sollen. Da war das Packen für den Container zum Schreibstreß hinzugekommen, und ich verschob den Termin auf den 12. Oktober. Zwischenzeitlich hatte ich einmal bei Dr. K., »Kleimi«, in Harburg angerufen und über meine Kopfschmerzen gejammert. »Können das die Wechseljahre sein? Hormonmangel?« Ob ich eher zur Untersuchung kommen wollte, fragte er, und auch, ob wir nun tatsächlich in die Karibik übersiedeln würden. »Ja, der Container mit unseren Sachen schwimmt bereits dorthin...« Wir vereinbarten den 5. Oktober als Untersuchungstermin, und ich bestand darauf: »Dann muß unbedingt ein Hormonspiegel gemacht werden.«

Sonntagabend, 4. Oktober 1992. Kerzenlicht ersetzt das warme Licht der Jugendstillampen, die wir auch auf der Insel haben wollten. Auf kahlen Wänden tanzen die Schatten von erhobenen Gläsern.
Dideric hatte zur Abschiedsfeier einen ganz besonderen Malt-Whisky aus England mitgebracht. Wir freuten uns auf Weihnachten – dann wollte er uns auf der Insel besuchen. »Und dann brauchst du deinen Whisky auch nicht mehr aus einem Wasserglas zu trinken.« Wieherndes Gelächter. »Falls eure Gläsersammlung

nicht als Scherbenhaufen ankommt ...« – Wenn Dideric lacht, fallen auch in einem dickwandigen Altbau die Nachbarn aus dem Bett. Es war Mitternacht.
»Mrs. Beep muß morgen schon um acht Uhr früh in Harburg sein«, sagte Martin. Spätestens um halb sieben mußte ich aufstehen. Dann – wegen der Blutuntersuchungen nüchtern – in den Wagen und über die Autobahn durch den Elbtunnel nach Harburg. Im Wagen allein durch den Tunnel? Und wenn mir beim Fahren schwindelig wird? Oder wenn ich nach dem Tunnel die Abfahrt nach Harburg verpasse? Von meiner Irrfahrt zum Flughafen hatte ich Martin nichts erzählt. Auch Titus erwähnte es nicht. Schließlich waren wir fröhlich zu Hause angekommen. Er hatte es schlicht vergessen. Und bei mir funktionierte die Verdrängung dieses »Horrortrips« perfekt ...
Allerdings war ich seitdem nur noch kurze Strecken allein im Wagen gefahren. Jetzt hatte ich Angst. Und ganz tief in mir machte sich dieses kleine Stimmchen bemerkbar, das flehte: »Fahr nicht allein durch den Tunnel. Bitte, tu's nicht. Laß Martin fahren ...« Meine »innere Stimme«. Endlich hörte ich wieder auf sie! Ich bat Martin, am nächsten Morgen zu den Untersuchungen mit mir ins Krankenhaus zu kommen. Den wahren Grund für diese Bitte nannte ich nicht. Statt dessen sagte ich: »Wegen der manchmal stundenlangen Warterei zwischen den einzelnen Untersuchungen. Du könntest mir helfen, die Zeit zu vertreiben ...«

Die Nacht von Sonntag auf Montag verbrachte ich seit langem zum erstenmal, ohne von Kopfschmerzen geweckt zu werden. Eine gute Nacht. Und am nächsten Morgen fragte Martin: »Hast du Angst vor den Untersuchungen?« Da fuhren wir bereits durch den Elbtunnel. Ich war glücklich, keine Kopfschmerzen zu haben. Es ging mir bestens. Ich bedankte mich bei meiner »inneren Stimme« für den guten Rat, den sie mir gegeben hatte, und zu Martin sagte ich wahrheitsgemäß: »Nein, ich habe keine Angst vor den Untersuchungen.«
Gegen elf Uhr hatte ich die wichtigste Untersuchung des Tages, die

Computertomographie, kurz CT genannt, schon so gut wie hinter mir. Beim »CT« wird der Körper auf einer flachen Liege Zentimeter für Zentimeter zum Röntgen in eine Röhre geschoben. Eine Automatik sorgt dafür, daß das Personal zum Schutz vor Strahlen hinter einer Glasscheibe sitzen kann. Eine junge Ärztin und eine Assistentin hatten Dienst an diesem Morgen. – Konzentrierte Gesichter und dennoch entspannt. Im »OP-Gebiet« und drum herum schien alles in Ordnung zu sein. »Dr. K. möchte noch eine Aufnahme haben von ihrem Kopf«, sagte die Ärztin. Bei den CT-Aufnahmen werden die Strahlen, die den Körper durchdringen, von einem Computer zu einem Bild zusammengesetzt. Ob es unbedingt sein müßte, meinen Kopf den Strahlen auszusetzen, wollte ich wissen. Es sei nur eine minimale Strahlenbelastung, klärte man mich auf. »Also gut...« Wieder konzentrierte Gesichter. Ein Dialog zwischen den beiden Frauen. Ein schneller Blick zu mir. Ein Griff zum Telefon. Und wenig später sah ich »Kleimi« hinter der Scheibe. Es wurden Worte gewechselt, die ich nicht hören konnte. »Ist sein Auftauchen hier ein schlechtes Zeichen?« dachte ich. Da verschwand er schon wieder. Die Untersuchung war abgeschlossen. Ich konnte mich anziehen. Auf dem Gang vor dem CT-Raum saß Martin. In seinen fragenden Blick hinein sagte ich: »Mir platzt die Blase.« Ein Liter Kontrastflüssigkeit, vor dem CT getrunken, drängte mich zur Toilette. Eine Galgenfrist.

Mit dem Krebs im Kopf: »Eine Rose ist eine Rose...«

Das Gespenst an der Wand? So sehen viele den Krebs, vor dem sie sich fürchten – die Furcht vor einem Unbekannten. Mir war er bereits bekannt unter dem Namen MYO. Und darum dachte ich, als ich ihn ganz real an einer Wand vor mir sah: »Mit dir werde ich auch ein zweites Mal fertig.«

Eine Leuchtwand im Zimmer des Chefarztes der klinischen Radiologie mit den CT-Aufnahmen meines Kopfes: Dr. G. zeigt mir »die Raumforderung, rechts, frontal« – einen Tumor in der rechten Hirnhälfte, ziemlich zur Mitte hin. Mediziner sprechen von Raumforderung, wenn sich irgendwo im Körper eine Ansammlung bösartiger Zellen zu einem Tumor zusammengeballt haben und raumfordernd gesundes Gewebe verdrängen. In diesem Fall ging es um meine Gehirnmasse, die verdrängt wurde. Drei mal drei Zentimeter betrug die Raumforderung in meinem Kopf.
»Soweit sichtbar, handelt es sich um eine Solitär-Metastase«, sagte Dr. G. Unter Solitär verstand ich bis dahin einen einzeln gefaßten, besonders schönen Brillanten. Es gibt Leute, die haben so etwas in einem Banksafe liegen. Nur zu ganz besonderen Gelegenheiten wird das kostbare Stück herausgeholt. »Sagten Sie solitär?« Ja, das hatte er gesagt. »Eine einzelne Filia«, erklärte mir der Arzt. Und wieder mußte ich nachfragen: »Filia?«
Mediziner haben ihre eigene Sprache: ein Griechisch-Latein-Gemisch. Filia ist lateinisch und heißt Tochter, Filialisierung steht für Metastasierung. Oder, wie ich es sah: Eine von MYOs bösartigen Töchtern hatte sich in meinem Gehirn eingenistet. »Eine MYO-Filia«, dachte ich laut. Dr. G. verstand Myom und berichtigte: »Sarkom.« Ja, es handele sich ziemlich sicher um eine Sarkom-Filia.

Seit der Entartung meines Myoms zum bösartigen Sarkom und der operativen Entfernung dieses Krebses war ich während der Ultraschalluntersuchungen schon mehrfach mit diesem Arzt ins Gespräch gekommen. Er wußte von meinen Plänen, in die Karibik überzusiedeln. Und jetzt fragte er, ob wir diesen Plan noch hätten. »Ja«, sagte ich, »in eineinhalb Wochen geht unser Flug.«
Inzwischen saßen wir uns an einem Tisch gegenüber, und ich plauderte über unsere Karibikpläne, als gäbe es diesen Krebs an der Leuchtwand nicht, vor der wir gerade eben noch gestanden hatten. Dr. G. ließ mich reden. Kein Zeitdruck schien ihn zu belasten und auch nicht dieses »Gespenst an der Wand«, dessen Realität seine Patientin erst einmal verkraften sollte. Das Reden über

»unsere« Insel half mir, mich langsam mit dem Gedanken vertraut zu machen, daß in meinem Kopf ein Tumor war. Meine spontane Kampfansage an MYO war vergleichbar mit dem lauten Bellen eines ängstlichen Hundes, der hofft, mit viel Krach einen gefährlichen Gegner vertreiben zu können.
Schließlich war sogar von Glück die Rede. »Glück im Unglück sozusagen.« Während Dr. G. das sagte, gingen wir wieder zur Leuchtwand. Mit dem Finger zeigte er auf den Tumor, der – »für eine Operation sehr günstig« – direkt unter der Schädeldecke lag. Gerade im Kopf gebe es häufig Tumore, die nicht operabel seien. »Und dann?« Mit einem kleinen Lächeln versuchte er, mir über den Ernst der Lage hinwegzuhelfen. »Dann wären Sie sehr viel schlechter dran...«

Etwas länger als eine halbe Stunde hat das Gespräch gedauert – viel Zeit für den Chef einer so arbeitsintensiven Abteilung wie der Radiologie eines großen Krankenhauses; eine qualvolle Ewigkeit für einen Mann, der auf einem Krankenhausflur sitzt und wartet. – Und dessen Angst sich steigert mit jeder Minute, die verrinnt. Es waren genau sechsunddreißig Minuten. »Da war niemand, den ich fragen konnte. Ich war ganz krank vor Angst«, erinnert sich Martin an diesen Montag im Oktober 1992.
Wenn ich an diesen Tag zurückdenke, fällt mir die junge Frau wieder ein, die einige Jahre zuvor bei »Frau Carla« angerufen hatte. Sie war Ende zwanzig, ihr Mann gleichaltrig. Er hatte Hodenkrebs, ein Hoden mußte operativ entfernt werden. Bei ihrem ersten Besuch nach seiner Operation war es zum Streit zwischen ihnen gekommen. Er sei so aggressiv gewesen, sagte sie. Jetzt hatte sie Angst vor dem nächsten Besuch. Sie befürchtete, etwas Falsches zu sagen oder sich falsch zu verhalten. »Ich weiß nicht, ob Sie das nachvollziehen können«, sagte sie, »aber lieber wäre mir tatsächlich, ich hätte den Krebs und nicht mein Mann. Dann wüßte ich, was ich zu tun habe, und ich wäre nicht so schrecklich hilflos...«
Damals war »Frau Carla« alias Denise de Boer noch krebsunerfahren. Der jungen Ehefrau des an Krebs erkrankten Mannes konnte

ich die Zeit des Zuhörens geben, die sie so dringend brauchte, um sich ihre Probleme von der Seele zu reden. Einen überzeugenden guten Rat habe ich ihr wohl kaum gegeben. Es gelang mir noch nicht nachzuvollziehen, wie unendlich hilflos Menschen sind, deren Lebenspartner an Krebs erkrankt sind.
Inzwischen weiß ich, was Martin durchlitten hat. Und wann immer ich daran denke, wie ich mich in seiner Haut fühlen würde, weiß ich auch, daß ich die Rollen nicht hätte tauschen mögen. Sogar mit dem Krebs im Kopf habe ich gedacht: »Besser ich als er.« Ich kann mich aktiv gegen den Krebs zur Wehr setzen, ich weiß genau, wie ich mich dieser Krankheit gegenüber verhalten will. Mein Krebs ist »meine Sache«. Die engsten Angehörigen hingegen können immer nur hoffen, daß der Mensch, den sie lieben, seinen Kampf gegen den Krebs nicht aufgibt. Dieser Krebs, der nicht »ihre Sache« ist, verunsichert sie zumeist.

Kein Mensch kann die Hand dafür ins Feuer legen, wie er sich verhalten würde, wenn der Partner an Krebs erkrankt. Was ist richtig zu tun, was ist falsch in so einer Situation? In den großen städtischen Krankenhäusern werden Angehörige von Krebspatienten mit ihren Ängsten und Problemen weitgehend allein gelassen. Niemand fühlt sich zuständig. Zwar gibt es heutzutage in fast jedem größeren Krankenhaus fest angestellte Psychologen für die Drogen-, auch für die AIDS-Beratung. Aber für das Aufrichten der Seele von Menschen, deren Angehörige an Krebs erkrankt sind, gibt es kaum psychologisch geschulte Ansprechpartner. Also belastet die Angst um den krebskranken Angehörigen am Ende beide: den, der sie empfindet, und den, der mit seinem Krebs ohnehin genug zu tun hat.
Martins Angst entlud sich auf mich in Fragen über Fragen: »Was hat der Arzt gesagt?« Ich holte tief Luft. »Nun sag schon, was ist los?« Ich traute mich nicht, ihm in die Augen zu sehen. »Was Schlimmes?« Während ich ausatmete, sagte ich: »Es könnte schlimmer sein.« Ich schilderte die Situation. Und während wir darüber sprachen, kamen wir an der Cafeteria des Krankenhauses

vorbei. »Wollen wir einen Tee trinken?« fragte ich. Martin faßte meine Hand, und erst in diesem Augenblick merkte ich, daß er zitterte. »Ich brauche einen Whisky«, sagte er.

Whisky hatte er auch gebraucht, als er zum erstenmal die Nachricht vom Krebs seiner Frau bekam. »Jetzt können wir nur noch hoffen und beten«, war ihm damals, im Februar '91, am Telefon gesagt worden. Meine Diagnose war zuerst an Freunde gelangt, die sie telefonisch an Martin weitergaben. Über den Krebs ihrer langjährigen Freundin selbst zu erschüttert, hatten sie es versäumt, dem später durch Heirat zur Freundschaft hinzugekommenen Ehemann persönlich beizustehen. So war der Whisky zum Beistand geworden für einen Mann, der zuletzt als Kind zum »lieben Gott« gebetet hatte und der in dieser Situation erst recht nicht in der Lage war, sich per Gebet an einen Gott zu wenden, der ihm alles andere als lieb erschien.
»Ein Königreich für einen Whisky«, dachte ich. »Ein Krankenhaus ist keine Kneipe«, sagte ich. Das klang hart, und dabei fühlte ich genau, wie elend Martin zumute war. Nur die Worte, um mein Mitgefühl für ihn auszudrücken, die fehlten mir. Ich hatte sie nicht für ihn, hatte sie nicht einmal für mich selbst. Was ich hatte, war Angst vor seiner Angst für den Fall, daß ich meine Angst ausspräche.

»Kleimi« konnte Martin auch nicht mit Whisky dienen. »Aber ich habe einen Cognac«, sagte er.
Dr. K. »Kleimi«, der Chefarzt der Gynäkologie, der mich von meinem Gebärmutterkrebs befreit hatte, war nach wie vor mein Ansprechpartner im Harburger Krankenhaus. Wann immer ich zu Nachsorgeuntersuchungen erschien, war er derjenige, der die Ergebnisse mit mir durchsprach – bisher immer sehr positive Ergebnisse; negativ im medizinischen Sinne. Denn ein negativer Befund bedeutet, daß kein neuer Krebs aufgetreten ist.
Es war »Kleimi« nie gelungen, mir seine uneingeschränkte Freude über meine »Negativ«-Ergebnisse zu vermitteln. Wie sollte er

auch. Als Mediziner glaubte er, diese Freude nicht teilen zu können. Zwar war er immer sehr froh darüber gewesen zu hören, daß es mir gut ging. »Und man sieht es ja auch«, hatte er jedesmal hinzugefügt. »Aber...«
Aber da gab es ja immer noch das Ergebnis der *Histologie*, das meinen Krebs im Februar '91 als ganz besonders bösartig eingestuft hatte. Und nachdem ich »Kleimi« damals gefragt hatte, ob er etwa glaube, ich würde zwei Jahre nicht überleben, da hatte ein trauriger Blick die Antwort ersetzt. Er berichtete mir von seinem Gespräch mit einem namhaften Onkologen aus dem Hamburger Universitätskrankenhaus, der dringend davor gewarnt hatte, gegen diesen Krebs eine Chemotherapie einzusetzen. »Lassen Sie sich niemals zur Chemotherapie überreden, denn die wird Ihnen mehr schaden als helfen«, schärfte Kleimi mir ein. Ganz sicher hatte er fest an das geglaubt, was er sagte. Wahrscheinlich wollte er keine falschen Hoffnungen wecken.

Hoffnung, behaupte ich, kann niemals falsch sein. »Eine Rose ist eine Rose ist eine Rose ist eine Rose«, dichtete zu Beginn unseres Jahrhunderts die in Paris lebende Amerikanerin Gertrude Stein, und alle Welt sah diese Rose blühen. Eine Hoffnung ist eine Hoffnung. Es gibt immer nur das eine oder das andere: Hoffnung oder keine Hoffnung. Wer Krebs und keine Hoffnung aufs Überleben hat, dessen Leben welkt dahin wie das einer Rose, die nicht begossen wird.

Als ich mit meinem Krebs im Kopf vor »Kleimi« saß, neben mir Martin, und als Dr. K. schon wußte, daß sein Kollege über das CT bereits mit mir gesprochen hatte, gelang es ihm in meiner Gegenwart nur mühsam, seine Fassung zu wahren. Sein Versuch, einen Neurochirurgen im Universitätskrankenhaus anzurufen, schlug fehl. Er schrieb mir den Namen und die Durchwahlnummer des Arztes auf einen Zettel. »Aber ich werde auch weiter versuchen, ihn zu erreichen«, versprach er. Nicht zum Chefarzt, sondern zu

dem Oberarzt der Neurochirurgischen Abteilung, zu Dr. F., sollte ich gehen. Der habe einen ausgezeichneten Ruf: »Bei dem ist Ihr Kopf in guten Händen.« Er versuchte ein aufmunterndes Lächeln zustande zu bringen.
Ich fand einen Vorwand, um das Zimmer zu verlassen. Vom Sekretariat aus rief ich bei Titus an, setzte ihn kurz ins Bild, und er sah auch ohne viele Worte, was als nächstes zu tun war. »Dann nehme ich mir jetzt ein Taxi und hole euch ab...«
Eine halbe Stunde später chauffierte er seine Mutter, die einen Tumor, und seinen Stiefvater, der zuviel Alkohol im Kopf hatte, nach Hause. Martin schluchzte. »Noch bin ich nicht tot«, sagte ich. Titus blieb stumm. Wir beide dachten: »Von Tränen wird es auch nicht besser...«

Erst viel später erfuhren wir: Auch »Kleimi« hatte Tränen in den Augen. Nachdem ich aus dem Zimmer gegangen war, hatte er zu Martin gesagt: »Sie haben eine sehr tapfere Frau. Bewundernswert.« Dabei hatte er sich die Tränen aus den Augen gewischt. Und Martin glaubte: »Wenn ihr Arzt schon weint, dann...« Zu Ende hatte er diesen Gedanken erst im Auto gedacht. Und angesichts einer Situation, die ihm als hoffnungslos erschien, wußte er nicht mehr ein noch aus.
»Wie soll es denn jetzt bloß weitergehen«, fragte er. Beharrliches Schweigen, Mutter und Sohn als eine Einheit. Und dazwischen ein Mann, der nicht wegen eines Schluckes Cognac, sondern wegen seiner Angst nicht mehr fahren konnte – Angst vor einer ungewissen Zukunft; Angst, diesen Schicksalsschlag nicht bewältigen zu können. Martin war am Rande eines Nervenzusammenbruchs.

»Heiße Hühner« beim Ultraschall, oder: Weinen ist die beste Medizin

Ein Totenkopf in den Händen des Neurochirurgen. Mittwoch, 7. Oktober 1992, 14 Uhr 30. Mein Blick war wohl etwas verstört. Dr. F. sagte: »Keine Sorge, der Knochen ist aus Kunststoff.« Neben mir saß Martin. Zwischen uns und dem Chirurgen stand ein Tisch, auf dem neben dem Schädel auch eine Nachbildung der Wirbelsäule inklusive Beckenschaufeln zu sehen war: Demonstrationsmodelle für das Fachgebiet Neurochirurgie, das zuständig ist für alle operativen Eingriffe am zentralen und peripheren Nervensystem, zuständig also für Kopf und Wirbelsäule. In diesem Fall: zuständig für meinen Krebs mit Namen MYO – für MYO in meinem Kopf.

Dr. F., Oberarzt der Neurochirurgischen Abteilung im Hamburger Universitätskrankenhaus Eppendorf, kurz UKE genannt, ist auch Privatdozent, und genauso sprach er zu uns: wie ein Hochschullehrer vor Studenten. Er dozierte über den Kopf im allgemeinen – und im speziellen über einen Kopf mit einer »Solitär-Metastase, rechts, frontal«. Zum zweitenmal hörte ich, was ich zuvor schon vom Chef der Radiologie in Harburg erfahren hatte: Mein Tumor läge günstig. Es gäbe eine gute Chance, »die Metastasen in einem Stück so sauber herauszuschälen«, daß keine Tumorreste nachblieben.

»Und wenn bei der Operation Nerven beschädigt werden? Ist es möglich, daß ich dann vielleicht nicht mehr richtig reden oder sprechen, nicht mehr richtig gehen oder gar nicht mehr laufen kann?«

Der Privatdozent dozierte: »Die Gefahr einer Schädigung des ZNS (Zentrales Nervensystem) ist bei einer solchen Operation nie mit hundertprozentiger Sicherheit auszuschließen.« Am Modell des Kopfes zeigte er uns, wo genau der Bohrer ansetzen würde, um meine Schädeldecke aufzumeißeln. Und der von seinem Können so offensichtlich überzeugte Arzt fügte hinzu: »Da der Tumor di-

rekt unter der Schädeldecke liegt, ist dies eine vergleichsweise harmlose Operation.« Wenn alles gut ginge, würde ich in maximal zehn Tagen das Krankenhaus wieder verlassen und etwa vier Wochen später in die Karibik fliegen können.
Gerade die Sachlichkeit dieses Vortrages machte uns Hoffnung. Sie ließ Martin erkennen: »Vielleicht ist doch nicht alles so schlimm, wie wir geglaubt haben.« Und ich wiederholte, was ich ihm in Harburg bereits sagte: »Ich habe trotz allem noch einmal Glück gehabt. Es hätte viel schlimmer kommen können...«

Auf dem Weg zum Auto hielten wir uns an den Händen. In seiner Hand war wieder Kraft, verkraftet war der Schock vom Tag zuvor. Rückblickend weiß ich, daß es für Martin besser gewesen wäre, er hätte auch bei dem Gespräch mit dem Radiologen dabei sein können, hätte Fragen stellen und aus berufenem Munde hören können, daß seine Frau um eine Operation zwar nicht herumkäme, aber doch die bestmöglichen Chancen hatte, den Krebs in ihrem Kopf auf diese Weise loszuwerden.
Nach dem Gespräch mit Dr. F. waren wir uns einig: »Vorausgesetzt, die Operation verläuft komplikationslos, bleiben wir bei Plan A.«

Plan A: Der Maggy-Plan. – Der Plan einer Pragmatikerin, denn meine Freundin Maggy beherrscht die Kunst, sich im entscheidenden Augenblick auf das Nächstliegende zu konzentrieren. Das war zunächst die Frage nach unseren Flügen: Für den 16. September hatten wir eine Buchung nach Miami für drei Erwachsene, einen Schäferhund und einen Pekinesen. Hunde für einen Überseeflug müssen Monate im voraus angemeldet werden. Aus diesem Grund war Maggy der Meinung, Titus und Martin sollten wie geplant mit den Hunden am 16.9. fliegen. »Und wenn Denise sich von ihrer Operation erholt hat, dann fliegt sie hinterher. Bis dahin ist sie hier zu Hause gut aufgehoben...«
Unsere Wohnung war inzwischen auch Maggys Zuhause. Ihr Apartement in der Stadtmitte hatte sie aufgegeben, um zusammen

mit ihrer fünfzehnjährigen Nichte Franziska zwei Jahre lang »das Nest für uns warmzuhalten«. Die Hiobsbotschaft vom Krebs in meinem Kopf hatte bewirkt, daß Maggy ausnahmsweise schon nach einem zehnstündigen Arbeitstag gegen neunzehn Uhr nach Hause gekommen war. Sie hatte einen spanischen Rotwein mitgebracht, einen Rioja Imperial: »Das beruhigt die Nerven.« Zu viert, auch unser Freund Dideric war noch da, stießen sie darauf an, daß es bei »Plan A« bleiben würde. Käme wider Erwarten etwas dazwischen, müßte man sich einen neuen Plan ausdenken. »Plan B sozusagen.« Mehr wollte keiner von uns zu »B« sagen. Franzi durfte am Rotwein nippen. »Und jetzt muß ich dich mal ganz fest drücken«, sagte das Noch-Kind, das sich tapfer cool gab. Dann holte sie für uns beide ein paar Eiswürfel, Limonenscheiben und Sodawasser. Wir prosteten uns zu, und sie erzählte von der Schule. Der Krebs war kein Gesprächsthema mehr.

Der Krebs in meinem Kopf: MYO, mein Verbündeter. Er half mir immerhin, von heute auf morgen aus allen Serienverpflichtungen auszusteigen.

Für Redaktionen kommt so etwas einer Katastrophe gleich. Serien werden für Monate im voraus eingeplant. Die Autoren, die daran arbeiten, haben die notwendigen Recherchen gemacht und müssen dann Woche für Woche einen Beitrag liefern. Manche schreiben nur. Andere sind auch bei der Produktion der Fotos dabei und liefern Bildunterschriften. Zu diesen anderen gehörte die Autorin Denise de Boer. Und als sie schon glaubte, nicht mehr dazuzugehören, weil ihr bis zur stationären Aufnahme in der Neurochirurgie noch vierundzwanzig Stunden blieben, gab es immer noch dringende Appelle an ihre Arbeitsmoral.

»Das schreiben Sie doch mit links«, hieß es. – »Aber nicht mit einem Tumor im Kopf«, erwiderte ich. – »Aber diesen Tumor haben Sie doch bestimmt nicht erst seit gestern im Kopf. Und vor einer Woche, da haben Sie auch noch fabelhaft geschrieben.«

Der Redakteur, der das sagte, war von seiner eigenen Argumentation so überzeugt, daß er anscheinend ohne den geringsten Skru-

pel hinzufügte: »Können Sie Ihre Operation nicht für ein oder zwei Wochen verschieben?«
Meine erste Krebsoperation hatte ich wochenlang hinausgeschoben, um einen Fotoroman zu beenden. Ich schrieb mit Schmerzen und der Angst im Nacken, möglicherweise mein Leben zu riskieren mit jedem Tag, den ich die Operation verzögerte. Gewußt hatte ich allerdings noch nicht, daß mein MYOM in der Gebärmutter zum bösartigen Tumor entartet war. Mein Krebs mit Namen MYO hatte sich mir noch nicht vorgestellt. Nun aber war die MYO-Metastase in meinem Kopf eine unumstößliche Realität.
»Nein«, sagte ich zu dem Redakteur, »ich kann meine Operation nicht verschieben. Der Tumor ist bösartig.« – »Woher wissen Sie das so genau?« – »Ich habe schon eine Krebsoperation hinter mir. Dieser Tumor ist eine Metastase.« – »Ja, aber...«
»Dieser Job bringt mich noch mal um!« Wie oft hatte ich das gedacht, es gelegentlich auch gesagt. Jetzt sagte ich gar nichts mehr, sondern legte den Hörer auf die Gabel. Dann kamen die Faxe. Ein gestreßter Redakteur bat die krebskranke Autorin nun schriftlich, ob sie nicht wenigstens für das nächste Heft ihren Serien-Verpflichtungen noch nachkommen könne. Kein Wort des Mitgefühls. Statt dessen: »The show must go on.« Eine Regenbogen-Presse-Show. Aber schließlich ging es auch ohne mich.

Dr. Bernhard Siegel, ein amerikanischer Chirurg, der vielen Menschen geholfen hat, einen scheinbar übermächtigen Krebs loszuwerden, verfaßte ein Buch über seine Arbeit: »Mit der Seele heilen.« Darin steht unter anderem: »Der Geist und der Körper sind eine Einheit; sie können nicht getrennt werden. Sehen Sie sich an, was in Ihrem Leben vor sich geht. Hören Sie damit auf, sich selbst umzubringen.« – Das ist ein sehr empfehlenswertes Buch für Menschen, die an Krebs erkrankt sind. – Ein überaus wichtiges Buch aber auch für jene, die einer Krebserkrankung vorbeugen wollen.

Im Körper eines jeden Menschen entstehen ständig krebsartige Zellen, die von einem intakten Immunsystem normalerweise abgewehrt werden. Wenn diese Krebszellen verrückt spielen, wird daraus ein bösartiger Tumor. In einem verrückten Leben gibt es keine Einheit mehr zwischen Körper und Seele. Und bevor das nicht zurechtgerückt wird, kann ein lebensbedrohlicher Krebs auch nicht erledigt werden. Operationen oder andere medizinische Maßnahmen können zwar den Körper zeitweise vom Krebs befreien. Ein Überleben auf Dauer ist hingegen nur möglich, wenn die Seele zur Stärkung des Immunsystems wieder ins Körpergeschehen integriert wird.

Meine Kopfoperation war für den 13. Oktober 1992 vorgesehen. Ein Dienstag. Am Donnerstag, dem 8. Oktober, mußte ich schon im Krankenhaus sein. Neurochirurgie, Station zwei. Gegen Mittag war ich dort. Kurz nach meiner Ankunft kam Oberschwester Heide in mein Zimmer und wollte wissen, ob ich Kopfschmerztabletten brauche. »Nein«, sagte ich, und erst in diesem Augenblick wurde ich mir der Tatsache bewußt, daß ich schon seit Tagen keine Kopfschmerztabletten mehr genommen hatte. Ich fühlte mich überhaupt nicht krank. »Wirklich keine Kopfschmerzen?« fragte die Schwester noch einmal nach. Sie hatte die CT-Aufnahmen von dem Tumor in meinem Kopf gesehen: »Ein ziemlich großes Ding.« Mit dem immer wieder geplanten, immer wieder hinausgeschobenen und nun endlich vollzogenem Ausstieg aus dem Serien-Geschäft war mir eine schwere Last von der Seele genommen, und auf einmal hatte ich keine Kopfschmerzen mehr! Das »ziemlich große Ding« saß zwar immer noch unter meiner Schädeldecke, und es mußte auch heraus. Soviel war klar.

Genauso klar erkannte ich an diesem ersten Tag auf der Neurochirurgischen Station aber auch: Im Vergleich zu der Last, die mir jahrelang mit meinem »mörderischen Job« auf der Seele gelegen hatte, war dieser Krebs im Kopf »ein ziemlich kleines Ding«.

Noch sah ich der Operation relativ furchtlos und erstaunlich gut gestimmt entgegen. Das Stimmungstief kam erst mit den beiden weißen Pillen, die mir am Abend verabreicht wurden und die ich zunächst nicht nehmen wollte. »Ich habe keine Kopfschmerzen«, sagte ich, »und an Schlaflosigkeit leide ich auch nicht.« – »Nicht mehr«, fügte ich hinzu. Dabei kostete ich in vollen Zügen dieses triumphale Gefühl aus, weder gegen Schmerzen, noch für den Schlaf ein Medikament zu brauchen: Der Triumph einer von jahrelanger Belastung befreiten Seele.
Die Schwester, die Spätdienst hatte, fragte etwas irritiert: »Sie sind doch die Patientin mit dem Tumor im Kopf?« Ja, ich war's. Also mußte ich zur Kenntnis nehmen, daß alle Patienten, die einen Tumor im Kopf haben, am Abend sowie am Morgen mit einem Neuroleptikum »ruhiggestellt werden«. Die beiden weißen Pillen seien dazu da, einen Krampfanfall zu verhüten. Es war ein Präparat namens Phenhydan. Das Buch »Bittere Pillen«, das ich im Krankenhaus immer bei mir habe, weist dieses Mittel als Medikament gegen epileptische Anfälle aus. – »Aber ich bin keine Epileptikerin!« – Das war ein letzter Versuch, mich gegen die Einnahme zu wehren. Doch die junge Schwester sagte: »Bitte, Sie müssen diese Pillen nehmen.« Das klang so hilflos. Sie tat mir leid. Als ich die Pillen endlich schluckte, atmete sie spürbar auf.

Neuroleptika gleich Psychopharmaka: ein Psychohammer, der bleischwer auf meinem Gemüt lastete. Am nächsten Morgen kam Oberschwester Heide wieder mit zwei von diesen Tabletten, die wie Anti-Baby-Pillen aussehen. Ich sprach von Depressiv-Pillen, Kurzform »Depris«. Schwester Heide lachte über diese Bezeichnung. – Ein fröhliches Lachen, das mich aufmunterte. Einstimmen konnte ich nicht. »Gestern«, klagte ich, »war ich noch so gut drauf. Und heute...« Sie lachte noch immer. »Heute haben wir hier einen Trauerkloß...« Das würde auch wieder vergehen, erklärte sie, der Körper würde sich an das Medikament schon gewöhnen. »Und wenn wir dieses Ding erst mal rausgeholt haben aus ihrem Kopf, dann brauchen Sie auch keine Depris mehr«.

Wieder lachte sie. »Jetzt sage ich auch schon Depris...« Sie schärfte mir ein: »Aber bis zur Operation müssen Sie dieses Medikament nehmen. Oder wollen Sie plötzlich umfallen, mit Schaum vor dem Mund?« So etwas könnte jederzeit passieren bei Menschen mit einem Tumor von meiner Größe im Kopf.
Ich dachte an meine letzte längere Fahrt allein im Auto, die Irrfahrt zum Flughafen. Da hatte sich der Tumor, von dem ich noch nichts wußte, noch vergleichsweise harmlos bemerkbar gemacht. Ein epileptischer Anfall auf der Autobahn? Was für eine Horrorvorstellung! Trotz depressiver Stimmungslage gelang mir nun doch ein Lächeln. »Ich hab' wirklich noch Glück im Unglück gehabt«, sagte ich. Und die gut gelaunte Schwester meinte: »So gefallen Sie mir schon viel besser...« Dann ging sie über zur Tagesordnung.
Auf dem Programm für mich standen *Kernspintomografie* für den Kopf und Ultraschall fürs Herz. Vom Fenster meines kleinen Zimmers konnte ich in etwa dreihundert Meter Entfernung ein langgestrecktes, dreistöckiges Gebäude sehen. Um es zu erreichen, mußte ich über einen großen Parkplatz gehen. »All die vielen Autos«, dachte ich, »und wenn ich mich dazwischen verlaufe?« Ein absurder Gedanke. Oberschwester Heide kennt ihre Patienten. Aus nun schon über zwanzigjähriger Erfahrung auf der neurochirurgischen Station weiß sie, daß die Medikamente zur Verhütung von Krampfanfällen aus einem selbstbewußten Erwachsenen ein hilfloses Kind machen können. Gerade zu Beginn dieser »Depri«-Therapie schlägt der Psychohammer gnadenlos zu. »Eine von unseren Schwestern wird sie da rüberbringen«, sagte sie, »und wenn die Untersuchungen beendet sind, dann lassen Sie auf der Station anrufen, und wir holen Sie wieder ab.« Das wäre wirklich nicht nötig, sagte ich. Aber meine innere Stimme meldete sich zu Wort und bekräftigte: »Doch, es ist besser so.« Gleichzeitig hörte ich auch Schwester Heide sagen: »Es ist besser so.«

Ultraschall. Vor dem Behandlungsraum harte Stühle. Zwei Stunden Wartezeit. Und schließlich eine Stimme zwischen Tür und Angel: »de Boer«.

Wenig später lag »de Boer« auf der Untersuchungsliege. Der Arzt, der sie »schallte«, schlürfte dabei Kaffee aus einem Becher und tauschte mit einem Kollegen Erfahrungen über einen Diskobesuch aus: »Heiße Hühner« seien dort zu sehen gewesen. Zwischendurch sagte er: »Jetzt mal nach links drehen.« Statt dessen drehte ich mich nach rechts. »Können Sie kein Deutsch oder was? Sind Sie Ausländerin?« Ich sagte ihm, daß ich Deutsche bin, und dachte: Und wenn ich Ausländerin wäre? Weiter dachte ich: Was ist das eigentlich für ein Ton? Diesem Mistkerl müßte man das Handwerk legen – ein Mistkerl, der Medizin wie ein Handwerk betreibt, ein technischer Handwerker am menschlichen Körper; ein Mistkerl mit groben Händen und grober Nase, mit dunklen Haaren, die er nach dem ausgedehnten Diskobesuch an diesem Morgen bestimmt nicht mehr gewaschen hatte, und mit dunklen Augen bar jeden Mitgefühls für den Menschen, der vor ihm lag. Nackte Augen. Aus der Akte war ersichtlich, daß die Patientin Denise de Boer einen Tumor im Kopf und eine schwere Operation vor sich hatte. Normalerweise hätte ich diesem Universitätskrankenhaus-Arzt sehr spontan gesagt, was ich von ihm halte. Aber die »Depris«, die ich geschluckt hatte, ließen eine spontane Reaktion nicht zu. Ich suchte nach Worten und drehte mich wortlos – »wie befohlen« – auf die linke Seite. »Na endlich«, sagte der Mistkerl.

Kernspintomografie. Diese Art der Untersuchung war neu in meiner Kranken-»Geschichte«. Gern hätte ich gewußt, was dabei auf mich zukäme. Die nötige Erklärung bekam ich allerdings erst vor meiner ersten Nachuntersuchung in einer Privatpraxis für Radiologie und Nuklearmedizin in Hamburg-Othmarschen. Dort – und nicht etwa im Universitätskrankenhaus Eppendorf (UKE) – bin ich sehr umfassend über diese Art der Untersuchung aufgeklärt worden: Das Prinzip der Kernspintomografie beruht auf einer Sichtbarmachung der Bewegung kleinster chemischer Bausteine durch Anlegen eines Magnetfeldes. Auch bei diesem Verfahren wird ein Bild der zu untersuchenden Körperregion angefertigt, das allerdings sehr viel schärfer ist als bei der Computertomografie. Durch

Kernspinaufnahmen können kleinste Tumore erkannt werden. Soviel zur Technik. Die Menschen, die mit dieser Technik umgehen, haben sich in dem Privatunternehmen auch genug Zeit genommen, die Patientin Denise de Boer genau darüber zu informieren, was auf sie zukommt: »Ein ohrenbetäubender Krach wie von Preßlufthämmern.« Zur Lärmminderung gaben sie mir sehr wirksame Ohrstöpsel, und während der Untersuchung fragten sie mich gelegentlich, wie es mir geht.

Ganz anders im UKE. Diesmal war die Wartezeit nur kurz. Eine Ärztin und eine Assistentin bedienten das Untersuchungsgerät. Nach dem Mistkerl beim Ultraschall hoffte ich diesmal auf etwas mehr Einfühlsamkeit. Das Kernspingerät sieht aus wie ein Zinksarg: eine enge Röhre, der Zwischenraum von der Nasenspitze zum »Sarg«-Deckel ist nicht höher als mein Zeigefinger. »Es wird ziemlich laut«, sagte die Assistentin. Ich bekam Ohrenschützer in Form von Kopfhörern, die sich später als kaum lärmmindernd herausstellten. Und eine Klingel wurde mir in die Hand gedrückt: »Für den Notfall.« Dann wurde es sargdunkel. Irgendwann wurde es wieder hell. »Fertig?« freute ich mich. »Nein, noch nicht.« Kontrastmittel in die Vene. Zurück in den »Sarg«. Krach im Kopf, als läge ich neben einem Preßlufthammer. Kein Zwischenbescheid. Und als es endlich wieder hell wurde, schien es mir, als hätte ich unendlich lange in diesem »Sarg« gelegen. Mein Kopf dröhnte, die Knie zitterten. Ich bat um ein Glas Wasser. »Wasser?« Die Frage schien unangemessen. »Tut mir leid«, bekam ich zur Antwort, »wir haben hier kein Wasser.« Und in der Neurochirurgie riefen sie auch nicht an, um eine Schwester zu bitten, mich abzuholen. »Da können Sie doch eben allein rübergehen...« Ich wollte protestieren und sagen: »Das glaube ich nicht.« Aber ich dachte nur, was ich sagen wollte, und wußte nicht, wie ich es sagen sollte. Somit wurde ich also von den beiden Frauen hinauskomplimentiert. Bis dahin waren mir im High-Tech-Betrieb moderner Diagnosetechnik Frauen im Gegensatz zu Männern fast immer als die einfühlsameren Menschen erschienen. Die beiden UKE-Kern-»Spinnerinnen« waren die Ausnahme von der Regel.

»Mal eben da rübergehen«, hatten sie gesagt. Für einen gesunden Menschen ist es kein Problem, den Weg von der Kernspinuntersuchung zurück zu dem Haus zu finden, in dem die Neurochirurgie untergebracht ist. Wer einmal vor diesem rot geklinkerten Haus gestanden hat, direkt gegenüber einem großen Parkplatz, der wird dieses Haus immer wieder finden. Und wenn nicht, dann werden ihm die Worte zur Verfügung stehen, danach zu fragen. Voraussetzung dafür ist jedoch ein klarer Kopf. Den hatte ich an diesem Freitagnachmittag nicht mehr. Ich irrte umher, ging mal in dieses, mal in jenes Gebäude. Das Gelände des Universitätskrankenhauses ist so groß wie ein verstädtertes Dorf. Da gibt es kleine Häuser und größere Häuser sowie Hochhäuser, einen Friseur und eine Apotheke und einen dicken, hohen Turm. Es gibt einen Haupteingang und diverse Nebeneingänge.
»Vor dem Turm links, da ist die Neurochirurgie«, sagte der Pförtner am Haupteingang, wohin ich schließlich gelangt war. Ich bat ihn, in der Neurochirurgie anzurufen, damit ich abgeholt würde. Er tat es nicht. »Das können Sie gar nicht verfehlen«, meinte er. Die große Uhr beim Pförtnerhaus zeigte 14 Uhr.
Theoretisch hätte ich meinen Weg nun finden müssen. Die Praxis sah anders aus: Ein Häufchen Elend, das sich wieder und wieder verlief und durch irgendwelche Gebäude irrte. Eine Tür war angelehnt. Ich hörte Stimmen und ging hinein. Auf einem Untersuchungstisch lag ein dicker, nackter Mann. Daneben standen zwei Männer in weißen Kitteln. »Was wollen Sie hier?« fragte der eine. »Sehen Sie nicht, daß Sie hier nichts zu suchen haben?« fauchte der andere. Der Patient blickte mich völlig verstört an. »Raus hier«, schrien die beiden, die verantwortlich waren dafür, daß die Tür nicht geschlossen war. Ich hatte keinen dicken nackten Mann auf einem Untersuchungstisch durch mein plötzliches Erscheinen um seine Würde bringen wollen. Ich hatte nur nach einem Menschen gesucht, der mir half, aus dem Alptraum des Herumirrens herauszukommen.
Auf dem Gelände des Universitätskrankenhauses begegneten mir genügend Menschen – die meisten in weißen Kitteln: junge und

ältere, meistens in Gruppen zusammengehend, schwatzend und lachend.
»Können Sie mir sagen, wie ich zur Neurochirurgie komme?« Es kostete mich Mühe, diesen Satz zusammenhängend herauszubringen.
Man zeigte vage in eine Richtung. »Dort entlang.«
Keiner dieser weißbekittelten Leute, die eines Tages Ärzte, Krankenschwestern oder Pfleger werden wollten oder es schon waren, half mir weiter. Sie hätten an meiner Sprache hören können, daß sie schleppend war. Sie hätten sehen müssen, wie verängstigt ich war. Aber sie hörten nicht hin, sahen nicht hin, und um 15 Uhr 30 stand ich wieder vor dem Pförtner des Haupteingangs. Er erkannte mich auch. Und diesmal bat er einen jungen Mann, der gerade vorbeikam, mich zum Haus der Neurochirurgie zu bringen. »Diese Frau ist völlig verwirrt«, hörte ich ihn sagen.
Ich versuchte dem jungen Mann zu erklären, daß ich unter Medikamenten stünde und deshalb so verwirrt sei. Er lächelte mich freundlich an und sagte: »Wird schon wieder werden.« Knapp drei Minuten später standen wir vor dem Haus, das ich eineinhalb Stunden lang gesucht hatte. »Soll ich Sie auf die Station bringen«, fragte er sehr fürsorglich. Auch dieser junge Mann trug einen Kittel: nicht weiß, sondern blau.

Oberschwester Heide hatte mich bereits vermißt und wollte gerade nach mir fahnden. Daß ich mich verlaufen hätte, erzählte ich ihr, und von dem jungen Mann im Monteurskittel. Und auch von all den anderen Kitteln: den weißen, die achtlos an mir vorbeigegangen waren. Ich erregte mich über den »Mistkerl« beim Ultraschall und darüber, daß ich nach der Kernspintortur nicht einmal ein Glas Wasser bekommen habe. »Und dann haben diese Ziegen mich auch noch allein losgeschickt...«
Was geschehen war, konnte die Oberschwester auch nicht mehr ändern. Doch diese Frau, mit dem »Herz am rechten Fleck« – wie der Volksmund so treffend gute Menschen beschreibt – tat genau das, was ich jetzt brauchte: sie hörte mir zu; gab mir Gelegenheit,

Wut und Empörung loszuwerden. Und plötzlich waren sie da, die so lange zurückgehaltenen Tränen – die ersten, seit ich von dem Tumor in meinem Kopf wußte.

Mir kam es vor wie ein Meer von Tränen: wohlig warm und salzig; warm genug, um darin zu baden – ein Heilbad für die Seele, die das so dringend nötig hatte.

»Weinen ist die beste Medizin«, bestätigte die Oberschwester mein Gefühl der Erleichterung. Sie lockte mich aus dem Zimmer auf den Flur. »Sehen Sie die Frau da drüben in der Raucherecke? Die mit dem Venentropf?« fragte sie. In der Raucherecke saßen mehrere Leute, Patienten und Angehörige. Sie unterhielten sich angeregt. Es wurde viel gelacht. Und am lautesten lachte die Frau, die einen Kopfverband hatte und neben sich ein Fahrgestell, an dem ein Venentropf befestigt war. Diese Frau, so erfuhr ich jetzt, hätte die Psychopharmaka zur Verhinderung von Krampfanfällen auch sehr schlecht vertragen. »Ganz tüttelig« wäre sie gewesen und depressiv. Vor zwei Tagen sei sie operiert worden. »Und nun lacht sie wieder«, freute sich Schwester Heide.

»Vor zwei Tagen erst operiert? Am Kopf?« Es fiel mir schwer, das zu glauben. »Und dann darf sie rauchen?« Sie durfte, und sie tat es offensichtlich mit großem Vergnügen. »Reden Sie doch mal mit ihr«, ermunterte Schwester Heide mich. Eine bessere Therapie zur Überwindung meines durch die Psychopharmaka bedingten Stimmungstiefs hätte sie gar nicht vorschlagen können.

Mit »Leutnant Bubi« im OP

EIN LACHEN, DAS DIE GANZE WELT umarmt: Bettys Lachen. »Eigentlich heiße ich ganz anders«, hatte sie gesagt, »aber dann lief da eines Tages dieser Film mit der Bette Midler, und alle meinten, ich würde genau so lachen wie die, und überhaupt würde ich ihr ziemlich ähnlich sehen – seitdem bin ich für die Jungs nur noch die Betty ...«

Betty – meine beste Therapie gegen die Angst vor einer Kopfoperation. Seit Oberschwester Heide mir geraten hatte, mich mit ihr zu unterhalten, hockten wir jeden Abend zusammen in der Raucherecke. »Nennen Sie mich einfach Betty«, sagte sie am zweiten Abend zu mir. Sie war ein paar Jahre jünger als ich. Der Name Denise ging ihr nicht gut von der Zunge. »Wie wär's mit Denny?« Am 12. Oktober fand sie, »daß wir zu uns auch Du sagen können«. Das war ein Montag. Und am Dienstagmorgen sollte ich operiert werden.

Titus und Martin waren an diesem Montag bis 20 Uhr bei mir gewesen. Um 20 Uhr 30 hatten wir das letzte Telefongespräch. »Wenn du morgen aus der Narkose aufwachst, sind wir da«, versprachen sie mir.

Die Nachtschwester riet mir, ein Schlafmittel zu nehmen. Das täten in der Nacht vor der Operation fast alle Patienten. Betty hatte ihre Angst vor der Operation ebenfalls mit einem Schlafmittel betäubt. In der Raucherecke wäre sie allein gewesen, erzählte sie mir. Um sich durch Unterhaltung zu zerstreuen, mußte sie ans andere Ende des Flures gehen, in die Nichtraucher-Ecke. Aber dort saß eine Frau mit Kopfverband im Rollstuhl: Rollstuhl infolge der Operation.

»Dieser Rollstuhl und die Gefahr, daß ich auch darin landen würde, machten mir tierische Angst. Ehrlich, ich hatte Angst ohne Ende, auch vor der K.o.-Spritze zur Betäubung«, gestand mir Betty an diesem Montagabend.

Ich hatte mehr Glück: Mir saß in Betty eine Frau gegenüber, die alles bestens überstanden hatte. Am Dienstag, dem 6. Oktober war Betty operiert worden; genau eine Woche vor meinem Termin. Im strohblond gefärbten Lockenkopf links oberhalb der Stirn sah man einen kreisrunden »Kahlschlag«, wie sie es nannte. Über der frischen Narbe von der Kopfoperation lag nur noch eine Mullbinde, festgeklebt mit Hansaplast, das an der Stirn haftete. »Und wenn mich die Jungs am Mittwoch abholen«, meinte Betty, »dann werde ich nur noch ein Pflaster haben und die Haare so darüber legen, daß kaum etwas zu sehen ist. Was für ein Glück, daß ich Locken habe.« Spätestens am Wochenende wollte sie dann wieder arbeiten.

Bettys Tumor war kein Krebs und die Operation an ihrem Kopf deshalb nicht minder schwer als die, die mir jetzt bevorstand. Und trotzdem wollte sie schon eineinhalb Wochen später wieder arbeiten! War sie ein Workoholic – wie ich es jahrelang gewesen war?
Bettys Story ist die Geschichte einer Vielraucherin, die auch gerne und regelmäßig Alkohol trinkt, die wegen ihrer Arbeit wenig Schlaf bekommt und für die Fitneßtraining das ist, was es ist: ein Fremdwort. Es ist die Geschichte einer im Gegensatz zu unserer Fitneßgesellschaft ungesund lebenden Frau, deren Lebensgeschichte ich deshalb für so erwähnenswert halte, weil ich überzeugt davon bin: Unbeschadet von jeglichem Krebs wird Betty auch als Achtzigjährige noch gesund und munter ihre Zigaretten rauchen, ihren Wodka trinken und an der Theke Spaß haben mit »ihren Jungs«, falls die dann noch mithalten können.
Bettys Arbeitsplatz: eine Eckkneipe im Hamburger Stadtteil Eimsbüttel. Ihre Stammgäste sind junge Männer zwischen fünfundzwanzig und fünfunddreißig, die gerne Poolbillard spielen. Oft kommen »die Jungs« erst nach Mitternacht. »Wenn Fußball ist, sind sie natürlich eher da.« Und gelegentlich sieht sich Betty zusammen mit ihren Gästen auch mal einen Fernsehfilm an. Dann sitzt sie zwischen ihnen am Tresen, so wie damals, als sie selbst noch Stammgast in dieser Kneipe war. Da war sie Anfang dreißig, gerade geschieden – und statt abends allein in ihrer Wohnung zu hocken, »wo mir die Decke auf den Kopf fiel«, ist sie immer öfter in die Kneipe gegangen: »Das war sozusagen mein zweites Zuhause...«
Ihren Lebensunterhalt verdiente sie jahrelang als Behördenangestellte. »Ich haßte diesen Job, den meine Eltern mir aufgedrängt haben.« So ein Arbeitsplatz sei »eine sichere Sache«, hatte ihr Vater gesagt – ein Facharbeiter, der »nur das Beste« für seine Tochter wollte. Mit ihren Kollegen hatte Betty wenig Kontakt. »Die waren

so tierisch spießig; alles ging immer nur um Beförderung und Geld und so was, und keiner hat dem anderen auch nur den Dreck unterm Fingernagel gegönnt.« Niemand wußte, daß Betty nach Feierabend in ihrer Stammkneipe gelegentlich aushalf. Die Wirtsleute, ein älteres Ehepaar, hatten sie darum gebeten: »Eines Tages hatten sie beide Grippe, und weil sie es sich nicht leisten konnten, den Laden dichtzumachen, habe ich sie ins Bett geschickt und gesagt: ›Ich mach das schon.‹ Und danach haben sie mich immer öfter gefragt, ob ich nicht mal aushelfen kann. Mir hat das Spaß gemacht.« In der Behörde hingegen hat sie immer nur »die Zeit abgesessen«. Lustlos und »total gefrustet«. Aber sie hielt sich für zu alt, »um noch mal etwas Neues anzufangen«.
Ihren fünfunddreißigsten Geburtstag wollte Betty in ihrer Stammkneipe feiern: »Das war lange geplant.« Doch eine schwere Virusgrippe kam dazwischen. Tagelang Fieber über vierzig Grad. Der Virus hatte auch das Herz angegriffen: Drei Wochen lang mußte sie im Bett liegen. Gelegentlich wurde sie von Kollegen angerufen. »Aber die dröhnten mich nur voll wegen der Mehrarbeit, die sie nun durch meine Grippe hätten, und wollten wissen, wann ich endlich wiederkomme. Darum, wie ich etwas zu essen bekomme, hat sich keiner gekümmert.« Das besorgten dafür »die Jungs« aus ihrer Stammkneipe. Zu ihrem Geburtstag standen sie mit einem Kuchen vor der Tür, sangen »Happy birthday«, und Betty weinte vor Freude. Vier Wochen danach mußte sie eine schwerwiegende Entscheidung fällen: Das Wirtsehepaar ihrer Stammkneipe wollte in Rente gehen. Zu sehr günstigen Bedingungen boten sie der fünfunddreißigjährigen Behördenangestellten das Lokal zur Pacht an. Zuerst lehnte Betty ab. Aber dann sagte sie sich: »So eine Chance kommt nie wieder. Wenn du jetzt nicht zugreifst, dann wirst du in der Behörde versauern, bis du sechzig bist. Und dann hast du an deinem Leben vorbeigelebt...« Sie hörte auf ihre innere Stimme und kündigte bei der Behörde: »Nun bin ich schon seit elf Jahren Wirtin und der glücklichste Mensch der Welt.«
In elf Jahren ist sie keinen Tag krank gewesen. Die immer wiederkehrenden Kopfschmerzen ein viertel Jahr vor ihrer Operation hat

sie zunächst nicht ernstgenommen – »Kopfschmerzen hat doch jeder mal«. Bis sie eines Tages hinter ihrem Bierhahn zusammensackte. »Da war ich total weg. Und als das zum zweiten Mal passierte, haben die Jungs gesagt: ›Jetzt mußt du das mal untersuchen lassen.‹ Erst wollte ich niemandem sagen, daß es ein Tumor ist. Aber die ließen nicht locker, und dann hab' ich es gesagt. Alle haben wohl gedacht, daß es Krebs ist. Ich nicht.«
Betty betonte erneut: »Daß es kein Krebs ist, das habe ich immer gewußt.« Dabei rauchte sie wohl nicht nur in dieser Nacht vor meiner zweiten Krebsoperation eine filterlose Zigarette nach der anderen. Und sie bedauerte, »nicht wenigstens einen kleinen Wodka« zu haben.

Im Gegensatz zu Betty führte ich ein körperlich relativ gesundes Leben. Wegen einer Weinallergie habe ich schon viele Jahre vor meiner ersten Krebserkrankung nur wenig Alkohol getrunken, Rum mit Soda und Limone nur zur Entspannung am Abend – wenig Rum, viel Soda und gelegentlich etwas Champagner. Geraucht habe ich nie, nach Mitternacht bin ich selten ins Bett gegangen. Betty hingegen rauchte eine Zigarette nach der anderen, trank regelmäßig Alkohol, hatte seit elf Jahren keinen Urlaub gemacht und kam selten vor vier Uhr morgens ins Bett. Ihre Stammgäste wissen, bei Betty gibt's auch um drei Uhr morgens noch etwas Warmes zu essen – Bratkartoffeln mit knusprigem Speck und Spiegeleiern, eine Ochsenschwanzsuppe »mit Schuß« (aus Sherry). Mit knurrendem Magen ist noch keiner aus Bettys »Laden« in sein Bett gefallen. Wenn sie müde ist, hilft ihr etwas Sekt, wieder munter zu werden.
Der Gedanke lag nahe: Warum hatte der Krebs eine wie mich erwischt – und eine, die so ungesund wie Betty lebt, verschont?
In der »Psychotherapie gegen den Krebs« von Lawrence Le Shan fand ich später des Rätsels Lösung: Darin heißt es:

»Jeder Mensch hat seine besondere, ihm eigene Melodie; er sollte in seinen Aktionen und Reaktionen, in seiner Art des

Umgangs mit den Mitmenschen und in seiner Kreativität seinem ganz besonderen Rhythmus folgen. Wenn er ›seine Melodie singt‹, dann empfindet er Lebensfreude, er genießt sein Leben, er findet seinen Sinn darin...«

Betty mußte nicht erst einen Krebs bekommen, um sich auf »ihre Melodie« zu besinnen. Sie sang sie seit langem. Sie hatte intensiv genug in sich hineingehört, um den Rhythmus des Lebens zu finden, der ihrer Seele guttun würde.
Bettys überschäumende Lebensfreude – daran dachte ich, und meine Gedanken tanzten auf den Schaumkronen des türkisfarbenen Meeres, das »unsere« Insel umgibt. Positive Bilder machten es mir möglich, um zwei Uhr morgens ohne Angst vor der Operation und ohne Schlafmittel einzuschlafen. Sechs Stunden später wurde ich gefragt: »Soll ich Ihnen den ganzen Kopf kahlscheren oder nur im OP-Gebiet?«

Dienstag, 13. Oktober 1992. Das Bett aus meinem Zimmer steht im Vorraum zum Operationssaal. Ein philippinischer Krankenpfleger hat die Aufgabe, meinen Kopf für die Operation vorzubereiten. Das »OP-Gebiet« auf meinem Schädel, informiert er mich, werde etwa handtellergroß sein. Locken zum Darüberlegen gab es bei meinem Kurzhaarschnitt nicht. »Also besser: alle Haare ab«, entscheide ich. »Das ist auch für den Chirurgen besser«, meint der freundliche junge Mann. Und dazwischen poltert der Anästhesist. »Ist der Kopf noch immer nicht fertig?« – Eine rauhe Stimme, für die sich der einfühlsame Philippino bei mir entschuldigt. »Er meint es nicht böse, er hat immer Streß.«
Der vom Zeitdruck gestreßte Chefarzt der Anästhesie nahm sich im OP, kurz vor der »K. o.-Spritze«, dann doch noch die Zeit, mich zu fragen: »Sind Sie die Tochter vom General de Boer?« Das sei ein netter Kerl gewesen, weiß er über meinen Vater, der im März 1986 gestorben ist. Im September wäre er neunundachtzig Jahre alt geworden, und er hatte sich vorgenommen, noch vor seinem neunzigsten Geburtstag von Katmandu aus den Himalaya zu sehen.

Ein Herzinfarkt beendete das Leben meines Vaters – ein »erfülltes Leben«, wie es in vielen Grabreden hieß; eine Floskel, die nichts erahnen ließ vom prallvoll gelebten Leben eines Mannes, der intensiv genießen konnte. »Ein intensives Leben wäre treffender gewesen«, dachte ich. Nur sehr selten hat mein Vater von seiner Todesnähe in den zwei Weltkriegen gesprochen. Aber im OP sah ich das plötzlich wie im Zeitraffer vor mir. Ich sah ihn als siebzehnjährigen Kriegsfreiwilligen: Sprünge über Schützengräben, in denen Tote lagen; er gehörte zur Nachrichtentruppe im Frankreich-Feldzug. Nach Kriegsende war er Leutnant: der kleine »Leutnant Bubi«, wie sie ihn nannten. Nicht nur die Uniform machte es ihm möglich, weit über sein Körpermaß von nur 1,69 Metern hinauszuwachsen. In Sekundenschnelle zogen Bilder von Tod und Zerstörung an mir vorüber, wie Ausschnitte aus Dokumentarfilmen. Dazwischen sah ich immer wieder das Gesicht meines Vaters, eine im Innern meines noch unangetasteten Kopfes gestaltete Fotomontage. »Wie oft er wohl den Tod ganz hautnah gespürt hat«, dachte ich und überlegte: »Ob Todesnähe dem Leben eine weitere Dimension gibt?«

Neubeginn auf der Intensivstation. Drei Männer in grünen Kitteln: Martin, Titus und hinter ihnen der Neurochirurg Dr. F., der beide überragt. Ein breites Lächeln auf drei Gesichtern. Sichtbar stolz präsentiert der tüchtige Arzt sein Werk: eine vollauf gelungene Kopfoperation; die Patientin Denise de Boer, von der Narkose zwar noch etwas lahmgelegt, aber ansonsten in bester Stimmung.
Wie erhofft, ließ sich die Metastase »sauber in einem Stück herausschälen«. Noch auf der Intensivstation wagte Dr. F. die Voraussage: »In vier Wochen können Sie in die Karibik fliegen.«
Ich konnte ohne Probleme sprechen, meine Hände und Füße bewegen und meine Beine anziehen. »Die 13 werde ich von nun an als Glückszahl betrachten«, sagte Titus am späten Nachmittag dieses 13. Oktober 1992. Martin berührte ganz zart meine Finger. »Spürst du das?« Ich fühlte, wie mein Herz etwas schneller klopfte. Und ich sagte ganz leise: »I love Mr. Lovey Love.« Titus fragte:

»Soll ich euch beide noch kurz allein lassen?« Das war nicht mehr nötig. »Also dann, bis morgen...« Ich wußte, jetzt würden sie etwas essen gehen und feiern, »daß alles so gut gelaufen ist!«
Danach verbrachte ich eine schlaflose Nacht auf der Intensivstation; mein Körper an Geräte angeschlossen, jede Stunde eine Kontrolle – und immer wieder die besorgte Frage des jungen Krankenpflegers: »Können Sie nicht schlafen?«
Erst wollte ich nicht. Später wäre es mir nicht mehr möglich gewesen. Zuerst wollte ich die Freude, am Leben zu sein, ganz intensiv auskosten, Atemzug für Atemzug dabei sein. Später wurde eine Frau nach einem Verkehrsunfall eingeliefert. Sie war nicht ansprechbar, aber sie schrie. Immer wieder drangen gellende Schreie durch diese Nacht. Dazwischen hörte ich abwechselnd die Stimme des Krankenpflegers, der Schwester, der Ärztin: gleichbleibend freundliche, dabei sehr eindringliche Stimmen. Sie nannten die Verunglückte beim Namen. Vergebens. »Glauben Sie, daß die Frau überlebt?« wollte ich von dem Pfleger wissen. Er war höchstens fünfundzwanzig. Sehr jung waren auch die Schwester und die Ärztin, die in dieser Nacht Dienst hatten. Der Pfleger gab sich zuversichtlich: »Diese Frau hat bestimmt nur einen schweren Schock«, erläuterte er. Das wichtigste in dieser Situation wäre es, den Menschen immer wieder mit Namen anzusprechen, um zu verhindern, daß einer »völlig abtaucht«. Früher oder später würde diese Frau wieder zu sich kommen und dann von nichts mehr etwas wissen. »Sie wird sich nicht einmal daran erinnern, daß sie einen Unfall hatte.« Und sie wird es wohl auch nicht zu schätzen wissen, weil sie sich nicht daran erinnern kann, wie geduldig drei junge Menschen in dieser Nacht auf der Intensivstation über ihr Leben gewacht haben und dadurch ihr »Abtauchen« in das Reich des Todes verhindert haben.

Mittwoch, 14. Oktober 1992. »Wieder in meinem Zimmer!« steht in meinem Terminkalender. Für den 16. Oktober um 10 Uhr 20 hatte ich viele Wochen vor meiner Operation eingetragen: »Ab nach Provo!«

Aus meinem bandagierten Kopf ragte am Mittwochmorgen oben noch ein Schlauch heraus, durch den wäßrige Flüssigkeit mit Blut vermischt in einen Beutel sickerte, der neben meinem Bett hing. Der Teil meines Gehirns, in dem sich die MYO-Metastase eingenistet hatte, wurde auf diese Weise steril trockengelegt.
»Tut das nicht weh?« fragten mich Martin und Titus am frühen Morgen. »Nichts tut mir weh.« Die Antwort entsprach der Wahrheit. Also beschlossen wir, bei Plan A zu bleiben.
»Macht es dir nichts aus, wenn ich ebenfalls schon übermorgen fliege?« fragte Martin am Mittwochnachmittag. Er war noch einmal allein gekommen. »Nein«, sagte ich, »es macht mir nichts aus.« Diese Antwort entsprach nur der halben Wahrheit. Viel glücklicher wäre ich gewesen, wenn wir unsere Übersiedlung in die Karibik ein weiteres Jahr verschoben hätten. Weil das nicht möglich war, hielt ich es für besser, daß beide flogen. Den Flug mit zwei Hunden wollte ich Titus allein nicht zumuten.

Abschied am Donnerstagabend. Wir machten es kurz. Meine Tränen gönnte ich mir, nachdem der Wagen vom Parkplatz gefahren und nicht mehr zu sehen war. Martin schenkte mir ein Taschenbuch: von Carl und Stephanie Simonton: »Getting well again« (Wieder gesund werden). Er hatte es schon vor vielen Monaten gekauft, als er seine Eltern in England besuchte. »Jetzt hast du endlich mal Zeit zum Lesen«, sagte er und fügte hinzu: »Ich glaube, es ist ein gutes Buch.« In der Tat: Nach meiner Erfahrung ist es eines der besten Bücher, die sich Menschen im Kampf gegen den Krebs zunutze machen können. In der deutschen Ausgabe hat es den Untertitel: »Eine Anleitung zur Aktivierung der Selbstheilungskräfte für Krebspatienten und ihre Angehörigen.«
Mit diesem Buch half mir Martin ganz entscheidend dabei, daß ich mir meiner Seele als wichtigstem Verbündeten im Überlebenskampf gegen MYOs bösartige Töchter bewußt wurde, über die ich zu diesem Zeitpunkt noch nicht wissen konnte, ob sie sich nun endgültig ausgetobt hatten...

Das Lächeln im Spiegel

EINE PERÜCKE IM HANDGEPÄCK UND AUF DEM Kopf eine Wollmütze. Es war Winter, und es war kalt – jedenfalls in Hamburg, wo ich herkam, und wo sich niemand etwas dabei denkt, wenn eine Frau in einer Bahn, einem Bus oder auch in einem Flugzeug ihre Wollmütze auf dem Kopf behält. In Miami, meiner Zwischenstation auf dem Weg nach Provo, war es warm. Der Flugkapitän hatte bereits die Temperatur angesagt: 26 Grad.

»Würden Sie sich bitte anschnallen?« Eine freundliche Aufforderung, die Stewardeß lächelte. Oder war es eine Belustigung über die Frau, die seit neun Stunden mit der Wollmütze auf dem Kopf im Flugzeug gesessen hatte? Ich fühlte mich verunsichert.

Kurz vor der Landung wollte ich den rosenholzfarbenen Anzug aus warmer, weicher Cashmerewolle gegen eine Leinenhose und ein Hemd tauschen – und die farblich zum Wollanzug passende Angoramütze gegen eine Perücke. Zwar sagte meine »innere Stimme« mir vor: »Mit diesem Mob auf dem Kopf wirst du niemals unter die Leute gehen!« Doch die Stimme der Vernunft hielt dagegen: »Wenn du in Miami ankommst, wird dir gar nichts anderes übrigbleiben.«

Die Haare so einer Perücke sind in ein feines Netz geknüpft. Der »Mob« ist leicht und luftdurchlässig. Ein geschäftstüchtiger Friseur war mit diversen Perücken im Vertreterkoffer in der Neurochirurgie erschienen, und eine Schwester empfahl mir, da »gleich mal einen Blick drauf zu werfen«; ich habe ein Recht auf das Kunsthaar, die Krankenkasse würde meine Zweitfrisur für den kahlen Kopf bezahlen.

In den sechziger Jahren hatte, wer modisch »in« sein wollte, mindestens eine Zweitfrisur in einer anderen Farbe. Meine war leuchtend rot. Eine Modewelle, die so schnell vorüber ging, wie sie gekommen war, und ein teurer Spaß damals: Sechshundert Mark hat meine rote Perücke gekostet. Das kurzgelockte Kunsthaar auf

Krankenschein gab es schon für zweihundert Mark. »Da kann ich nichts falsch machen«, dachte ich mir, und Schwester Heide machte mir gleich ein Kompliment: »Wirklich eine nette Frisur.«
Die Perücke statt der Angoramütze, unter der sich die Hitze am Kopf staute, wäre sicherlich eine Erleichterung gewesen. Aber als ich im Flugzeug daran dachte, war es ohnehin zu spät. Wir befanden uns bereits im Anflug auf Miami. Dort würde Martin auf mich warten, um mit mir in einem Taxi in »unser kleines Hotel« nach Coral Gable zu fahren und dann am nächsten Tag mit mir weiterzufliegen nach Providenciales.
Knapp fünf Wochen nach meiner Kopfoperation am 19. November 1992 hätten wir am liebsten vor Freude mitten im Flughafen getanzt. Unser Glück kam zum Ausdruck in einer Art Engtanz, bei dem jeder des anderen Herzklopfen spürte, so froh waren wir, wieder beieinander zu sein. »Geht es dir gut?« – Ja, es ging mir gut. – »Weißt du noch, vor fünf Wochen – die Angst, die wir damals hatten?« fragte Martin. Und ich sagte: »Hätten wir gewußt, daß ich schon eine Woche nach der Operation aus dem Krankenhaus entlassen werde, wären wir weniger ängstlich gewesen.« Und dann im Taxi die unvermeidliche Frage: »Ist es nicht heiß mit der Mütze?« Das Taxi hatte keine Air-Condition, worüber ich normalerweise froh gewesen wäre, denn das künstliche Herstellen von Kühlraumtemperaturen in amerikanischen Büros, Hotels, Restaurants und Taxi hat mir manch eine Erkältung bis hin zur Lungenentzündung eingebracht. An diesem Donnerstag im November hingegen wäre ein »Kühlraum«-Taxi gerade das richtige für mich gewesen. »Ich schwitze wie in einer Sauna«, sagte ich. – »Ich denke, du warst nie in einer Sauna.« – »Nein, war ich auch nicht. Aber ich stelle mir vor, daß man in einer Sauna so abartig schwitzt, und darum gehe ich da nicht hin.«

Die Fahrt vom Flughafen zum Hotel Place Saint Michel in Coral Gable dauert etwa zehn Minuten – vorausgesetzt, die Highways, die dort hinführen, sind nicht vom Früh- oder Feierabendverkehr verstopft. Gegen 16.00 Uhr waren wir in »unserem kleinen Hotel«, das weinlaubumrankt ist und so aussieht, als hätte ein Riese zwischen den Kontinenten gestanden und aus Spaß ein Häuschen von St. Germain in Paris zwischen die Glitzerfassaden zweier Bankhochhäuser nach Coral Gable in Miami versetzt. Nur fünf Minuten zu Fuß vom Hotel Place Saint Michel entfernt ist die Buchhandlung »Books & Books« – auch so ein verträumtes kleines Haus inmitten der in Chrom und Glas gestylten Geschäftshochhäuser von Coral Gable. »Books & Books« hat bis acht Uhr abends geöffnet. Als mich Martin gegen sechs Uhr fragte, ob wir hingehen wollten, stand ich immer noch mit kahlem Kopf vor dem Spiegel im Badezimmer, und die Tür war verschlossen. »Gleich«, rief ich. Wieder der Griff zur Perücke. Und erneut war da in meinem Ohr die Stimme der Oberschwester Heide: »Wirklich eine nette Frisur.« Und runter mit der Perücke: Eine »nette Frisur« paßt nicht zu mir. Viel besser gefiel ich mir mit dem kahlen Kopf, der von den nachgewachsenen Haaren schon so verschattet war wie das Kinn eines Mannes mit Drei-Tage-Bart: eine schöne Kopfform mit ausgeprägtem Hinterkopf, fand ich. Die kreisrunde Narbe vorne rechts, etwa fünf Zentimeter im Durchmesser, war sehr gut verheilt und schimmerte nur noch in zartem Rosé. Warum eigentlich sollte nicht wenigstens Martin mich so sehen? »Wenn ich mir so gefalle, werde ich ihm auch gefallen«, sagte ich zu meinem Spiegelbild, das mir wie zur Bestätigung entgegenlächelte.

Nur wer sich selber liebt, kann daran glauben, auch von anderen geliebt zu werden: das ist das A und O einer jeden Psychotherapie. Je eher ein Therapie-Patient diesen Satz verinnerlicht, desto schneller wird er auch ohne Therapie-Krücke glücklich durchs Leben gehen können. Das gleiche gilt unter anderem auch für Menschen, die das Überleben ihres Krebses nur sichern konnten durch den Verlust eines Körperteils oder das vorübergehende Ausfallen der Haare. Wenn es ihnen gelingt, sich im Spiegel ein Lächeln zu schenken; zu erkennen, daß weder Haare, Hoden oder Brüste ihre Persönlichkeit ausmachen, dann wird ihr Gegen-

über – wer immer das auch sein mag – sich nicht verstellen müssen, um ihnen ihre positive Vorstellung von sich selbst zu bestätigen.

Martin sagte, als ich ihm endlich ohne Mütze und Perücke gegenüberstand: »Du hast wirklich eine schöne Kopfform.« Und ich bedauerte: »Schade, daß ich keine Negerin bin.« Ein dunkler Haarschatten über schwarzer Kopfhaut sähe doch ganz anders aus, als wenn die helle Haut durchschimmere: »Als Negerin hätte ich nicht die geringste Hemmung, ohne Kopfbedeckung unter die Leute zu gehen.«

Martin belehrte mich: »Man sagt nicht Neger.«

Neger kommt vom lateinischen »niger«. »Niger« gleich schwarz. – Neger, belehrte ich nun den Absolventen des großen Latinums, meinen »Herrn Oberlehrer«, seien Angehörige der Rasse der Negriden, der Schwarzen. »Neger ist ein ganz normales Wort...

»Kein Neger ist wirklich schwarz.«

»Jetzt sagst du auch Neger«, freute ich mich.

In Wahrheit freute ich mich vor allem darüber, daß Martin sich an dem Wort »Neger« gestört hatte – und nicht etwa an meinem Kopf.

Er wunderte sich über die dunklen Haarstoppeln. »Ob das Haar so dunkel bleibt?« Vor sechs Jahren heiratete er eine Frau mit blondem Haar – chemisch aufgeblondet, wie er wußte. Fotos aus meiner Kindheit bis zur Konfirmation lassen immerhin erkennen, daß ich früher einmal wirklich ein blondes Mädchen war. Nach Farbexperimenten von Lackschwarz über Mahagonirot bis Weißblond hatte ich mich Ende der sechziger Jahre schließlich festgelegt auf »Naturblond« – ein Ton, den die Natur höchst selten so hell und zugleich in so warmer Farbgebung hinbekommt. Im Laufe von über zwanzig Jahren investierte ich ein kleines Vermögen in diese Farbe, die alle drei Wochen aufgetragen werden mußte, um keinen dunklen Ansatz am Scheitel sichtbar werden zu lassen. Dieses Geld würde ich von nun an sparen können: »Färben werde ich meine Haare ganz bestimmt nicht mehr«, sagte ich. – »Warum solltest du?« Den Kontrast von »so intensiv-blauen Augen zu dunklem Haar« konnte sich Martin sehr gut vorstellen.

Mit dem Verzicht aufs Haarefärben wird die Krebsgefahr vermindert. Wissenschaftlich erwiesen ist nämlich inzwischen, »daß zumindest einige Haarfärbemittel karzinogen sind«, schreiben die amerikanischen Biologen David M. Prescott und Abraham S. Fletcher in »Cancer – The Misguided Cell«, einem auch für medizinische Laien sehr verständlich geschriebenen Buch, das in Deutschland unter dem Titel: »Krebs – Fehlsteuerung von Zellen. Ursachen und Konsequenzen« herausgekommen ist.

Es bekommt zwar kein Mensch Krebs, weil er sich die Haare färben läßt. Es wird aber auch kein Mensch nur deshalb krebskrank, weil er raucht. Wie schon erwähnt, gehört immer mehr als ein »Baustein« dazu, um aus einer entarteten Zelle einen bösartigen Tumor entstehen zu lassen. Und auf jeden Fall gilt: Die »Schiene«, über die sich die lebensbedrohenden Krebse ihren Weg in den Körper bahnen, hat immer auch eine seelische Komponente. Eine Frau beispielsweise, die sich ihre Haare rot färbt, weil sie krank vor Angst ist, der Mann ihres Herzens würde sonst das Herz einer anderen Dame in Rot erobern wollen, ist mit Sicherheit gefährdeter, vom Karzinogen des Färbemittels bösartig angegriffen zu werden, als eine Punkerin, die gesunden Spaß an der Provokation mit froschgrünem Haar hat. Das gleiche gilt für Raucher: Nikotin als Mittel zum Zweck, Streß abzubauen und Ängste zu verdrängen, ist sicherlich schädlicher als reines Genußrauchen.

Wer seiner Seele zuviel Verdrängung von Angst, Streß und Frustration sowie seinem Körper darüber hinaus noch ein oder mehrere vermeidbare Karzinoge zumutet, ist anfällig für Krebse jeder Art.

Das Buch über den Krebs von Prescott und Flexer habe ich dann übrigens bei »Books & Books« gefunden. Nicht mit dem »Mob« auf dem Kopf, sondern mit einem marokkanischen Turban zur weiten marokkanischen Pluderhose war ich durch die heiße Nachmittagssonne zum Bücherparadies in der Aragon Avenue geschlendert. Während einer Fotoromanproduktion in Marrakesch hatte ich gelernt, aus einem langen schmalen Schal eine dekorative Kopfbedeckung zu binden. Und plötzlich waren sie mir wieder eingefallen, »diese Sachen aus Marokko«, die ich für das Leben in der Karibik eingekauft und ganz unten in meinem Kleiderkoffer verstaut hatte.

Der Marokko-Look ist nicht jedermanns Sache. Vor allem Männer tun sich schwer, im Schnitt der weiten Hosen, deren Schritt bis zu den Kniekehlen hängt, die lässige Eleganz zu erkennen, die ich darin sehe. In Marokko werden diese Hosen von Männern getragen.

»Wenn du ein Mann wärest«, mokierte sich folglich auch Martin, »würden mir zu diesem hängenden Schritt ziemlich groteske Dinge einfallen.« Das zum Turban gebundene Tuch ist in Marokko ebenfalls eine männliche Kopfbedeckung. »Wie gefällt dir das an mir?« fragte ich. »Sieht sehr gut aus«, sagte er.

»Absolut super«, lobte auch Titus am nächsten Tag seine Mutter, als diese mit dem Turban auf dem Kopf in Providenciales aus dem Flugzeug stieg. Erst nach diesem Kompliment fragte er: »Und sonst – alles okay im Kopf?«

»Besser ging es mir lange nicht«, antwortete ich. Das war die Wahrheit. MYO in meinem Kopf hatte mir ermöglicht, was ich seit Jahren gewollt und nie erreicht hatte: die Freiheit, mein Leben noch einmal neu zu gestalten. Mit Hilfe meiner Krebs-»Bibel«, dem Simonton-Buch »Wieder gesund werden«, würde ich endlich lernen, die Verantwortung für meine Heilung vom Krebs voll zu übernehmen. Die von den Simontons entwickelte Visualisierungstechnik zur Überwindung von Krebs, eine ganz neue Strategie im Kampf ums Überleben, würde mir dabei helfen. Und der Delphin Jojo...

»EINIGE FORSCHER HABEN DIE HYPOTHESE ZUR Diskussion gestellt, daß Krebskranke von den Kraftquellen ihres Unbewußten abgeschnitten sind«, schreiben die Simontons in dem Kapitel: »Entdecken Sie Ihren ›inneren Ratgeber‹.«

»Innerer Ratgeber« gleich »innere Stimme?« Kaum war die Frage angedacht, da kam auch schon die Antwort: »Logisch, was denn sonst?« Was ich da gerade gelesen hatte, traf »den Nagel auf den Kopf«, sagte mir meine »innere Stimme«. Immer, so hielt sie mir vor, hätte ich versucht, sie zu ignorieren – zuletzt im August 1991, als ich unbedingt nach Haiti wollte und sie dagegen war: »Da hast du mich so brutal abgewürgt, daß ich bis Oktober '92 nicht wieder hochkam. Erst MYO in deinem Kopf hat mich wieder zugelassen.«

Das stimmte. »Aber«, so hielt ich dagegen, »das war einmal. Der Krebs ist raus aus meinem Kopf, und heute ist heute. Der Blick zurück bringt uns nicht voran.«

Ich las weiter. »Unsere Patienten lernen unter unserer Anleitung, ihren ›inneren Ratgeber‹ zu entdecken und sich nach ihm zu richten. Er hilft ihnen, die inneren Kraftquellen, über die jeder von uns verfügt, für die Heilung und Stärkung nutzbar zu machen.«

Erneute Unterbrechung durch meine »innere Stimme«: »Deine innere Kraftquelle spricht durch mich. Und hättest du dich öfter nach dem gerichtet, was ich dir sagte, wäre MYO vielleicht nie in deinen Kopf gekommen...«

Mag sein, daß an diesem Gedanken etwas dran ist. Vertiefen wollte ich ihn nicht. Die Metastase in meinem Kopf war eine Tatsache. Ob sie durch eine seelisch gesündere Lebensführung zu verhindern gewesen wäre, war reine Spekulation. So fuhr ich in meiner Lektüre fort und las: »Die Fähigkeit, den ›inneren Ratgeber‹ bildlich vor sich zu sehen, eröffnet uns den Zugang zu unserem Unbewußten.«

Erneute Zwischenfrage: »Wie siehst du mich?« – Eine gute Frage. Bisher war meine »innere Stimme« mir immer eher vage als »et-

was Kleines« erschienen – ein Stimmchen; nichts, das ich mir je bildlich vorgestellt hatte. Das mußte sich ändern. Von nun an wollte ich sie vor mir sehen.
Sie fragte: »Und wenn ich gar keine ›sie‹ bin, sondern ein ›er‹?
Er: Der innere Ratgeber. Würde ich mir von »ihm« die Richtung weisen lassen? Wann hatte je in meinem Leben ein Mann mir die Richtung gewiesen? Mein Drang zur Unabhängigkeit von einem Mann als Ratgeber für das Leben ist geprägt worden vom Mitleid mit Nora de Boer, meiner Mutter. Zeit ihres Lebens hatte sie darunter gelitten, die Liebe zu ihrem Mann nicht in Einklang bringen zu können mit dem Bild vom »abgöttisch geliebten« Vater, der scheinbar treu und immer sicher und stark seiner Frau zur Seite gestanden hatte. Der ehemalige »Leutnant Bubi« aus bürgerlichem Mittelstand mußte es bis zum General bringen, um sich dem gewichtigen Schwiegervater, einem Bankier aus alteingesessenem Hanseatengeschlecht, als würdig zu erweisen. Den schönen Schein ehelicher Treue zu wahren war Noras Mann, meinem Vater, nicht gelungen. Er ließ die Frau leiden, die ich liebte, und in den prägenden Jahren der Jugendzeit habe ich ihn dafür gehaßt. Als meine Mutter starb, war ich dreißig. Trotz meiner Aussöhnung mit dem Vater – ich entwickelte irgendwann auch ein Verständnis für den Mann, der eben »nur« ein Mensch bleiben und von keiner Frau »abgöttisch geliebt« werden wollte – wollte ich mich nie von einem Mann abhängig machen. Weder emotional noch materiell. Somit war meine von männlicher Führung unabhängige Lebensrichtung längst fixiert.
»Nein«, sagte ich zu meiner »inneren Stimme«, mit einem »er« als Ratgeber wird's nichts werden. Aber das »Stimmchen« wollte endlich Gewicht haben, wollte Stimme werden. Wessen Stimme konnte es sein?

Lauwarmes Wasser umspülte meine Füße während der Suche nach einer Ratgebergestalt. Vom Haus am Meer, das wir gemietet hatten, war ich mit meinem Buch und einem leichten zusammenfaltbaren Strandstuhl unter dem Arm etwa zwei Kilometer Rich-

tung Norden am Wasser entlang gegangen: die »Bight« entlang, wie diese Bucht hier heißt.
Zwischen dem kleinen, rosaroten »Le Deck«, einem Zwanzig-Betten-Hotel, und dem meerblauen »Turquoise Reef«, einer Zweihundert-Betten-Behausung, hatte ich mich zum Lesen niedergelassen. Nirgendwo auf Provo ist der Strand privat. Rund um die Insel darf sich jeder zu jeder Zeit im Sand vergnügen. Und die Hunde dürfen es auch. Meine drei waren mit mir gekommen: Chi-Chi bewachte mich, Cecil spielte mit anderen Hunden, Carina vergnügte sich beim Schwimmen. Von Zeit zu Zeit warf ich einen kleinen Holzstock ins Wasser, und Carina holte ihn wieder. Die Wellen trugen das »Stöckchen« viel weiter aufs Meer hinaus, als ich es hätte werfen können. Und plötzlich sah ich direkt hinter meinem Hund eine sichelförmige Flosse durchs Wasser schießen. Ein Hai? »Carina«, rief ich. Aber Carina hörte nicht. Wenn sie hinter ihrem Stock her ist, kommt sie nicht eher zurück, als bis sie ihn hat. Sie schwamm weiter hinaus, die Haifischflosse hinter ihr her. Rund um unsere Insel, so heißt es, gibt es nur die harmlosen Nursesharks, vergleichsweise kleine Haie, die sich von Fischen ernähren. Die gefährlichen Haie bleiben hinter dem Riff, das der Insel vorgelagert ist. Auch Titus hat beim Schnorcheln mit einer kleinen Unterwasserkamera schon einen Hai fotografiert, und er versicherte mir mehrfach: »Diese Haie interessieren sich für Menschen überhaupt nicht.« Auch nicht für Hunde?
Aber dieser Hai, den ich glaubte gesehen zu haben, tauchte plötzlich auf und zeigte mir sein Gesicht. Ein breites Lächeln lief über seine lange Schnauze. »Jojo?« Ein heller Pfeifton, so als wollte er sagen: »Ja, ich bin's!«

Er war es tatsächlich: Jojo, der Delphin. »Unser Delphin«, wie es auf Provo heißt, seit dieser Einzelgänger 1980 im Norden der Insel zum ersten Mal von Fischern gesehen, danach immer wieder gesichtet und schließlich Jojo genannt worden ist. Die Bight-Bucht ist Jojos Zuhause. Ein Team internationaler Ozeanologen und Meeresbiologen hat, von Jojo inspiriert, auf Providenciales das

Projekt »Into the Blue« geschaffen. Dieses Projekt hilft Delphinen, die ihr Leben bisher als Amüsier-Hopser für Touristen in Gefangenschaft verbringen mußten, in einem zunächst durch Netze begrenzten Raum wieder zu erlernen, in der Freiheit des Meeres überleben zu können.
Bereits am Flughafen werden Touristen von Jojo begrüßt. Das Maskottchen der Insel lacht von Plakaten und Broschüren, die für Hochseefahrten und Tiefsee-Tauchtrips werben, zum Erkunden des Meeres in Glasboden-Booten, zum Surfen, Wasserskifahren oder zum Segeln in glutroter Abendsonne. Eine Werbung, die nicht zuviel verspricht: Wo sich Touristen entlang der Bight-Bucht im Wasser tummeln, taucht früher oder später auch Jojo auf. Er taucht mit ihnen, schwimmt mit ihnen, und am liebsten »reitet« er auf der Bugwelle eines schnellen Schiffes. Der Einzelgänger ist ein »Partygänger«. Wer meist allein am Strand sitzt, hat kaum eine Chance, von Jojo wahrgenommen zu werden.
Meine erste Begegnung mit dem Delphin fand bei aufgehender Sonne statt. Es war am 23. Dezember 1992, fast zwei Jahre nach meinem ersten Aufenthalt auf der Insel; ein Mittwoch, kurz nach acht Uhr am Morgen. Er war nur etwa zwei Meter von mir entfernt. Das Plitsch-Platsch meiner Füße im Wasser schien ihn zu amüsieren. Und als Carina schließlich mit ihrem Stock angeschwommen kam, schlug sich auch Jojo mit wenigen Schwanzschlägen näher zu mir heran. Der weiße Hund störte ihn nicht, und auch Carina kümmerte sich nicht weiter um das hellgraue Meerestier, dessen Haut seidig schimmerte. Durfte ich ihn berühren? Seitlich auf einer Welle schaukelnd schien er mir zuzuzwinkern: »Na los, mach schon.« Inzwischen stand ich bis zu den Knien im Wasser, Jojo nur noch auf Armeslänge von mir entfernt. Ein weiterer Schritt nach vorn. Die Haut des Delphins unter meiner Hand. Warm und weich. Sekunden später: ein kräftiger Wasserwirbel, ausgelöst durch den Aufwärtsschlag der Schwanzflosse. Und vorbei war mein Rendezvous mit dem Delphin, der Richtung »Club Med« davonschoß, wo um diese Zeit die Boote für den Wassersport klargemacht werden.

In »Moby Dick« schreibt Herman Melville über die Delphine: »Sie sind die Burschen, die immer vor dem Wind leben. Sie gelten als glückhafte Vorzeichen, und wer sich über diese lebenslustigen Kerle nicht mit drei Hurras freuen kann, dem ist nicht zu helfen, ihm fehlt der göttliche Humor.«
Drei Hurras für Jojo! – Der Delphin gegen MYO?
»Delphin« ist eine Ableitung von dem griechischen Wort delphys. Das heißt Gebärmutter. Im Griechenland der Antike symbolisierte der Delphin die Lebenskraft des Meeres und war eng verbunden mit dem Schöpfungsgeschehen. Für die Christen wurde der Delphin später zum »Fisch des Lebens« – das Zeichen der Auferstehung. Ich machte den Delphin am Tag vor Weihnachten zum Symbol meines Lebens. Dort, wo meine Gebärmutter gewesen war, würde ich mir von nun an Jojo vorstellen. An genau derselben Stelle, an der mein Krebs mit Namen MYO seine erste Attacke auf mein Leben gestartet hatte, würde ich ab sofort den Delphin sehen und wann immer es nötig würde aus tiefstem Bauch heraus mit ihm Kontakt aufnehmen.
Am 23. Dezember 1992 habe ich in meinem Kalender notiert: Mein »innerer Ratgeber« heißt JOJO. Fortan würde ich im Gespräch mit meiner »inneren Stimme« den Delphin vor Augen haben: »Innerer Ratgeber« gleich »innere Stimme«. Später sollte JOJO zum Feldherren avancieren: Ich stellte ihn mir vor – visualisierte ihn als Befehlshaber über ein ganzes Heer von Delphinen, die mit chemischen Waffen zum Kampf gegen den Krebs ausgerüstet werden: Chemotherapie gegen MYO in den Lymphknoten.

Im Dezember '92 mußte ich noch nicht an Lymphome denken. Ich fühlte mich gut, war bester Stimmung und sehr optimistisch, daß nach der Kopfoperation »die Sache nun ausgestanden« wäre. Wann immer ich über den Krebs nachdachte oder auch darüber sprach, sah ich mich wieder in einem Leben, in dem dieser Krebs sich entwickeln konnte. Die Vergangenheit als gestreßte Serien-Autorin, das halbherzige Loslassen vom »Geldmachen« war einfacher gedacht als getan.

Und jetzt auf der Insel, beim Erlernen neuer Werte, die verschüttet waren. So auch die Wertschätzung einer Arbeit, die mir und meiner Familie das Geld einbrachte, das zum Leben nötig war: Ich mußte wieder lernen, daß Geld nicht »gemacht«, sondern verdient wird. Genug Geld hatte ich »gemacht« und zur Seite gelegt, um die Miete für unser Haus am Meer zwei Jahre lang bezahlen zu können – nicht weniger, aber eben auch nicht viel mehr. Darüber hinaus mußte die Miete für die Galerie bezahlt werden, ebenso Versicherungen, Essen und Trinken, Arztrechnungen für Mensch und Tier, Benzinkosten; verdient werden mußte auch das Geld für die Bilderkäufe auf Haiti und anderen karibischen Inseln sowie nicht zuletzt der Arbeitslohn für Christiane, die unseren Haushalt führt und auf diese Weise das Überleben ihrer älteren Schwester und ihrer beiden Kinder in Haiti sichert.
Ob auf einer karibischen Insel oder irgendwo sonst auf der Welt: Eine Galerie zu gründen, um davon zu leben, ist immer ein Risiko. Wir gingen dieses Risiko zu dritt ein: »Ti Boss« Titus und Martin waren die »Macher« – sie hatten eine Arbeitsgenehmigung. Ich durfte in der Galerie nur über Bilder reden, verkaufen durfte ich sie nicht. Also hatte »Ti Mami« nichts anderes zu tun, als am Strand spazieren zu gehen, sich um ihre Gesundheit zu kümmern, dann und wann in der Galerie mit Touristen über Haiti zu reden und sich zu üben in der Kunst, Menschen zum Kunstkauf zu animieren. Am Sonntag dekorierte ich die Galerie. Was für ein schönes Leben! Ich genoß es in vollen Zügen.

Nach meiner ersten Krebsoperation versuchte ich »ganz schnell wieder auf die Beine« – das heißt an den Schreibcomputer – zu kommen, weil ich mir einfach nicht vorstellen konnte, daß es uns gelingen würde, allein vom Bilderverkauf zu existieren. Zwar wollte ich auf der Insel leben, aber meine Einbildung reichte nicht dazu aus, mir unser Leben ohne meinen finanziellen Zuschuß vom Serienschreiben vorzustellen. Ich wollte den Krebs loswerden – sah aber nicht die Bilder, die mich krebsfrei zeigten. Wie auch? Solange ich mir nicht vorstellen konnte, daß »es auch ohne mich geht«, hatte meine nach wie vor gestreßte Seele gegen den Krebs keine Chance. Zwar habe ich in den eineinhalb Jahren zwischen der ersten und zweiten Krebsoperation keine bewußten Ängste vor Metastasen gehabt. Aber im Unterbewußtsein hat die Angst vor MYOs mörderischen Töchtern ganz sicher bleischwer auf meiner Seele gelegen und somit auch mein Immunsystem blockiert.

Der Wille ist das eine, die Vorstellung das andere. Über die Vorstellung – das Visualisieren, »dieses Verfahren zur Veränderung von Erwartungen« – schreiben die Simontons: »Menschen stellen sich Ereignisse bildlich vor, die sie herbeisehnen. Wenn wir uns ein Vorstellungsbild machen, so sagen wir damit auch immer etwas über unsere Wünsche aus. Und wenn wir diese Aussage oft genug wiederholen, wird sie zur festen Erwartung, daß unsere Wünsche verwirklicht werden. Aufgrund dieser positiven Erwartung beginnen wir, auf eine Weise zu handeln, die der Verwirklichung des Gewünschten förderlich ist.«

Ich wünschte mir nichts sehnlicher als »einfach so weiterzuleben«, gesund und zufrieden. Mit Hilfe der Simonton-Visualisierungstechnik wuchs mein Wohlbefinden. In etwa zehnminütigen »Sitzungen«, dreimal täglich, lernte ich mich zu entspannen: die Augen geschlossen. Und vor dem »inneren Auge« verfestigte sich das Bild von Denise de Boer, »die einfach so weiterlebte«: gesund, glücklich, zufrieden.

Am 20. Januar 1993 wurde mir von meiner Agentur das Fax des Chefredakteurs einer sexlastigen Monatszeitschrift weitergeleitet. »Zur Kenntnisnahme«. Ich nahm zur Kenntnis, daß man die Autorin de Boer suchte für eine Serie: eine Folge pro Monat. Früher hatte ich im Monat bis zu zwanzig Folgen geliefert, manchmal sogar mehr.
Die Honorare für Monatsmagazine sind höher als die für Wochenhefte. Die »Sex-Expertin« wurde mit einem Sonderhonorar

gelockt – hoch genug, um davon die monatliche Miete für die Galerie zu bezahlen. »Nur eine Folge im Monat«, dachte ich, »kann ich nun wirklich mit links erledigen.« Die dafür nötige Fachliteratur war noch verpackt in den Bücherkisten. »Und dort bleibt sie auch«, sagte JOJO mit Nachdruck.
»Aber...« – »Aber was?« – »Nichts. Gar nichts.«
Der Delphin als mein »innerer Ratgeber« brauchte sich nicht länger mit mir auseinanderzusetzen. Dank der Simonton-Methode hatte ich nun endlich begriffen: Ein Rückfall ins journalistische Rotlichtgewerbe würde die schönen Bilder zerstören, in denen MYO keinen Platz mehr hatte.

Aus meiner Erfahrung glaube ich, allgemeingültig sagen zu können: Wer einmal Krebs hatte, wird weitere Angriffe dieser bösartigen Krankheit auf sein Leben nur dann wirksam abwehren können, wenn das Hören auf die »innere Stimme« nicht nachläßt und auch nicht das Bemühen, auf einem Weg zur Gesundheit weiterzugehen, der, wie immer er aussehen mag, im Einvernehmen mit der »inneren Stimme« für gut befunden wurde.
»So wie es in Ihrer Macht lag, an Ihrer Erkrankung mitzuwirken, haben Sie auch die Macht, sich aktiv an Ihrer Genesung zu beteiligen«, schreibt der amerikanische Chirurg und Krebsexperte Bernie Siegel in seinem Buch »Mit der Seele heilen«.

Es lag jetzt in meiner Macht, nein zu sagen. Also zerriß ich das Fax, nachdem ich es zur Kenntnis genommen hatte.

Voodoo-Trommeln zum Gebet

ALS HÄTTE EINE KRÄHE ÜBER DAS Bein gekratzt. So kündigt sich eine *Thrombose* an. Mediziner sprechen in einem solchen Fall von oberflächlichen *Kollateralvenen*, sogenannten Warnvenen.
Ein Krähenmal an der Innenseite des rechten Knies zog sich etwa sechs Zentimeter beinaufwärts. Wenige Tage bevor wir zum Bilderkauf nach Haiti fliegen wollten, hatte ich es bemerkt und als häßlich empfunden. Ich machte eine Gewebeschwäche dafür verantwortlich und beschloß, nur noch lange Röcke zu tragen oder jene weiten Bermuda-Shorts, die das Knie vollständig bedecken.

18. Juni 1993, ein Freitag. Die Shorts aus leichter, weißer Baumwolle sind zwei Nummern zu groß. Dazu trage ich leicht und luftig ein grün-weiß gestreiftes Herrenhemd von Martin. Es ist heiß in Port-au-Prince. Auf dem Weg zur Ärztin schwillt mein Bein noch weiter. »Sieht nicht gut aus«, sagt Dr. Lissa J., eine junge Frau Anfang dreißig. Nach dem Studium in Paris und Boston ist sie in ihre Heimat zurückgekehrt – schon darum war sie mir symphatisch. Viele andere nehmen, von wem auch immer, ein Stipendium für ein Medizinstudium an und vergessen früher oder später, daß Haiti so dringend Ärzte braucht.
Trotz der Hitze ist Dr. Lissa J. sehr elegant gekleidet. Unter dem geöffneten weißen Kittel trägt sie ein dunkelblau-rot kariertes Kostüm. Die Ränder der Jacke sind rot eingefaßt, dazu blitzen Goldknöpfe. »Ein Chanel-Kostüm?« Sie lacht: »So großzügig war mein Stipendium nun auch wieder nicht.« Das maßgeschneiderte Kostüm sei nicht teurer gewesen als fünfundzwanzig Dollar. »Chanel – made in Haiti.« Sie nennt mir auch den Namen ihrer Schneiderin: Yvette. Eine sechsundzwanzigjährige Mutter von fünf Kindern, die an der Straße nach Kenscoff, in den Bergen, von frühmorgens bis zum letzten Sonnenschein vor ihrer Hütte an der Nähmaschine sitzt, inmitten farbiger Stoffe und Stoffreste. Yvette verkauft auch Erdbeeren, die sammeln ihre Kinder.

Wilde Erdbeeren aus Kenscoff: kleine rote Köstlichkeiten, gereift unter Pinien, Mahagoni- und Mangobäumen. Seit ich vor vielen Jahren einmal davon gegessen habe, ist für mich der Gedanke an intensivsten Erdbeergeschmack immer verbunden mit den Bergen von Kenscoff in Haiti. Und jetzt wollte ich Yvette besuchen, wollte wieder von diesen Erdbeeren essen und hörte die Ärztin sagen: »Aber nicht mit diesem Bein.« Trotz der viel zu weiten Shorts spannte sich das Hosenbein über dem rechten Schenkel. »Sieht aus wie eine zu prall gefüllte Wurst«, mokierte ich mich – Galgenhumor angesichts einer Situation, die alles andere als komisch war.
Ich hatte eine Thrombose und die nette junge Ärztin kein Heparin. Weil das haitianische Volk von einer Militärjunta terrorisiert wurde, hatten die Amerikaner das Land mit einem Handelsembargo belegt. Zwar waren theoretisch Medikamente von dem Embargo ausgeschlossen. »Aber in der Praxis klappt zur Zeit gar nichts mehr. Ich habe auch kein Cumarin. Das einzige, was ich ihnen anbieten kann, ist Aspirin«, bedauerte Dr. Lissa J.

Eine Thrombose ist ein Blutgerinnsel, das in den Venen oder Arterien auftreten, Gefäße verstopfen und im schlimmsten Fall als *Embolie* in Herz oder Lunge das Leben eines Menschen beenden kann. Dr. Lissa J. vermutete bei mir eine Beckenvenenthrombose, die dazu führte, daß sich das Blut im rechten Oberschenkel staute. Was zu tun gewesen wäre, wenn normale Verhältnisse in Haiti geherrscht hätten, wußte sie ganz genau: »Ich müßte Sie sofort in eine Klinik einweisen und an den Venentropf hängen...« Durch den Tropf würde Heparin, eine gerinnungshemmende Substanz, zwei Tage lang ununterbrochen in mein Blut fließen, um auf diese Weise das Blut zu verflüssigen. Heparin ist bei Thrombosen das wichtigste Medikament. Da es vom Magen-Darm-Bereich nicht aufgenommen wird, kann es dem Körper nur über Injektionen oder Infusionen zugeführt werden. Es wirkt sofort – im Gegensatz zu den Cumarintabletten, die erst nach zwei Tagen ihre gerinnungshemmende Wirkung entfalten. Aber Cumarin gab es auch nicht, nur Aspirin, wie Dr. Lissa J. gesagt hatte.

Erst später habe ich erfahren, daß eine Thrombose unter anderem durch einen Krebs ausgelöst werden kann. Die haitianische Ärztin wußte von meinen beiden überwundenen Krebs-Erkrankungen. Daß eine dritte im Anmarsch war, die sich durch die Thrombose ankündigte, ahnte sie als ehemalige Assistenzärztin eines Onkologen (Krebsspezialisten) in Boston ganz sicher. Gesagt hat sie es nicht. Sie gehört nicht zu jenen Ärzten, die ihren Patienten den Tod vor Augen halten, in dem sie ihnen sagen, was passieren kann. Statt dessen gab sie mir die Chance, an Aspirin als Allheilmittel sogar bei Thrombose zu glauben. Sie erklärte mir, daß auch Aspirin das Blut verdünne, denn es enthalte die gerinnungshemmende Substanz Acetylsalicylsäure.
Aspirin hatten wir genug in der Reiseapotheke. Ob Kopfschmerzen, Fieber, Angina oder Alkoholkater: Mit Aspirin, wußte ich aus Erfahrung, ist fast jede Krankheit zu heilen. Daß es im Notfall auch hilft, um bei Thrombose eine lebensbedrohende Embolie zu verhüten, war mir jedoch neu. »Voraussetzung dafür ist, daß Ihr Magen die Acetylsalicylsäure in größeren Mengen verträgt«, sagte die Ärztin. »Kein Problem«, erwiderte ich. Sie gab mir gleich zwei Tabletten. In drei Stunden sollte ich wieder zwei nehmen. Und dann so weiter: »Alle drei Stunden, bis Sie in Miami sind.«

Das Wochenende verbrachten wir bei Freunden in Pétionville – mein Thrombosebein auf einem Kissenberg im Bett. Alle Flüge von Port-au-Prince nach Miami waren ausgebucht. Die Superreichen dieses bitterarmen Landes hatten Befürchtungen, das Embargo würde nach dem Wochenende auch auf den Flugverkehr ausgedehnt, und sie wollten die vielleicht für lange Zeit letzte Möglichkeit zum Kaufrausch in den USA nutzen. Nicht einmal für einen medizinischen Notfall gab es einen Platz. »Chartern Sie eine Privatmaschine«, wurde Martin am Flughafen geraten. Etwa zwanzigtausend Dollar hätten wir dafür zahlen müssen. Die Chartergesellschaft akzeptierte nur bare US-Dollar. Wir hatten für den Ankauf von Bildern gerade mal zweitausend mitgebracht. Den Rest hätten wir leihen müssen und zurückbezahlen – doch wovon?

Ich schilderte der Ärztin kurz unsere finanzielle Situation. Allein bei der Vorstellung, das für unser Leben auf der Insel zurückgelegte Geld würde durch den Flug nach Miami um ein Großteil reduziert werden, war mein Blut in Wallung geraten. »Wenn Sie bis zu Ihrem Abflug am Montag das Bein immer hochlegen und sich sowenig wie möglich bewegen, kann Ihnen nichts passieren.« Während sie mir das versicherte, war Dr. Lissa J. die Ruhe in Person. Ihr scheinbar unerschütterlicher Glaube an mein Überleben in dieser kritischen Lage half auch mir, mich durch nichts mehr erschüttern zu lassen. Die Worte der Ärztin machten es mir möglich, ganz ruhig zu werden. Kein wallendes Blut mehr: vorbei .der Streß, der bei Thrombose tödlich sein kann.
Ich nahm alle drei Stunden das Aspirin, und dabei visualisierte ich mit Hilfe der Simonton-Methode, wie die im Aspirin enthaltene Acetylsalicylsäure weitere Blutgerinnsel, die sich möglicherweise bilden und durch die Venen in mein Herz gelangen könnten, ganz einfach auflösen würden. Eine falsche Vorstellung? Unhaltbar durch medizinische Fakten? Tatsache war: Ich wollte leben, und die haitianische Ärztin half mir ganz wesentlich, meinen Lebenswillen mit der Vorstellung zu koordinieren: »Kein Problem.« Die Autosuggestion klappte perfekt nach der Formel: »Ich werde Miami ohne Probleme erreichen.«

Autosuggestion nach Coué – Wiederaufnahme der Formel: »Es geht mir mit jedem Tag in jeder Hinsicht immer besser und besser.« Morgens, mittags und abends sprach ich jeweils zwanzigmal den Satz vor mich hin, es würde mir »in jeder Hinsicht immer besser und besser gehen«. Und am Abend wurde meine »Zauber«-Formel begleitet von den Trommeln des Voodoo, die ich durch das geöffnete Fenster hörte.
Der Juni ist der Monat, in dem in Haiti die meisten Voodoo-Zeremonien stattfinden. Die Voodoo-Gläubigen in ihrem Houmfort, einem Tempel, fühlen sich vom Rhythmus der Trommeln mit ihren Göttern als Boten des einen allmächtigen Gottes so intensiv verbunden wie Andächtige in unseren Kirchen durch

den vollen Klang einer Orgel mit ihrem Gott und Gottes Sohn. Ich bin keine Voodooistin, auch keine Christin. Aber ich glaube an einen Gott, und mit Hilfe der Voodoo-Trommeln gelang es mir, meine Autosuggestionsformel als Gebet an diesen Gott zu richten – »bitte hilf mir, ohne Probleme nach Miami zu kommen« – und ganz fest an Gottes Hilfe zu glauben.

»Nicht der Wille ist der Antrieb unseres Handelns, sondern die Vorstellungskraft.«

Dieser Satz ist die Quintessenz der Autosuggestionslehre des Franzosen Emil Coué, die zu Beginn unseres Jahrhunderts die Psychologie revolutionierte. In der »Selbstbemeisterung durch bewußte Autosuggestion« weist Coué unter anderem darauf hin, daß einem kranken Menschen der Wille, gesund zu werden, nichts nütze, wenn er nicht zugleich verbunden wäre mit der Vorstellung, früher oder später gesund und munter zu sein. »Der Wille, dessen wir uns so stolz rühmen«, schreibt Coué, »unterliegt stets, wenn er mit der Vorstellungskraft in Widerstreit gerät.« Dazu gibt er ein Beispiel: Auf dem Boden liegt ein zehn Meter langes und fünfundzwanzig Zentimeter breites Brett. Darüber zu gehen, ohne daneben zu treten, sei für keinen gehfähigen Menschen ein Problem. Würde hingegen dasselbe Brett zwei hohe Türme miteinander verbinden, fiele mit Sicherheit jeder hinunter, der nicht gerade ein Seiltänzer ist. Warum? Weil man sich im ersten Fall einfach vorstelle, es sei ganz einfach, bis ans Ende des auf dem Boden liegenden Brettes zu gehen, während man sich angesichts des Brettes in schwindelnder Höhe vorstellt, man könne es nicht. »Beachten Sie«, schreibt Coué: »Man will zwar unbedingt vorwärts gehen, aber die bloße Vorstellung, man könne es nicht, erweist sich angesichts des Brettes zwischen den hohen Türmen als unüberwindliches Hindernis.«
Schon im Februar 1991, nach meiner ersten Krebsoperation, habe ich das vom Schwabe Verlag in Basel herausgegebene Buch von Emil Coué zum ersten Mal in die Hand bekommen und begonnen,

Autosuggestion zu lernen sowie mit Hilfe dieser Lehre an meiner Gesundung zu arbeiten: »Es geht mir mit jedem Tag in jeder Hinsicht immer besser und besser...« Und als sich die Vorstellung von der Besserung erfüllt hatte, war ich nachlässig geworden. Zugleich mit meiner »inneren Stimme«, die damals noch nicht zu Jojo, dem Delphin, gehörte, also auch noch nicht zum »inneren Ratgeber« avancierte, habe ich im Sommer 1991 auch die Erkenntnis unterdrückt: Die Autosuggestion muß Teil meines gesunden Lebens bleiben. Immerhin ist es mir auf der Basis der Coué-Autosuggestionslehre problemlos gelungen, mich in die Simonton-Visualisierungstechnik einzuarbeiten.

Ob Coué oder Simonton: Die Vorstellungskraft ist es, die für den Fall der Fälle einer lebensbedrohenden Krankheit ins Feld geführt wird. Die Brücke von der Autosuggestion zur Visualisierung sind die Bilder, mit denen Carl und Stefanie Simonton ihren Krebspatienten helfen. Ein Mensch sollte allerdings nicht erst in lebensgefährlicher Lage damit beginnen, für den Fall der Fälle eines Kampfes auf Leben und Tod gerüstet zu sein. Die Kraft der Vorstellung läßt sich trainieren. Ein Training, das Gesunden meist leichter fällt als Kranken.

Ein Überlebenstraining: Es hat mir dazu verholfen, das Aspirin zur Wunderwaffe gegen die mein Leben bedrohende Thrombose werden zu lassen. Den Umständen entsprechend kam ich am Montag, dem 21. Juni 1993, in guter Kondition im Mount-Sinai-Krankenhaus in Miami Beach an.

»Aspirin gegen Thrombose?« Der amerikanische Arzt, der die Diagnose der haitianischen Ärztin mit der Hilfe von Ultraschall bestätigte, sprach herablassend von »Voodoo-Methoden« – und davon, daß diese Frau mich auf dem Gewissen hätte, wäre ich bei dem für mich lebensgefährlichen Flug nach Miami gestorben. »Auch jetzt noch«, sagte er mir mit schonungsloser Offenheit,

»sind Sie in akuter Lebensgefahr.« Diese Ärztin in Haiti hätte doch wissen müssen, »daß es bei Thrombose nur ein Mittel gibt...« – »Ja«, sagte ich, »Heparin.« – »Genau«, bestätigte er. – »Eben dieses Mittel gibt es zur Zeit in Haiti nicht. Auch Cumarin nicht. Und darum bin ich hier!«

Ich hätte jetzt mit ihm über die unsinnige Politik der Amerikaner debattieren können, die ein ganzes Volk mit einem Handelsembargo noch zusätzlich dafür bestraften, daß eine brutale Militärjunta den rechtmäßig gewählten Präsidenten Aristide aus dem Land gejagt hatte. Ich hätte diesen Ultraschallspezialisten auch in eine Diskussion verwickeln können über »Voodoo-Methoden«, hätte ihn fragen können, ob sein Wissen über Voodoo, die Religion vieler Haitianer, hinausgeht über den Schwachsinn von Schwarzer Magie, den Hollywood daraus gemacht hat. Aber wer politisiert schon gern oder diskutiert angesichts »akuter Lebensgefahr«. Alles, was ich an diesem Montagabend im Mount Sinai Hospital wollte, war ein Bett und ein Heparin-Venentropf, um mein bis hierhin mit Aspirin gerettetes Leben auch weiterhin leben zu können. Mit diversen Untersuchungen war ohnehin schon der ganze Tag vergangen.

Das Mount-Sinai-Krankenhaus in Miami Beach wirkt wie ein Hotel der Luxusklasse: weitläufige Empfangshalle, weiche Ledersessel, viel Glas, Chrom und Marmor sowie hinter der Empfangshalle ein kühler Innenhof, wo unter Palmen ein Springbrunnen plätschert. Hinter dem Innenhof ist ein First-Class-Restaurant. Die Ärzte haben ihre Praxen in einem Nebenhaus – Belegärzte, die sich einmal am Tag bei ihren Privatpatienten sehen lassen. Der Arzt, der mich eingewiesen hatte, ein Internist, Dr. F., war uns empfohlen worden. Er zuckte mit keiner Wimper, als wir später beim »einchecken« hörten, ich müßte für mein Bett zweitausendvierhundert Dollar pro Nacht bezahlen. Dazu kämen die Kosten für den Arzt, für Labor und Untersuchungen wie Ultraschall und Computertomografie. Der Dollar stand bei DM einssechzig.

»Das sind pro Nacht dreitausendachthundertvierzig Mark«, errechnete Martin.
»Wie lange werde ich hier bleiben müssen?« fragte ich.
»Fünf Tage ganz bestimmt«, sagte Dr. F. Um 9.00 Uhr morgens war ich seine erste Patientin gewesen. Er hatte mich für diverse Untersuchungen zu verschiedenen Fachärzten weitergeschickt. Inzwischen war es 19.00 Uhr, und weil er ohnehin nach Hause wollte, hatte er sich bereit erklärt, uns auf dem Weg zu seinem Wagen im Krankenhaus »einzuchecken«.

Inklusive aller Nebenkosten würden also wir in nur fünf Tagen rund fünfundzwanzigtausend Mark loswerden. »Und wenn meine Kasse nicht zahlt?« dachte ich. Aber ich saß bereits im Rollstuhl, weil mein Bein mich nicht mehr trug und mir schon bei jedem Versuch des Auftretens vor Schmerzen der Schweiß ausbrach. Es gab für mich keine andere Wahl, als im Krankenhaus zu bleiben. Wissen wollte ich trotzdem: »Was würde aus mir, wenn wir jetzt nicht mit Hilfe der Kreditkarte mein Bett hier sichern könnten?« Mit dieser Frage schien der Arzt nicht gerechnet zu haben. Er nestelte an seinen goldenen Manschettenknöpfen. Unter seinen Patienten gab es wahrscheinlich niemanden, der sich über ein paar tausend Dollar pro Nacht für ein Krankenhausbett Gedanken machte. Und mit all den Menschen, die in seinem Land mangels ausreichender Versicherung über Nacht arm werden, weil sie krank geworden sind, hatte er wohl noch nie etwas zu tun gehabt. Er sagte: »Ihre Kreditkarte wird in diesem Krankenhaus akzeptiert.« Das wußten wir bereits. Vor jedem Handgriff, der an diesem Tag für die Patientin de Boer getan worden war, hatten wir zunächst die Kreditkarte hingeben müssen. Nicht einmal den Rollstuhl gab es gratis.

Von neun Uhr morgens bis neun Uhr abends dauerte es, bis endlich das Heparin durch meine Venen tropfte. Ich lag in einem Bett mit Aussicht auf die »Miami Vice«-Bucht Biscaine Bay; in einem Zimmer mit rosenholzfarbener Teppichauslage, eiskalter Air-Condition und mit verschlossenen Fenstern. Aber wenigstens gab es eine kleine Klappe in Bodennähe, die sich öffnen ließ und die ich vom Bett aus erreichen konnte. Mit der lauwarmen Nachtluft, nach der ich mich sehnte, kam – von mir unbemerkt – auch gleich ein kleines Ameisenvölkchen herein, das später an meinem Bettgestell hochkletterte.

Nur fünf Minuten vom Krankenhaus entfernt logierte Martin in einem modernen Hotel in einem Zimmer mit Balkon und Blick auf Palmen über einem erleuchteten Swimmingpool. »Schön ist es hier«, freute er sich. Zu unser beider Erstaunen war es auch preiswert. Statt der sonst hier für Touristen üblichen hundertvierzig Dollar pro Nacht zahlte er nur vierzig – eine Sonderrate für Ehemänner von Mount-Sinai-Patientinnen – und keineswegs die Ausnahme für einen Ausländer, dem der Schock für die unerwartet hohen Krankenhauskosten ins Gesicht geschrieben stand. In Amerika bieten fast alle Hotels in Krankenhausnähe Sonderraten für Patienten und deren Angehörige an. Sobald wie möglich würde auch ich in diesem Hotel wohnen und dann nur noch ambulant den Arzt aufsuchen. Während wir am Telefon darüber sprachen, saß Martin die Angst im Nacken vor eventuellen Komplikationen und einer Krankenhausrechnung, die dann schnell die Hunderttausend-Dollar-Grenze überschreiten würde. Eine Horrorvision. Er verdiente kein Geld, unsere finanziellen Rücklagen waren sehr beschränkt, und die Galerie brachte gerade das Nötigste zum Leben ein. Aber wir sprachen nicht über seine Angst; kein Wort über all die Ängste, die ihm auf der Seele lagen. Statt dessen – hier wie dort Panikattacken: Panik auf seiner Seite im Hinblick darauf, was aus uns werden würde; Panik auf meiner Seite beim Anblick der schwarzen Ameisen, die gegen Mitternacht über meine weiße Bettdecke in Richtung Venentropf liefen. Ich schloß die Fensterklappe und drückte die Notklingel. Miriam kam, eine Jamaicanerin. »Gosh«, sagte sie. Und dann gleich noch einmal: »Gosh, wo kommen denn diese Kreaturen her?« Zwei Stunden zuvor war Miriam schon einmal in meinem Zimmer gewesen. Mit einem

warmen Karibik-Lächeln nannte sie mich »honey«: »Wenn du was brauchst, honey, nur auf den Knopf drücken.«
Sie hatte sehr gepflegte lange Fingernägel in schockfarbenem Rosé, der Lippenstift paßte dazu, und auch die Brille war rosarot gerandet. Doch als Miriam gegen 24.00 Uhr die Ameisen vertrieb, zugleich den Computer am Venentropf umstellen wollte, vermißte ich die rosa Brille im dunkelhäutigen Gesicht. Sie zog einen Zettel aus der Tasche, auf dem vermerkt war, welche Kombination von Knöpfen sie zu drücken hatte. Dabei ging sie so dicht an das Gerät heran wie Blinde, die nur noch einen Schatten sehen. Wußte sie, was sie tat? Sie wußte es nicht, und sie machte auch gar keinen Hehl daraus, ohne Brille »halb blind« zu sein. Immer würde sie dieses »verdammte Ding« liegen lassen, sagte sie, wenn sie ihr Make-up auffrische. »Und wenn Sie Ihre Brille schnell holen?« Sie lachte: »Keine schlechte Idee, honey.« Wenig später kam sie mit ihrer Brille zurück in mein Zimmer und drückte auf einen der vielen Knöpfe, den sie zuvor »halb blind« hatte finden wollen. »Alles okay jetzt«, sagte Miriam.

Martin kam am nächsten Morgen mit einer guten Nachricht. Nicht zweitausendvierhundert, sondern sechshundertfünfzig Dollar mußten wir pro Nacht für das Zimmer bezahlen. Die Frau abends in der Aufnahme war eine Aushilfe gewesen. Sie hatte auf einen falschen Knopf im Computer gedrückt und uns den höchsten Preis genannt, inklusive Operation und Intensivstation. Damit bescherte sie Martin eine schlaflose Nacht und, was noch schlimmer wog, eine zentnerschwere Last auf seiner Seele; zwölf Stunden lang. Dank Autosuggestion und Visualisation war es mir gelungen, mich von den finanziellen Ängsten frei zu machen und mich voll auf meine Gesundung durch das Heparin zu konzentrieren. Lachend berichtete ich Martin von Miriam. »Die hat halb blind am Venencomputer herumgefummelt.« Martin konnte in mein Lachen nicht einstimmen. Angst zeigte sich in seinen Augen: »Stell dir vor, sie hätte einen falschen Knopf gedrückt, und was dann?« Ich wußte wirklich nicht, was passiert wäre, wenn... Ich wollte auch nicht

länger darüber nachdenken. Es ging mir schon sehr viel besser als am Vortag.
Mein Blut war bereits kontrolliert worden. Ein Stationsarzt hatte mir in Aussicht gestellt: »Wahrscheinlich können wir schon am Mittwoch auf Cumarin umstellen.« Dann wäre der Tropf nicht mehr nötig, und mit etwas Glück würde ich schon am Donnerstag das Krankenhaus verlassen können. »Freust du dich gar nicht?« fragte ich.
Martin dachte immer noch an die kurzsichtige Miriam ohne Brille am Venencomputer. »Stell dir vor, du hättest nicht aufgepaßt, es wäre Luft in deine Venen gekommen oder sonst etwas – du könntest tot sein.«
»Bin ich aber nicht. Es geht mir sehr gut«, sagte ich mit Nachdruck. Negativ-Vorstellungen paßten nicht in mein Wieder-gesund-werden-Konzept. Ich wollte »ein für allemal« nichts mehr hören von seinen Ängsten. Ich würde jetzt ohne weiteres die Thrombose überwinden. Einen Tag eher als wir geglaubt hatten, würde ich entlassen werden. Bis Mitte der nächsten Woche müßte ich noch täglich ambulant in der Praxis von Dr. F. erscheinen zur Blutkontrolle. Später auf der Insel würde ich noch etwa ein halbes Jahr lang Cumarin-Tabletten zur Blutverdünnung nehmen müssen. Und die engen Gummistrümpfe zur Venenstützung würde ich wohl auch noch eine Weile tragen müssen. »Alles kein Problem«, sagte ich.
»Ich beneide dich über die Leichtigkeit, mit der du über alles hinwegkommst.« – »Das liegt auch an Jojo, dem Delphin, erklärte ich. Er sah mich fragend an. Doch ich war jetzt nicht in der Stimmung, um mit Martin lange über meinen »inneren Ratgeber« namens Jojo zu reden – der Visualisation meiner »inneren Stimme«. Dabei hatte er mich überhaupt erst darauf gebracht, indem er mir das Buch der Simontons schenkte. Aber ich dachte: »Besteht nicht die Gefahr, durch das Darüberreden alles auch zu zerreden und dabei das Vertrauen zu meinem tiefsten Unbewußten zu zerstören, das ich mir gerade aufgebaut hatte? Erst später haben wir über all das gesprochen. In Miami kam hinzu: Wenn ich an Jojo dachte,

dann an »meinen« Jojo. »Meinen« Mann hingegen gab es in meinem Sprachgebrauch noch immer nicht. Ich sprach von Martin oder von Mr. Lovey Love. Und er sprach von Mrs. Beep, und wenn er »meine Frau« sagte, dann ohne lange darüber nachzudenken.
»Meine Frau« forderte er am zweiten Tag im Krankenhaus, »braucht ein neues Zimmer.« Es waren immer noch Ameisen da. Niemand konnte sich erklären, woher sie kamen. Keine Amerikanerin öffnet freiwillig ein Fenster, um feuchtwarme Luft ins eisgekühlte Zimmer zu lassen. Daß ich es getan hatte, wußte nur Martin. Wie zwei Verschwörer hockten wir schweigend nebeneinander, während aufgeregte Krankenschwestern und Pfleger nach einem Ameisennest suchten. Schließlich wurden Handwerker alarmiert, um den Luftschacht auseinander zu nehmen. Vorher bekam ich ein neues Zimmer.

Wir haben viel gelacht in diesem Zimmer, in dem es mir »mit jedem Tag immer besser und besser« ging. Martins Ängste schienen wie weggewischt.
2. Juli 1993: Rückkehr aus Miami auf die Insel. Titus am Flughafen. Seine Mutter – noch immer schwer auf einen Stock gestützt – humpelte aus dem Flugzeug.
»Tut das Bein noch weh?« – »Ein bißchen.« – »Und sonst?« – »Keine Probleme«, sagte ich.
Der zweite Juli war ein Freitag und die Nacht zum Samstag sternenklar. Martin zeigte Titus und mir das Sternbild des Delphins: vier helle Sterne für den Körper, ein kleiner Stern für die Schwanzflosse. Dazu fiel ihm Jojo wieder ein. »Mrs. Beep hat ihre ganz besondere Beziehung zu Jojo«, deutete er an. Titus zog amüsiert eine Augenbraue hoch. »Erzähl mal«, drängte Martin. »Morgen«, versprach ich ihm, »morgen, wenn wir spazierengehen.«

Morgen, immer wieder morgen. Und als ich drei Monate später nach Hamburg flog, zur Nachuntersuchung, hatte ich Martin noch immer nicht geholfen, sich mit einem »inneren Ratgeber« vertraut zu machen.

Wer Angst um einen an Krebs erkrankten Menschen hat, sollte ebenfalls versuchen, einen »inneren Ratgeber« zu finden. Und sei es nur als Ventil für Ängste.

Martin besuchte seine Eltern in England, während ich in Hamburg war. Wir telefonierten täglich, auch nach der Kernspintomographie. »Mein Kopf ist okay!« jubelte ich. Bereits zwei Tage danach hatte ich keinen Grund mehr zum Jubeln: Bei der Ultraschalluntersuchung des Unterleibs waren *Lymphome* festgestellt worden. Am Telefon sagte ich nur: »Das sind verdickte *Lymphknoten.*« Meine Stimme verriet, was ich verschweigen wollte: Ich hatte Angst. Mit 99,9prozentiger Sicherheit waren diese Lymphome Metastasen. Ich mußte damit rechnen, zum dritten Mal von MYOs mörderischen Töchtern erwischt worden zu sein...

Ein Wunder für fünf Dollar

WIEDER EINMAL EIN TRAURIGER ELEFANT: CHEFARZT DR. K., »Kleimi«. Wie immer seit meiner ersten Krebsoperation im Februar 1991 war er am 1. November 1993 nach einer Nachuntersuchung im Harburger Krankenhaus derjenige, der mit mir über das Ergebnis sprach.

Sein Blick sagte mehr als Worte: Er ließ keinen Zweifel am tief empfundenen Mitgefühl dieses Arztes, dem es so offensichtlich schwerfiel, der Freundin guter Freunde ein Jahr vor seiner Pensionierung nun doch noch sagen zu müssen, daß ihr Krebs ein drittes Mal zurückgekehrt war. Vor ihm auf dem Schreibtisch lagen die Fotos vom Ultraschall, darauf mit kleinen Kreuzchen gut sichtbar markierte dunkle Stellen: Lymphknotenverdickungen, im schriftlichen Befund Lymphome genannt. Es war nun auch klar, daß die Lymphome verantwortlich waren für die Thrombose.

»Metastasen?« Er nickte. Ja, man müsse davon ausgehen, daß es

Metastasen seien. Er hätte, sagte er, meinen Fall noch mit zwei weiteren Professoren diskutiert, und die wären aufgrund der *Histologie* (Untersuchung des Tumorgewebes) zum gleichen Schluß gekommen wie seinerzeit der Professor des Hamburger Universitätskrankenhauses: »Dieser Krebs ist keiner Chemotherapie zugänglich.« Eine Chemotherapie würde meine Lebensqualität entscheidend beeinträchtigen, den Krebs aber nicht aufhalten.

Es gibt über hundert verschiedene Krebsarten und genauso viele unterschiedlich dosierte und kombinierte Chemotherapien. MYO, so sollte ich nun endgültig zur Kenntnis nehmen, war ein ganz besonders tückisches Tier mit – gegen jede nur erdenkliche Chemo-Waffe – besonders resistenten Zellen.
»Wenn keine Chemotherapie hilft, was dann? Vielleicht noch einmal eine Bestrahlung?« Nein, auch das kam nicht in Frage; nicht mehr. Mit dem Strahlenarzt Dr. B., bei dem ich vor drei Jahren in Behandlung war, hatte »Kleimi« auch schon gesprochen. »Dort, wo die Lymphome sind, kann nicht mehr bestrahlt werden...«

Nichts ging mehr. Oder doch? Ich hätte eine Lymphknotenpunktur machen lassen können, um zu erfahren, ob es wirklich Metastasen waren. Wenn es auch mit 99,9prozentiger Wahrscheinlichkeit so war, so galt doch immer noch: »0,1 Prozent Hoffnung ist besser als gar keine Hoffnung.« Das sagte mein »innerer Ratgeber«, der Delphin, und kniff sein kleines Auge zu – ein Blinzeln, das Mut machte, dazu Jojos Lächeln über die ganze lange Delphinschnauze. Nein, ich würde keine Punktion machen lassen, sondern wie geplant in fünf Tagen Martin in London treffen, um von dort aus mit ihm zusammen auf »unsere« Insel zurückzufliegen – zurück in ein Land, in dem das Miteinander von Menschen überstrahlt wird von Lachen und Fröhlichkeit; und natürlich von der Sonne, deren Wärme auch über Alltagssorgen hinweghilft.
Noch war ich nicht soweit, mir mit den Augen die Sonne selbst zu »malen« und zu erkennen: Wo immer auf der Welt ich stehe, werde ich von der Sonne begleitet. Die Kraft meiner Vorstellung er-

lahmte noch zu schnell, wenn der Himmel über mir grau und die Wärme der Sonne nicht zu spüren war. Der Ausweg – ab auf die Insel – verführte noch zu sehr dazu, das Training der Autosuggestion im Hinblick auf die Sonne sträflich zu vernachlässigen. Also zählte ich die Tage, die ich noch in Hamburg bleiben mußte: Fünf Novembertage. Grauer Himmel und schmutziger Schnee. Mit eiskaltem Nordwind fegte der Winter 1993 schon sehr frühzeitig über die Stadt. Überall auf den Straßen grau in grau wirkende Gesichter mit Grauschleier über den Augen. Und nirgendwo ein Funken Frohsinn. »Warum?« – »Weil die Leute nichts zu lachen haben«, hört man oft als Erklärung: das schlechte Wetter, die Arbeitslosigkeit, kein Geld für diese und jene Bedürfnisse. – »Und wie ist es mit der Freude, am Leben zu sein?« Eine Frage, die wohl jedem leicht über die Lippen kommt, dessen Leben vom Krebs bedroht ist. Wer schon das Leben pur als Geschenk empfindet, wird leicht ungerecht gegenüber denjenigen, deren Augen an einem kalten, grauen Novembertag keine Leuchtkraft entwickeln können.

Was für eine Wohltat gegen das Grau in Grau auf Hamburger Straßen: die strahlenden Augen meiner »Medizinfrau«. Ihr schönes Tuch in den warmen Farben eines sonnendurchglühten Herbsttages, passend zum Rostrot ihrer Haare. Ihre geröteten Wangen als Zeichen ihres Engagements, ihres nimmermüden Einsatzes im Kampf mit Naturheilmitteln gegen den Krebs. Dr. Eva K., Kleimis Frau – meine »Medizinfrau«. Ich verglich sie auch mit einer Voodoopriesterin, und bevor sie das falsch verstehen konnte, erklärte ich ihr: »Nur wer genau weiß, welches ›Medikament‹ die Natur bereithält für die diversen Krankheiten, kann in Haiti zum Voodoo-Priester ernannt werden.« In diesem Land gibt es Tausende verschiedener Pflanzen und Bäume, deren richtige Kombination oft erst die Heilung eines Leidens ermöglichen.

Ich erzählte ihr von einem Voodoo-Priester, der mir persönlich bekannt ist – ein Biochemiker, Absolvent der Sorbonne in Paris. Trotz seines Studiums und jahrelanger Arbeit in der Forschung mußte er zwei Jahre lang als Lernender durch seine Heimat reisen, um Pflanzen und Kräuter kennenzulernen, bevor er als Voodoo-Priester – und in dieser Funktion auch als Naturheil-Arzt – der Nachfolger seines Großvaters werden konnte, der ihn dazu bestimmt hatte. Jetzt lebt dieser Mann in der Nähe von Port-au-Prince, mit einem Computer im Büro und gleich daneben einem Altar für die Götter des Voodoo in seinem Tempel. Er könne, so hatte ich gehört, sogar Krebs heilen. Mit solchen Aussagen muß man sehr vorsichtig sein. Man – als Nichtbetroffener. Als Krebs-Erfahrene war ich im November '93 fest entschlossen, meinen Krebs mit Hilfe des haitianischen Voodoo-Priesters früher oder später zu bekämpfen, um danach, als Überlebende, selbstverständlich darüber zu berichten.

Früher oder später. Noch ging es mir gut – bis auf eine Schwäche im Beckenbereich, die das Treppensteigen erschwerte und schnelles Laufen unmöglich machte. Das kam von den Lymphomen, wurde mir erklärt: Infolge der Lymphknotenmetastasen im Beckenraum wurden die Venen bedrängt, die das Blut zum Herzen transportieren.
Der Voodoo-Priester in Haiti würde mein allerletzter Trumpf sein im Kampf gegen MYOs Mörderbrut. Meine »Voodoo-Priesterin« in Hamburg war dagegen schon vor der Rückreise nach Providenciales ein Lichtblick in meiner scheinbar aussichtslosen Lage. Sie gab mir weitere wertvolle Informationen über diverse Naturheilmittel zur Stärkung des Immunsystems, darunter *Wobe Mugos*, das ich schon seit 1991 nehme, und Thymus-Injektionen, die zur Stärkung meiner Abwehrkräfte gegen die Lymphome neu dazu kamen.

WOBE MUGOS: Wo von Wolf, be von Benitez – Wolf und Benitez, zwei Krebsforscher aus Wien und Südamerika, sind die Erfinder dieses nach ihnen benannten Enzym-Präparates, das inzwischen weltweit von biologisch orientierten Ärzten zur Behandlung von Krebspatienten eingesetzt wird. Ein Extrakt von Papaya ist die Basis. Seit Jahrhunderten behandeln Medizinmänner mittel- und südamerikanischer Indianerstämme Wunden und Geschwülste ihrer Patienten sehr erfolgreich mit Hilfe der Papaya-Pflanze. Und die haitianischen Voodoo-Ärzte tun das auch. Wobe Mugos sind sonnengelbe Dragees mit glatter Oberfläche. Sechs davon, statt wie bis dahin zwei Stück am Tag, hatte meine »Medizinfrau« mir nun verordnet und zusätzlich jeden zweiten Tag eine Thymus-Injektion zur Stimulierung der wichtigsten Schaltstelle der körpereigenen Abwehr: der *Thymusdrüse.* In dieser Drüse unter dem Brustbein werden weiße Blutkörperchen zu sogenannten *T-Lymphozyten* »geschult«, die als wirkungsvollste Abwehrkräfte gegen Krebszellen gelten und beim Kampf eines Menschen ums Überleben entsprechend verschlissen werden. Durch *Thymus-Injektionen* wird der Nachschub gesichert.

Einen Koffer voller Medikamente und Vitaminpräparate trug ich bei mir, darunter jede Menge Ampullen, Einweg- und Fertigspritzen; ausreichend für sechs Monate. Ein Junky auf Reisen? Oder gar eine, die mit Drogen dealt? Auf einem ärztlichen Schreiben, ausgestellt in englischer Sprache, stand »Cancer treatment« – Krebsbehandlung. Mit diesem Passierschein sollte ich ohne Probleme in Miami und auf unserer Insel durch den Zoll kommen.
Montag, 8. November 1993: Rückkehr nach Providenciales. Der Weg vom Flughafen führte in den Jahren '93 und '94 noch vorbei an der Praxis von Dr. Sam S. Die meisten Patienten nennen ihn einfach nur Sam. An der Straße, zwischen Palmen und gut sichtbar für jeden, der gerade auf der Insel angekommen war, stand ein großes weißes Schild mit rotem Kreuz und der Aufschrift: Medical Center – everyone welcome. Zwischen zehn und zwanzig Dollar kostete eine Behandlung. Manchmal nahm er auch nur fünf.

Titus hatte Martin und mich am Flughafen abgeholt. Auf dem Weg nach Hause hielten wir kurz bei Sam. »Everyone welcome« – das Schild an der Straße verspricht nicht zuviel. »Gut, dich wiederzusehen«, sagt die junge Insulanerin am Empfang. Dazu schenkt sie mir ein Lächeln, so daß ihre schönen weißen Zähne blitzen und blanke Pünktchen in ihren dunklen Augen tanzen. Was für ein Unterschied zu den meisten deutschen Arztpraxen, in denen Freundlichkeit am Empfang eher die Ausnahme von der Regel ist. Das Wartezimmer war überfüllt. Einige Patienten mußten davor sitzen, unter dem Holzdach auf der Veranda – mein Lieblingsplatz. »Heute ist die Hölle los«, erfuhr ich, »es gab einen Unfall, viele Verletzte. Du weißt ja, wie es ist: Die Leute fahren wie die Verrückten, dann kracht's, und der Doktor hat ja auch nur zwei Hände...« Ich machte einen Termin für den kommenden Mittwoch. »Am besten gleich morgens um acht...« – damit erinnerte sie mich daran, daß von acht bis zehn Uhr am Morgen keine festen Termine vergeben werden. »Wer zuerst da ist, kommt auch als erster dran.« Ich würde also zwei Tage später um halb acht Uhr dort sein und auf der Veranda warten.

Mittwoch, 10. November 1993. Neun Steinstufen führen zur Veranda vor dem Eingang der Klinik. An einer aus Natursteinen gebauten Mauer entlang der Treppe können Gehbehinderte sich festhalten. Drei Wochen zuvor konnte ich auf diesen Treppen noch ohne Probleme gehen. Jetzt klappte es ohne Stütze nicht mehr. Schon nach vier Stufen hatte ich das Gefühl, als ob mein Rücken brechen würde.
»Glaubst du auch, daß es an den Lymphomen liegt?« wollte ich von Sam wissen. Es war kurz vor halb neun Uhr am Morgen. Sam entschuldigte sich für die zwanzig Minuten, die er zu spät gekommen war. Seine Frau hatte Grippe, er mußte seinen sechsjährigen Sohn zur Schule fahren und das Baby versorgen. Ich dachte an die vielen Stunden, die deutsche Patienten vor Untersuchungen in Arztpraxen und Krankenhäusern als Wartezeiten zugemutet werden, bevor ein von seinen Terminen gestreßter Mann im weißen Kittel ihnen gegenübersitzt und kein Wort verliert über die Zeit des Wartens, sondern statt dessen gleich »zur Sache« kommt: zur Sache Mensch.
Sam ist kein Arzt im weißen Kittel, kein Uniformierter mit Silberknöpfen. Sein blau-weiß gestreiftes Hemd sah aus wie in aller Eile

gebügelt. Die grauen Leinenhosen dazu waren auch leicht verknittert. Trotz seiner kranken Frau und der Hektik, mit der sein Tag ganz offensichtlich begonnen hatte, wirkte er ruhig: Ein Mann, der alle Zeit der Welt zu haben schien, um seinem Gegenüber zuzuhören.
»Neuer Haarschnitt?« fragte ich ihn. Sein dunkles Haar war borstenkurz geschnitten. »Ist praktischer so«, bestätigte er. – »Macht dich viel jünger«, meinte ich. Er lachte. »Ich *bin* jung.«
Sam war ein mittelgroßer Junge Ende dreißig, ein Kosmopolit aus England und ein Arzt aus Berufung.
Zwei Jahre lang arbeitete er in Afrika, in einer Krankenstation irgendwo im Dschungel. Nach Afrika, hat er mir erzählt, würde er gern noch einmal zurückkehren. »Da stehst du als Arzt an vorderster Front.« Sam operierte dort auch: »Ein Arzt muß in Afrika alles können.« Er traute sich alles zu, er konnte alles. Und jetzt saß ich vor ihm und wollte wissen, ob er glaube, daß mein Krebs wiedergekommen sei. »Wegen der verdickten Lymphknoten?« fragte er. Es dauerte keine Sekunde, bevor er fortfuhr: »Das kann viele Ursachen haben.«

Sams Hauptinteresse galt an diesem Mittwoch der Thymus-Therapie. Während er mir die Spritze in den Gesäßmuskel gab, fragte er: »Kannst du mir Unterlagen darüber besorgen? In englisch, natürlich.« Ich versprach, ihm am selben Tag noch eine Übersetzung zukommen zu lassen. Sam sagte: »Die Vermehrung der T-Lymphozyten durch die Thymus-Injektion ist nicht nur bei Krebs, sondern auch bei AIDS sehr wichtig.« Schon früher hatte er mir von einer AIDS-Patientin erzählt, einer Mutter von sechs Kindern. »Wie geht es dieser Frau?« fragte ich. »Nicht gut. Sie kann ihre Kinder nicht mehr allein versorgen.« Ich war ganz sicher: »Mit Thymus wird sie wieder auf die Beine kommen!«
Sam wollte sich an die Hersteller-Firma wenden und um Ärztemuster bitten, die er dann an seine Patienten weitergeben würde. Die Mehrzahl seiner Patienten sind Einheimische mit meist sehr geringem Einkommen, darunter viele Emigranten aus Haiti, die mangels Arbeitsgenehmigung durch Gelegenheitsjobs ihren Lebensun-

terhalt verdienen. Ich ließ ihm von meiner Halbjahresration gleich einige Ampullen für seine AIDS-Patientin da, die am Tag darauf einen Termin hatte und gleich ihre erste Thymus-Injektion bekommen sollte. »Eine ganz neue Methode, um die Krankheit zu bekämpfen«, würde Sam ihr sagen, und schon allein die damit verbundene Hoffnung würde sie erst einmal wieder aufbauen.

»Alles, was Hoffnung bietet, birgt auch die Möglichkeit zur Heilung.«

Das könnte auch Sam gesagt haben. Tatsächlich stammt der Ausspruch von Bernie Siegel, dem Chirurgen aus New York, der das Buch »Mit der Seele heilen« geschrieben hat, auf das ich schon mehrfach hingewiesen habe: eine Überlebens-Fibel für Menschen, die Krebs haben. Auch die meisten Ärzte könnten daraus etwas lernen, so zum Beispiel, »daß wir uns über alle Arten des Heilens informieren sollen, denn alle sind wissenschaftlich«. Einer wie Sam braucht so etwas nicht in Büchern zu lesen. Und »mein Heinrich«, mein alter Hausarzt in Hamburg, der hat so etwas auch schon immer gewußt und die Neugier auf Neues in der Medizin trotz ärztlicher Routine nie vergessen.

Meist sind es die »kleinen« Ärzte von nebenan, der praktische Arzt, der Allgemeinmediziner oder Ärzte mit dem Zusatz auf ihrem Schild »für Naturheilverfahren«, die allen Arten des Heilens gegenüber aufgeschlossen sind. Sie warten mit der Anwendung nicht erst, bis dieses oder jenes Mittel, das zum Beispiel zur Krebsbehandlung auf biologischer Basis entwickelt wurde, in einer Langzeit-Studie erprobt und von diversen Professoren schließlich für gut befunden worden ist.

Langzeit-Studie bedeutet: Eine lange Zeit – zehn bis zwanzig Jahre oder noch länger; eine zu lange Zeit für Menschen, die hier und heute auf ein neues Mittel zur Heilung ihres Leidens und auch darauf hoffen, daß dieses Mittel von der Krankenkasse bezahlt wird. Meist erfolgt dies erst nach Ablauf einer Langzeit-Studie – es sei denn, die Kasse zeigt sich kulant. Dann steht in der Abrechnung: freiwillige Leistung. Wer in den Genuß dieser Leistung kommen will, muß einen Antrag stellen; jedes Jahr von neuem. »Machen Sie das auf jeden Fall«, riet mir die Sachbearbeiterin meiner Krankenkasse – eine junge Frau Mitte zwanzig. Bevor sie zur Versicherung kam, stand sie »auf der anderen Seite«, wie sie es nannte: eine Arzthelferin war sie. In der Seele hätte es ihr wehgetan, sagte sie, wie schwerkranke Menschen oft um ein Rezept betteln mußten. »Und dann noch die Angst, ob die Kasse das bezahlt.« Sie gab mir den Tip: »Wobe Mugos wird eigentlich immer bezahlt.« Von vielen Krebspatienten wußte sie: »Das muß so eine Art Wundermittel sein. Aber leider tierisch teuer. Und wer kann das auf die Dauer selbst bezahlen?«

Als gut verdienende Serienschreiberin hatte ich keine Probleme damit, meine biologische Krebsbekämpfung unabhängig von der Krankenkasse zu finanzieren. Aber als Insel-Galeristen mit Existenzängsten hätte ich mir im November 1993 das Enzympräparat Wobe Mugos nicht mehr leisten können. Also stellte ich den Antrag. Und er wurde bewilligt. Wann immer ich dieses »Wundermittel« einnehme, denke ich dankbar an die junge Sachbearbeiterin meiner Krankenkasse, die über die Sache hinaus, die sie täglich bearbeitet, auch noch im Kopf behalten hat, daß jede Nummer in ihrer Kartei zu einem Menschen gehört.

Einen Antrag zur Kostenübernahme der Thymus-Injektionen mußte ich nicht stellen. Dafür hatte ich meine »Quelle«: einen Arzt in Hamburg, der seine Privatpatienten großzügig mit Ärztemustern versorgt – sogar deren Hunde, wenn sie Krebs haben. Aber dieselbe Hersteller-Firma, die bestverdienende Ärzte in Hamburg mit Thymus zum Nulltarif geradezu überschwemmt, hat dem »kleinen« Inselarzt auf seine Anfrage nach Ärztemustern nicht einmal eine Antwort gegeben. Wenigstens konnte ich aus meiner Thymus-»Quelle« die junge AIDS-Patientin mitversorgen.

Freitag, 12. November 1993. In meinem Terminkalender, inzwischen eine Art »MYO-Tagebuch«, ist für 8.30 Uhr der Termin bei Sam zur zweiten Thymusspritze eingetragen. Daneben steht: Sam muß all die blauen Flecken sehen. Zeig sie ihm!!! Diese drei Ausrufezeichen setzte ich auf Drängen meines »inneren Ratgebers« dorthin. Seit meiner Rückkehr auf die Insel hatte der schlaue Jojo mir heftig zugesetzt, weil ich meinem Arzt etwas verschwiegen hatte – etwas, worüber ich nicht diskutieren wollte. Bei Sam kam ich nicht mehr darum herum. Er sah die Blutergüsse auf meinem Oberschenkel und fragte: »Warum sehe ich das jetzt erst?« Ich antwortete ausweichend: »Weil ich nichts weiter daraus machen wollte.«
Ein nachdenklicher Blick. Ich müsse jetzt Heparin spritzen, erklärte ich ihm, »ein Leben lang«. Zum Glück gäbe es aber die Injektionslösung schon in Fertigspritzen. »Ich muß das Zeug nicht aufziehen«, erklärte ich ihm, »sondern die Nadel nur an die Haut setzen und dann rein mit dem Kram. Mal unter die Haut im Bauch, mal im Oberschenkel.« Die Blutergüsse am Bauch wären noch größer. Wahrscheinlich läge es daran, daß ich mit der Nadel noch zu ungeschickt umgehe. »Aber Übung macht den Meister. Diabetiker müssen schließlich auch damit klarkommen, sich täglich eine Spritze zu verpassen und...«
Kein Wort über meine wahren Gefühle hinsichtlich dieser Spritzen, die ich täglich von neuem als Martyrium empfand. Kein Wort über die Tränen der Verzweiflung, die beim Anblick meines von Blutergüssen entstellten Körpers schon geflossen waren. »... und es gibt wahrscheinlich Schlimmeres«, wollte ich noch sagen, wollte Tapferkeit demonstrieren, ein Lächeln produzieren.

In der Krebsliteratur werden die sogenannten »Krebspersönlichkeiten« auch als Menschen beschrieben, die negative Gefühle immer wieder verdrängen: Verdrängungskünstler sozusagen. Bis zur Perfektion habe ich diese »Kunst« beherrscht – eine lebensgefährliche Kunst, die die Seele schwach und den Krebs stark werden läßt. Erst nach und nach lernte ich, mich davon loszusagen.

Denise de Boer – »cool« bis in die Fingerspitzen, eine anscheinend perfekte Show: Mir kann keiner, nichts wirft mich um. Zur Bestätigung schenkte ich ihm ein Lächeln wie aufgemalt. Doch Sam ließ die Show platzen, indem er mich sehr abrupt unterbrach und wissen wollte: »Was heißt das, ›Heparin ein Leben lang‹. Wer hat dich dazu verurteilt?«
Meine »Verurteilung« zur Heparin-Spritze erfolgte schriftlich durch den Chefarzt des Blutgerinnungslabors des Harburger Krankenhauses. Unter dem Computerausdruck meiner Testergebnisse hatte der leitende Arzt, Privat-Dozent Dr. B., handschriftlich vermerkt: »Am besten wieder molekulares Heparin, täglich 1 Ampulle selber spritzen.« Kleimi hatte mir diese Hiobsbotschaft überbracht, ohne mir Näheres dazu erklären zu können. »Und wie lange?« hatte ich gefragt. Diabetiker, hatte er ausweichend geantwortet, müßten sich ihr Leben lang Insulin spritzen. Und damit könnten sie gut leben. Daraus schloß ich: Heparin ein Leben lang. Oder: »Solange wie dieses Leben noch dauert?« Das Risiko, als Antwort auf diese Frage nur einen traurigen Blick zu bekommen, wollte ich nicht eingehen – also habe ich diese Frage nicht gestellt. Sam rief einen Kollegen in Miami an, ein Chefarzt für *Hämatologie* an einem großen Krankenhaus. Nach diesem Gespräch sagte er: »Du brauchst dich mit den Spritzen nicht länger zu quälen. Also schluck weiter Cumarin …«
»Cumarin ein Leben lang?« – »Nein«, sagte er, »Thrombosegefahr besteht nur, solange du die Lymphome hast. Wenn die weg sind, braucht das Blut nicht mehr verdünnt zu werden.«

»… wenn die weg sind.« Das sagte er einfach so. Vier Worte voll geballter Hoffnung. Bis auf meine »Medizinfrau«, die mir zumindest eine Verkleinerung der Lymphome in Aussicht stellte, hatte mir kein Arzt in Hamburg auch nur eine vage Hoffnung auf ein Verschwinden der Lymphome gemacht.

Nach diesem Termin bei Sam gelang es mir, die zwölf Holzstufen zur Veranda unseres Hauses leichtfüßig hochzugehen. Martin, der

das sah, konnte kaum glauben, daß ich das Geländer zur Stütze nicht mehr brauchte. »Das ist ja wie ein Wunder!«
Ein Wunder für fünf Dollar. Soviel mußte ich bei Sam dafür bezahlen, daß er mir die Spritze injizierte. Gratis dazu vermittelte er mir jedesmal seinen uneingeschränkten Glauben an die Wirksamkeit des Thymuspräparates zur Stärkung meiner Abwehr gegen Krebszellen. So gelang es mir, mit jeder Injektion und auch danach, während der Visualisationsübung nach Simonton, das Heer meiner T-Kampftruppe wachsen zu sehen: eine Armee von gut ausgebildeten, starken T-Lymphozyten gegen eine ungeordnete und vergleichsweise schwache Truppe von Krebszellen.

Die Hölle im Paradies

Ein Tanz wie in Trance. Zunächst ganz langsame Drehungen, immer links herum, mit dem Blick schräg nach oben ins Gebälk des hohen Pagodendachs. Ich war bei vollem Bewußtsein, und als die Drehungen schneller wurden, dachte ich: »Hör auf mit diesem Quatsch.«
Um Eiswürfel zu holen, war ich in die Küche gegangen. Zugleich wollte ich einen Risottoauflauf im Ofen kontrollieren. Wir hatten Hausgäste an diesem Abend des 6. Dezember 1993. Es war ein Montag. Die Gäste, die eine Woche lang bleiben wollten, waren nachmittags angekommen und zelebrierten nun mit uns den Sonnenuntergangs-Drink. Ihre »Ahs« und »Ohs« gipfelten im schon häufig gehörten Satz: »Ein Traum, wie ihr hier lebt.«

Ein Alptraum: Nur wenige Meter von Mann und Sohn sowie den Gästen entfernt, die auf dem Balkon saßen, drehte ich mich immer noch auf der kleinen Fläche zwischen Kühlschrank, Herd und der Frühstücksbar, die den Wohnraum von der Küche trennt. Die Ofentür war geöffnet. Unter meinen nackten Füßen glühte der gekachelte Boden.

»Mrs. Beep...« Ich hörte Martins Stimme. Dann die von Titus: »Wo bleibt das Eis?« Sekunden später ein von beiden gemeinsam skandiertes: »Beep, Beep, Beep...« Schrille I-Laute. Dazu das Lachen der Hausgäste, denen die Geschichte vom Eismann in Haiti erzählt wurde, dessen Biiip-Lockruf für Kunden ich an einem frühen Morgen in einem Hotel als Weckruf für die Familie nachgemacht hatte. »Und seitdem heißt sie Mrs. Biip, aber in englischer Version, also mit zweimal e: Beep.« Nach dieser lustigen Erklärung für Beep-Ehefrau und Beep-Mutter riefen Martin und Titus gleich noch einmal unisono: »Beeeep...« Diesmal ein langgezogenes i, das mich aus meinem Drehtaumel erlöste. Ich schloß die Ofentür. Eiswürfel kullerten in eine Glasschale. Ende eines Alptraums, der fünf Minuten dauerte. Fünfmal sechzig Sekunden: eine Ewigkeit für einen Menschen, der wachen Sinnes wie in einem bösen Traum gefangen ist.

Erst wenn die Sonne im Meer versunken ist, beginnt in den Tropen die Dramatik des Nachglühens, das den nachtdunklen Himmel noch einmal in tiefem Blau erscheinen läßt, vor dem sich ein Fächer in Rosarot über Gelb bis Violett ausbreitet. »Absolut atemberaubend«, fanden unsere Gäste diesen Anblick, und wieder beneideten sie uns »um dieses Paradies, in dem ihr jetzt zu Hause seid«.
Die Hölle im Paradies: Ich war ihr gerade entkommen. All die Voodoo-Zeremonien fielen mir ein, bei denen ich selbst gesehen habe, wie Menschen im Zustand der Besessenheit in einen Drehtaumel gerieten, aus dem sie mit eigener Kraft nicht wieder herauskamen. Sie wurden angeschrien, festgehalten und schließlich an einem Baum oder einem Balken festgeschnallt. Was für eine Horrorvorstellung: Mrs. Beep im Drehtaumel – und Martin oder Titus hätten die Ehefrau, die Mutter in diesem Zustand gesehen. Zwei Monate später, in der Nacht vom 6. zum 7. Februar 1994, wurde diese Horrorvorstellung Realität: Mrs. Beep im Drehtaumel und der Ehemann als zunächst noch amüsierter Zuschauer.
Es war an einem Wochenende. Freunde waren zum Essen bei uns gewesen. Wir unterhielten uns angeregt, zuletzt über Kunst und

Karneval in Haiti, es war spät geworden. Erst gegen drei Uhr morgens, am Sonntag, hatten sich die Freunde verabschiedet.
»Übst du schon für den Tanz in den Karneval?« Martin stand in der Tür zum Badezimmer, das unsere beiden Zimmer miteinander verbindet. Ich trug ein Kleid aus weißer Baumwolle im Kaftanstil: Knöchellang, mit Ärmeln, die beim Ausbreiten der Arme aussehen wie die Flügel einer Fledermaus. Den Blick starr nach oben links gerichtet, befand ich mich bereits in einem Drehtaumel, als Martin immer noch glaubte, ich würde eine »Fledermaus-Show« für ihn abziehen. Er lachte. Und ich wollte sagen: »Bitte, halt mich fest, bitte...« Aber es kam kein Ton heraus.
Dann verging ihm das Lachen. Er bemerkte den starren Blick seiner Frau. Meine Augäpfel quollen hervor, die Pupillen rutschten nach oben links so weit ins Augeninnere hinein, bis sie nur noch als kleine Sicheln zu sehen waren. Auch er dachte an Voodoo, an seine erste Zeremonie in der Nähe von Port-au-Prince – ein Fest zu Ehren von Xango, dem mächtigen Geist des Donners. Wir waren als Gäste eingeladen. Viele Frauen trugen weiße Kleider. Sie hatten so lange im Kreis getanzt, bis eine von ihnen taumelnd aus der Reihe ausgebrochen war und sich in ekstatischen Zuckungen allein im Inneren des Kreises weiter drehte und dabei grollende Laute ausstieß. Laute wie Donnergrollen. Die vom Geist des Donners besessene und dabei in Drehtaumel versetzte Frau war schließlich völlig erschöpft am Boden zusammengesunken.

Voodoogläubige sehen in der Besessenheit eines Menschen die Inbesitznahme dieses Körpers durch einen »Loa«, einen Geist des Voodoo. Wer vom Loa besessen ist, gilt als auserwählt; ein Star in der Gemeinschaft für eine Nacht. Das hatte ich Martin damals erklärt, und es faszinierte ihn sehr. Das »Voodoo-Theater« seiner Frau hingegen machte ihm Angst. »Mrs. Beep, was soll das... hör auf, bitte!« flehte er. Und wieder schrie es aus mir heraus: »Dann halt mich doch fest.« Ein stummer Schrei. Ich mußte aus eigener Kraft den Spuk beenden. Schließlich gelang es mir, mich am Waschbecken festzuhalten. Aber der Kopf wollte sich weiterdre-

hen. Ein letztes Zucken. »Es ist vorbei«, sagte ich. Und auch: »So etwas ist mir nun schon zum zweitenmal passiert...« Dann flossen die Tränen.
Martin versuchte sich als Tröster und hätte in dieser Nacht doch selbst jemanden gebraucht, der ihm hilft, das Grauen zu verkraften, das ihn beim Anblick seiner Frau gepackt hatte, als er merkte, daß sie nicht aus Spaß die Augen verdreht.
»Warum«, wollte er wissen, »hast du das getan?« Und immer noch glaubte ich, »diesen ganzen Horror« selbst verschuldet zu haben. Es würde, versuchte ich zu erklären, wahrscheinlich so anfangen, daß ich eher unbewußt oben links an der Zimmerdecke einen Punkt fixiere und dabei langsam beginne, mich zu drehen – schneller und schneller, bis ich nicht mehr aufhören kann. Das klingt ziemlich verrückt, sagte ich. »Oder glaubst du, ich werde langsam verrückt?« Diese Frage war nicht ernst gemeint, und ich war auch schon wieder geneigt, die Last, die mir auf der Seele lag, ins Lächerliche zu ziehen, als Martin den Verdacht äußerte: »Kann es sein, daß die Kopfoperation mit diesen Drehanfällen etwas zu tun hat?«

Ein Jahr und drei Monate waren inzwischen vergangen, seit die MYO-Metastase aus meinem Kopf geholt wurde. Zweimal war ich in dieser Zeit nach Deutschland geflogen, hatte meinen Kopf unter die »Röhre« gehalten und beide Male das Ergebnis bekommen: »Alles in Ordnung.« Die letzte Kernspin-Untersuchung für den Kopf lag nicht einmal fünf Monate zurück. »Glaubst du etwa, daß sich in so kurzer Zeit ein neuer Tumor in meinem Kopf breitgemacht hat?« fragte ich – »Etwa?« Eine aggressive Frage. Genausogut hätte ich Martin fragen können. »Was fällt dir ein, mein positives Denken zu stören?« Er fragte nicht weiter.

Positives Denken – mein Glaubensbekenntnis. Aber es ist ein gefährliches Credo, wenn es nicht von dem hinterfragt werden darf, der einem am nächsten steht. Ich dachte an das letzte Ergebnis der Ultraschalluntersuchung: die verdickten Lymphknoten im großen

Becken, die innerhalb von nur sechs Monaten plötzlich aufgetaucht waren. »Nur wenn ich Pech habe, sind es Metastasen«, hatte ich zu Martin und Titus gesagt und gleich hinzugefügt: »Aber ziemlich sicher sind es keine – und wenn, dann werde ich diese Dinger mit Thymus bekämpfen.«
Seit nun schon drei Monaten ließ ich mir vom Arzt jeden zweiten Tag Thymus zur Stärkung der T-Lymphozyten spritzen, den wirkungsvollsten Abwehrkräften gegen Krebszellen. Unabdingbar glaubte ich an die Wirksamkeit dieses Mittels. Auch eine Rückenschwäche, die mir das Gehen immer schwerer machte, brachte ich mit den verdickten Lymphknoten nicht in Zusammenhang. Einen zeitweise stechenden Schmerz im Gesäßmuskel, der oft bis ins linke Bein ausstrahlte, konnte ich im Februar 1994 noch mit Tylenol lindern, ein relativ leichtes Schmerzmittel. »Könnten es Ischiasschmerzen sein?« hatte ich Sam gefragt. Das sei gut möglich, meinte er, und es wäre ein gutes Zeichen, wenn sich diese Schmerzen mit Tylenol bekämpfen ließen.

Über meinen ersten Drehanfall hatte ich nicht mit meinem Arzt gesprochen. Zu fest war ich überzeugt davon gewesen, meinen »Trance-Tanz« in der Küche selbst »verschuldet« zu haben. »So etwas tu ich nie wieder«, hatte ich mir sehr naiv versprochen. Naivität als Schutzschild vor der Angst. Aber dann war es doch wieder passiert. Und am Montag nach dem Wochenende sagte ich zu Sam: »Weil Martin immer gleich das Schlimmste befürchtet, möchte ich dir mal etwas erzählen…« Er hörte mir sehr aufmerksam zu. »Martin«, sagte er schließlich, »hat Recht: Diese Drehanfälle sind ziemlich sicher eine Folge der Kopfoperation…« – »Wieder ein Krebs im Kopf?« – »Ist es das, was du befürchtest?« – »Ja… nein, nicht direkt…« –
Aber ich hatte es ausgesprochen: Ich – und nicht Martin – hatte genau diese Formulierung gebraucht: Ein Krebs im Kopf. Doch erst viele Gespräche mit meinem Arzt würden es mir schließlich möglich machen, zu durchschauen, auf welch undankbare Rolle sich Martin in unserer Ehe eingelassen hatte. Die blanke Angst

trieb mich dazu, den Arzt ins Vertrauen zu ziehen. Aber Martin mußte dafür herhalten.
Martin, der »pessimistische Quertreiber« in unserer Familie. Auf der einen Seite ein positiver Sohn, eine positive Mutter/Ehefrau – und auf der anderen Seite ein immer nur negativer Ehemann/Stiefvater. Mutter und Sohn: Optimisten in jeder Lebenslage. Das »Wir-werden-es-schon-Schaffen« ging uns ebenso leicht von den Lippen wie Martin die Befürchtung: »Welcher Schicksalsschlag wird uns als nächstes treffen?« Martin – der negative Klotz am Bein von Mutter und Sohn. Hier schwarz – dort weiß. Hier wir – dort er. Eine Ehe, die zum Scheitern verurteilt war? So hat es im Februar 1994 ausgesehen. Bis es mir mit Sams Hilfe gelang, die Szenen dieser Ehe neu zu schreiben, die Rollen wieder zurechtzurücken. Im Lauf der nächsten Monate sollte sich der »kleine« Inselarzt als großartiger Krisentherapeut für eine kranke Ehe erweisen.

Krisentherapie noch nicht an diesem Montagmorgen. Das Wartezimmer war überfüllt. Die Zeit reichte nur für die Diagnose. Die Drehanfälle, erklärte mir Sam, wären ziemlich sicher die Folge von Vernarbung im Gehirn. Kleine Wülste, wie sie bei jeder Narbe entstehen, würden wahrscheinlich gelegentlich die Hirnströme stören, und dadurch könne dann ein Krampfanfall ausgelöst werden. »Die Anfälle gehören in das Gebiet der Epilepsie«, sagte er.
In einem U-Bahnhof habe ich einmal mit angesehen, wie ein junger Mann einen epileptischen Anfall hatte. Er lag auf dem Boden, sein Körper im Krampf, Schaum vor dem Mund. Was hatte das mit mir zu tun? »Ich hatte keinen Schaum vor dem Mund«, sagte ich, »und ich lag auch nicht auf dem Boden, sondern ich habe mich um mich selbst gedreht...« Sam blieb bei seiner Diagnose: ein epileptischer Anfall. Zur Vorbeugung sollte ich täglich eine halbe Beruhigungstablette nehmen, die er mir gleich mitgab. Nach 16.00 Uhr sollte ich wiederkommen. »Dann habe ich Zeit, und wir können über alles reden...«

Ich war mit dem Wagen zum Arzt gefahren. Und als ich wieder am Steuer saß, dachte ich: »Hoffentlich bekomme ich beim Fahren keinen epileptischen Anfall...«

Hoffentlich? Fritz Lambert, von Emil Coué als »Meisterschüler« seiner Lehre der Autosuggestion bezeichnet, schreibt in dem Buch »Autosuggestive Krankheitsbekämpfung«: »Wir müssen lernen, zweifelsfrei zu denken.« Der Begriff »hoffentlich« dürfe in diesem Denken nicht vorkommen. Er sei immer verbunden mit dem Zweifel, ob nicht doch genau das eintreffen werde, was wir vermeiden wollen.

»Ich kann nur hoffen, daß...« Oder: »Hoffentlich wird dieses oder jenes Übel nicht eintreffen.« Gebräuchliche Redewendungen. Nie habe ich darüber nachgedacht – bis ich die Autosuggestion als weiteres Hilfsmittel im Kampf gegen Krebs entdeckte und begann, mein Unbewußtes zu schützen vor Formulierungen, die meine Vorstellung mit Schreckensbildern befrachten. »Hoffentlich bekomme ich beim Fahren keinen epileptischen Anfall.« Wer so spricht, sieht das Bild des Grauens bereits vor sich. Der Kopf, der sich nach links drehen will. Die Hände, die das Steuer nach links reißen. Der Unfall auf dem Leeward Highway, der damals noch einzigen asphaltierten Straße quer durch die Insel, auf der immer zu schnell gefahren wird und tödliche Unfälle oft schon dadurch passieren, daß Fallwinde einem Fahrer das Steuer aus der Hand reißen. Ich mußte lernen, beim Selbstgespräch scheinbar harmlose Redewendungen zu unterlassen, deren Folge eine sich selbst erfüllende Prophezeiung sein könnte.

Im Februar 1994 war ich noch mitten drin in diesem Lernprozeß der Autosuggestion – eine Schülerin von Emil Coué sowie von dessen Schülern Fritz Lambert und Professor Charles Baudoin. Mein erstes Erfolgserlebnis mit Autosuggestion hatte ich in Zusammenhang mit meiner Schlaflosigkeit. Das allabendliche »Hoffentlich-kann-ich-Schlafen« war ersetzt worden durch die Formel von Baudoin: »Ich werde schlafen.« Beim Einatmen sagte ich zu mir: »Ich werde...«; beim Ausatmen ergänzte ich: »... schlafen.« Auch noch so tief verwurzelte Ängste im Unterbewußten, die den

Schlaf vertreiben, lassen sich durch diese drei Worte ein für allemal ausmerzen. Es klappt nicht von heute auf morgen, aber eines Tages werden die Ängste, die schlaflos gemacht haben, durch die Autosuggestion vertrieben. Dann bleibt endlich die Schlaftablette liegen, die das Immunsystem unnötig belastet: ein Pluspunkt für die Abwehr – ein Minus für den Krebs!

»Durch uns selbst bewirken, daß ein Gedanke in uns selber Wurzeln faßt.« So definiert Emil Coué die Autosuggestion. Trotz des neu aufgetauchten Problems möglicher Epilepsieanfälle am Steuer gelang es mir, mich vertraut zu machen mit dem Gedanken. »Ich werde auch weiter gut fahren.« Ein tief verwurzelter Gedanke: Angst beim Autofahren habe ich sonst auf der Insel noch nie gehabt.
Als verunsicherte Epileptikerin wäre ich dem Krebs wohl zum Opfer gefallen. Denn, wie ich erst später erfahren sollte: MYO hatte erschreckend an Boden gewonnen. Ganz sicher half mir die Autosuggestion, meine Abwehr gegen die Krebszellen immerhin so weit zu stärken, daß ich überleben konnte. Das wäre mit Thymus allein nicht möglich gewesen. Welches Mittel auch immer gegen die Krebsbekämpfung eingesetzt wird: Erst aus dem Glauben des Patienten an die Wirksamkeit dieses Mittels erwächst auch die Kraft, die nötig ist, um Heilwirkung zu erzielen. Wer verunsichert ist, dem fehlt diese Kraft.

Autosuggestion ist eine Kraftquelle, die sich jeder Mensch zunutze machen kann: ein »Muß«, meine ich, für Menschen mit Krebs; eine Überlebens-Versicherung für all jene, die von Ängsten geplagt werden – zum Beispiel von der Angst vor Krebs.

»Sei ehrlich zu dir selbst« – wenn das so einfach wäre!

Myo auf der einen und Jojo auf der anderen Seite. Hier die zunehmend quälenden Schmerzen und Fieberschübe, verbunden mit der Angst, nach Unterleib- und Kopfoperation dem Krebs nun doch ein drittes Mal ausgeliefert zu sein – und dort als Symbolfigur meines inneren Selbst der weise Delphin Jojo, mein »innerer Ratgeber« und Helfer. Wenn die Furcht in mir hochkroch, die Schmerzen nicht mehr ertragen zu können, wenn dieses Bild von der Luftmatratze vor meinen Augen auftauchte, auf der ich, vollgefüllt mit Rum der Marke Barbancourt aus Haiti und mit Schlaftabletten weit aufs Meer hinaustrieb, der untergehenden Sonne entgegen, und wenn ich dann dachte, daß sich auf diese Weise ein Seebegräbnis erübrigen würde, dann erschien mir Jojo und fragte: »Was soll dieses absurde Theater?«

Und dann war da noch Sam, der Arzt, der mir nach wie vor jeden zweiten Tag Thymus spritzte und bei dem ich mich »über diesen Mann« beschwerte, »der sich über die Sonne nicht mehr freuen kann«.

»Sprichst du von deinem Mann?« fragte Sam. – »Ja«, sagte ich, »dieser Mann macht mir das Leben auch nicht gerade leichter.«

Das war Mitte Mai '94, an einem Freitagmorgen. Wieder einmal war Martin nicht zum Frühstück erschienen – »was auch kein Verlust ist«, sagte ich, »denn wenn er ausnahmsweise einmal mit uns frühstückt, dann ist er schlecht gelaunt, und hinterher geht er gleich wieder ins Bett.«

Sam hörte mir aufmerksam zu. Ich sprach von »diesem Mann«, der jeden Sonnenaufgang verschlafe, meist erst gegen Mittag aufstehe – und der auch am Abend, bei unseren immer selteneren gemeinsamen Spaziergängen, meine Freude nicht mehr teilen könne an den in Farben und Dramatik ständig wechselnden Inszenierungen der Sonnenuntergänge.

»Ich vermute«, sagte Sam, »daß dein Mann die Sonne gar nicht mehr sieht.« – »Aber dieser Mann ist doch nicht blind...« – »Dein

Mann...« Für Bruchteile von Sekunden und doch lang genug, um mich aufhorchen zu lassen, blieb etwas – »dein Mann, mein Mann« – ganz allein im Raum stehen, bevor Sam fortfuhr, mir zu erklären: »Martins Verhalten ist typisch für Menschen, die unter Depressionen leiden.« Er sagte: »Ich glaube, dein Mann braucht ganz dringend Hilfe.« Und ich fragte: »Kannst du meinem Mann helfen?«

»Mein Mann.« Zum ersten Mal hatte ich das wie selbstverständlich ausgesprochen. Im Gespräch mit Sam war an diesem Freitag im Mai etwas geschehen, das mir erst später bewußt werden sollte: Die Rüstung rund um meine Seele hatte einen Riß bekommen. Es würde mir von nun an immer leichter werden, mich auch seelisch eins zu fühlen mit einem anderen Menschen: mit meinem Mann. – Und mit ihm gemeinsam, im Duo sozusagen, gegen MYO anzutreten.

Gegen eine Seele, die seelische Verstärkung zuläßt, hat der Krebs kaum eine Chance! Doch wer immer über den Zusammenhang zwischen Seele und Krebs forschte, der hat auch folgendes herausgefunden: Das Problem der meisten an Krebs erkrankten Menschen ist, daß sie ihre Seele bis zum Ausbruch der Erkrankung gefangenhielten wie in einer Rüstung. Seelische Nähe zuzulassen ist ihnen immer schwergefallen, und wenn sich das nicht spätestens nach dem ersten Krebs-»Auftritt« änderte, dann ging das Drama weiter. Dann waren Rückfälle vorprogrammiert. So auch die MYO-Rückfälle.

Die Veröffentlichungen, die auf solche Zusammenhänge hinweisen, sind zahlreich. Die Ärzte, die diese Erkenntnis zum Wohle ihrer Krebspatienten nutzen und die Behandlung der Seele ins onkologische Therapiekonzept mit einbeziehen, sind leider immer noch die Ausnahme von der Regel. »Ärzte neigen dazu, Techniker zu sein. Sie konzentrieren sich einfach auf Defekte im physischen Mechanismus, denn darauf sind sie bei ihrer unangemessenen

Ausbildung gedrillt worden«, schreibt der New Yorker Onkologe Dr. Bernhard Siegel, dessen schon mehrfach erwähntes Buch »Mit der Seele heilen« zur Pflichtlektüre werden sollte für all jene, die den Arztberuf ergreifen wollen. Denn die Mehrzahl der Ärzte, die ich krebsbedingt kontaktieren mußte, stellte auch nicht viel mehr als einen Kontakt zwischen mir und den zur Verfügung stehenden Apparaten her, die es den Ärzten heutzutage allzu leicht machen, ihre Patienten der Technik auszuliefern, anstatt sich in deren seelische Problematik einzuhören, die in den allermeisten Fällen – und bei Krebs ganz besonders – eine Krankheit erst zum Ausbruch kommen läßt.

Solange Ärzte auch weiterhin in der »Attitüde des Mechanikers«, wie Lawrence Le Shan es nennt, ihre Patienten behandeln, so lange werden dem Krebs auch weiterhin Menschen zum Opfer fallen, die bei einer den Körper und die Seele umfassenden Behandlung eine gute Chance zum Überleben gehabt hätten.

Meine Chance, mein großes Glück, war der Arzt auf der Insel, der sich bei der Behandlung seiner Patienten ganz selbstverständlich für Körper und Seele als Einheit zuständig fühlt. Auch Martin mußte wegen chronischer Sinusitis (Nasennebenhöhlenentzündung) in regelmäßigen Abständen unseren Hausarzt aufsuchen. Ende Mai 1994, an einem Samstag, war er der letzte Patient. Und Sam nahm sich viel Zeit, um Martin die Gelegenheit zu geben, sich von der Seele zu reden, was schon so lange als Last darauf lag.

Eine Zentnerlast: entstanden aus einer Anhäufung von Ängsten, die sich unbewältigt seit der Kindheit angehäuft und mit der Angst um das vom Krebs bedrohte Leben seiner Frau krankhaft gesteigert hatten. Konfrontation mit dem Tod. Zukunftsängste. Als einzigem Sohn einer von Pessimismus geprägten Mutter war die Kraft zum Optimismus ihm nicht gerade in die Wiege gelegt worden. Das Positiv-Verhalten von Ehefrau und Stiefsohn in jeder Lebens-

lage hatte ihm nicht helfen können, sich seelisch zu befreien von seiner schon viel zu lange andauernden Negativ-Betrachtung. »Das alles wird ein schlimmes Ende nehmen«, befürchtete er. Wieder und immer wieder sagte er es – bis die Ängste ins Unermeßliche stiegen und das »schlimme Ende« durch das Vorstellen »dieser Kraft, die mich kaputtmachen will« absehbar war. Wahnvorstellungen. Sam diagnostizierte: »Psychogenic depression.«
Psychogene Depression: eine Krankheit der Seele. Das Handbuch der Mediziner, der Pschyrembel, bezeichnet diese Krankheit auch als »reaktive Depression« – als Reaktion zum Beispiel auf »schwerwiegende lebensgeschichtliche Veränderungen, auf Störungen der seelischen Erlebnisverarbeitung, ausgelöst durch ganz oder teilweise verdrängte Konflikte«. Häufig seien bei der reaktiven Depression »negative Einstellungen gegenüber sich selbst, der Welt und der Zukunft« festzustellen: Beobachtungen, die auch auf Martin zutrafen.
Wird eine psychogene Depression rechtzeitig erkannt und behandelt, sind die Chancen auf Heilung sehr gut. Was unser Arzt auf der Insel tun konnte, hat er getan: Er stellte die richtige Diagnose, und fürs erste half er Martin mit Antidepressiva aus dem Dunkel heraus, in dem er schon zu versinken drohte. Nur eine Woche nach der auf das seelische Befinden seines Patienten ausgedehnten Sinusitis-Behandlung konnte ich Sam schon erste Erfolgsergebnisse melden: »Martin geht wieder mit mir spazieren.« Und: »Er kann die Sonne wieder sehen!«
»Nur schade«, bedauerte ich, »daß es gegen meine Schmerzen nicht genauso wirksame Mittel gibt wie diese kleinen rosa Pillen, die mein Mann jetzt gegen die Depression einnimmt.« Sam warnte: »Diese kleinen rosa Pillen sind Psychopharmaka und dürfen nicht über allzu lange Zeit genommen werden.«
Gekommen war ich wegen der Thymusspritze. »Was machen die Schmerzen?« fragte Sam. Noch sprachen wir von Ischiasschmerzen, von einem gereizten Nerv. Statt einer konkreten Antwort – gezielte Ablenkung. Ich plauderte über den Abend zuvor, über die rosa-roten Schäfchenwolken am Himmel. »So rosa, wie diese

Wunderpillen, die Martin die Augen für die Schönheit unserer Insel wieder geöffnet haben.«
Sam wiederholte seine Frage nach meinen Schmerzen. Inzwischen brauchte ich schon alle drei Stunden ein Medikament. Tabletten und Zäpfchen im Wechsel. »Nachts«, sagte ich, »ist es schlimmer als am Tag.« Dann wich ich wieder auf Martin aus: »Mit seiner Stimmung steigt auch die meine...« Ich fragte: »Was wird passieren, wenn er die Psychopharmaka absetzt?« Dann würde die Depression schlimmer werden als je zuvor, betonte Sam: »Um wirksam geheilt zu werden, braucht dein Mann eine Therapie.« Das hatte mir auch Martin bereits gesagt – und ebenso, daß Sam einer Verhaltenstherapie, die nur von kurzer Dauer sein müßte, einer langwierigen anderen Therapieform den Vorzug gäbe.
»Wäre es nicht besser, wenn Martin so schnell wie möglich eine Therapie bekäme?« fragte ich. Genausogut hätte ich fragen können: »Wäre es nicht besser, wenn wir zur Abklärung meiner Schmerzen eher als geplant nach Deutschland zurückflögen? Und genauso wurde, wie ich einige Tage später feststellen sollte, diese Frage auch verstanden von unserem Hausarzt, der beim Zuhören nicht »zu«machte. Eine Rarität unter Ärzten, dieser Insel-»Doc«.

Womit nicht gesagt sein soll, daß Hausärzte wie dieser Sam nicht auch woanders zu finden wären. Man muß sie nur suchen. »Ärzte sind auch nur Menschen«, ist mir häufig entgegengehalten worden, wenn ich mich über diesen oder jenen von ihnen beschwerte, jeder Mensch könne Fehler machen. Stimmt: Jeder Mensch macht Fehler. Aber jeder Mensch ist auch ein Sinneswesen, und wenn ein Arzt zwei seiner fünf Sinne ganz offensichtlich nicht beieinander hat, wenn er nicht sehen und hören kann oder will, in welchen Nöten ein Patient sich befindet, dann sollte dieser Patient sich einen anderen Arzt suchen – oder Freunde bitten, ihm bei der Suche zu helfen. Tatsache ist: In Deutschland gibt es mehr als genug niedergelassene Ärzte – und unter ihnen auch solche, die sich weder blind noch taub stellen für die Bedürfnisse ihrer Patienten. Ärzte wie Sam. Am liebsten hätte ich ihn mitgenommen nach

Deutschland. Denn fest stand inzwischen: Spätestens im August würden wir die Insel wieder verlassen müssen. Dann fing nach den Sommerferien in der Internationalen Schule in Hamburg das Schuljahr 94/95 an. Nach zwei Jahren eines unbezahlten Urlaubs würde Martin seinen Beruf wieder aufnehmen, und er freute sich darauf.

»Es gibt noch nicht genug Touristen. Von der Galerie können wir zu dritt noch nicht existieren.« So lautete meine Version für andere Leute – immer mit dem Zusatz: »Aber in spätestens drei Jahren kommen wir zurück auf die Insel.«
Niemand sollte den Eindruck haben, ich wäre etwa gescheitert mit meinem seit langem verfolgten Plan, eines Tages in der Karibik zu leben.

Was andere Leute von mir denken. Der Eindruck, den sie von mir haben. Mein Ich aus deren Sicht. Was für ein schwaches Ich!
Wissenschaftler haben nach Auswertung der Persönlichkeitsprofile von Krebskranken diese Art zu denken als typisch erkannt. Diverse Untersuchungen bestätigen die von Lawrence Le Shan beobachteten Schwierigkeiten von Krebspatienten, das Bedürfnis, negative Empfindungen zum Ausdruck zu bringen, mit dem Verlangen zu vereinen, auf andere den bestmöglichen Eindruck zu machen. Als ich diese Stelle zum zweitenmal las, war ich mit meinem »inneren Ratgeber« schon gut genug vertraut, um mich der Frage stellen zu können: »Hat mein Verhalten dem Krebs Tor und Tür geöffnet?« Oder, überspitzt formuliert: »Bin ich schuld an meinem Krebs?«
Eine Formulierung, die Jojo auf der Stelle abwürgte – mit diesen Worten: »Von Schuld in diesem Zusammenhang zu sprechen ist absolut idiotisch. Nur weil ein Mensch sich so oder so verhält, bekommt er nicht gleich Krebs.« Im Zwiegespräch mit meinem »inneren Ratgeber« erinnerte ich mich dann auch an eine Stelle im Simonton-Buch, in der ausdrücklich darauf hingewiesen wird: »Persönlichkeitsprofile dienen lediglich als Richtlinien – um uns bewußt zu machen, wie gefährlich sich bestimmte Verhaltensweisen auswirken.« Und: »Persönlichkeitsprofile sind nur *ein* Element

der Diagnose« – ein Mini-Impuls, der zu vielen anderen hinzukommt, um aus einer kopflosen Zelle, die sich nicht mehr steuern kann, das Monstrum Krebs wachsen zu lassen.
Nicht müde wurde Jojo, mir immer wieder vorzuhalten: »Sei ehrlich zu dir selbst. Nur darauf kommt es an.« Genau damit hatte ich immer wieder Probleme.

Vorzeitige Rückkehr nach Deutschland aus medizinischen Gründen? Meine Schmerzen wären so ein Grund gewesen. Das war mir klar. Aber die medizinische Indikation für einen Abflug, je eher desto besser, erhoffte ich mir von Sam. Nicht wegen meiner Schmerzen, sondern wegen Martins Depression. Martin als der »Schuldige« an unserem Scheitern auf der Insel. So hätte selbst er es auch gesehen und dann darüber gejammert, »an allem schuld zu sein«. »Mit dem Gejammer«, hätte ich ihm vorgeworfen, »wird es auch nicht besser«, und er solle endlich damit aufhören. Und schon wären wir wieder mitten drin gewesen in den destruktiven »Spielen« einer Ehe, die Sam längst durchschaut hatte und die er am 26. Mai 1994 ein für allemal beendete mit den klaren Worten: »Ihr solltet zur Abklärung deiner Schmerzen so schnell wie möglich nach Deutschland zurückkehren.« Kein Wort mehr in diesem Zusammenhang von Martins Depression.
Kalendernotiz am 27. Mai 94: »Meine Schmerzen zwingen mich zurück nach Deutschland. Je eher, desto besser.« Applaus von Jojo: »Gut gemacht!«

Sonne und Mond

WIR BUCHTEN DEN RÜCKFLUG FÜR DEN 19. Juni 1994. Und mit dem bestätigten Ticket in meiner Hand reduzierte sich der Nervenschmerz, den ich bis dahin nachts kaum noch hatte aushalten können, auf ein ertragbares Maß. Ein Wunder?

Was ich damals für ein Wunder hielt, geschah, obwohl sich Ende Juli '94 in Hamburg herausstellen sollte, daß zu den Krebsmetastasen in den Lymphknoten nun auch noch ein Tumor im unteren Teil der Wirbelsäule hinzugekommen war, der viele Nerven bedrängte, darunter auch den Ischiasnerv. MYO hatte sich »raumfordernd« zwischen Kreuzbein und Lendenwirbel breitgemacht und schon weit in den Wirbelknochen hineingefressen. Da gab es also bereits einen vierten Krebs, der mein Leben bedrohte, als ich die Sonne mit dem Mond beziehungsweise das Leben mit dem Tod tanzen ließ.

Umhüllt von den warmen Farben des Lebens tritt die Kälte des Todes in den Hintergrund. In den letzten drei Wochen auf der Insel habe ich so ein Bild gemalt: »Tanz der Sonne mit dem Mond.« Doch wer immer es gesehen hat, assoziierte damit den »Tanz des Lebens mit dem Tod.« Es ist ein skurriles Bild, in dem das Leben mit dem Tod seine Possen treibt; ein positives Bild, entstanden in einer hoffnungsfrohen Seelenlage. Zwar war der bevorstehende Abschied von »unserer Insel« kein unmittelbarer Anlaß zur Freude. Doch tief in mir – dort, wo jetzt mein »innerer Ratgeber« angesiedelt ist – jubilierte Jojo in höchsten Tönen und ließ mich dabei wissen: »Du bist auf dem richtigen Weg...« Wie genau dieser Weg sich entwickeln würde, wußte ich damals noch nicht. Nur soviel spürte ich auf der Insel und später auch in Hamburg sehr deutlich: Das den Umständen entsprechend leichte Ertragen meiner Schmerzen war mir nicht von übernatürlichen Kräften beschert, sondern durch ein Loslassen von mir selbstauferlegten Zwängen ermöglicht worden. Mein vom »So-und-nicht-Anders« entfesseltes ICH hatte dieses scheinbare Wunder relativ einfacher Schmerzbewältigung vollbracht.
»Wenn zuviel Energie an die Abwehrtätigkeit des ICH und an die Lebenseinstellung gebunden ist, bleibt dem Körper nicht mehr genügend Lebenskraft, um den Krebs abzuwehren«, schreibt Carl Simonton. Zuviel Lebenskraft hatte ich investiert in die zur fixen Idee gewordene Vorstellung, nur auf einer Insel in der Karibik, im

Zusammenleben mit Martin und mit meinem Sohn glücklich werden zu können. So und nicht anders sollte es sein. Mit dem Beschluß, eher als geplant nach Hamburg zurückzukehren, hatte ich bereits einen großen Schritt getan, um doch noch einmal anders zu leben. Fern von Titus – ein Leben mit meinem Mann. Abnabelung vom fast dreißigjährigen Sohn und Hinwendung zu einem seelisch gesünderen Leben, das genug Energie freisetzte, um die Schmerzen vorerst wieder in Grenzen halten zu können.

Ende Juli 1994 ging es nicht mehr »nur« um Schmerzen: MYO war in meiner Wirbelsäule entdeckt worden. Es drohte die Lähmung beider Beine.

»Dir bleibt jetzt keine Wahl. Die Operation muß sein«, sagte Jojo. – »Aber es gibt Spontanheilungen«, gab ich zu bedenken. »Oder Hilfe durch Heiler. Ich könnte nach Haiti fliegen...« – »Zu deinem Voodoo-Priester? Das kann dein Ernst nicht sein! Du hast verdammtes Glück gehabt, daß du vor sechs Wochen auf beiden Beinen hier in Hamburg angekommen bist. Willst du riskieren, als Gelähmte in Haiti aus dem Flugzeug getragen zu werden? « – »Natürlich nicht.«

Seit unserer Rückkehr nach Hamburg hielt ich sehr oft Zwiesprache mit meinem »inneren Ratgeber« – auch dann, wenn ich nicht allein war. Was zur Folge hatte, daß ich Fragen, die an mich gestellt wurden, zuerst mit meinem klugen Delphin besprach, bevor ich meinem Gegenüber reichlich verzögert eine Antwort gab.

Mein Gegenüber am 29. Juli 1994 war der Neurochirurg und Privatdozent Dr. F.: Im Oktober des Jahres 1992, damals noch Oberarzt im Universitätskrankenhaus Eppendorf, hatte er mich erfolgreich von meinem MYO-Tumor im Kopf befreit. Inzwischen war er zum Chefarzt der Neurochirurgie des Hamburger Unfallkrankenhauses Boberg avanciert. Nach einer Auswertung der Aufnahme der Kernspin-Tomografie riet mir Dr. F. zur operativen Entfernung eines Tumors im unteren Teil der Wirbelsäule. An einem Modell aus Kunststoff hatte er mir bereits gezeigt, daß sich der Krebs diesmal zwischen LW 5 und S 1 befand, das heißt zwischen dem untersten Lenden- und Kreuzbeinwirbel. Wie schon vor der Kopfopera-

tion, so war auch diesmal von meinem »Glück im Unglück« die Rede: Wenigstens gäbe es vom Rücken her eine Möglichkeit, an diesen Tumor heranzukommen. Viele Tumore im Wirbelbereich wären nicht operabel.
»Haben Sie noch Fragen?« Jojo drängte: »Jetzt frag endlich, wann ein Bett frei ist?« Erst wollte ich noch wissen: »Ist dieser Tumor der Grund für meine Schmerzen und dafür, daß ich immer schlechter gehen kann?« »Sicher.« Eine schnelle Antwort. Und wieder der Griff zum Wirbelsäulen-Modell. Eine Fingerkuppe zur Demonstration des Tumors, der »jede Menge Nerven« abklemme. »Auch den Ischiasnerv?« Ja, auch den. Damit stand fest: Meine Schmerzen, zwar tumorbedingt, waren Ischiasschmerzen. Ich glaubte meinem Arzt aufs Wort, als er mir vorhersagte: »Nach der Operation werden sie schmerzfrei sein und sich wieder ganz normal bewegen können.«

»Nach der Operation werde ich schmerzfrei sein und mich wieder ganz normal bewegen können« – so lautete auch meine Autosuggestionsformel am Abend des 10. August 1994 im Krankenhaus. Eine Formel zum Einschlafen. Noch quälte der Schmerz, der durch ein starkes Mittel gelindert wurde: Vierzig Tropfen auf ein Stück Zucker. Die Höchstgrenze von zwanzig Tropfen alle vier Stunden hatte ich längst überschritten.
»Ab morgen ist es vorbei mit den Tropfen.« So lautet die letzte Eintragung dieses Tages in meinem Kalender, in dem nach wie vor Termine eingetragen wurden: Arzttermine, Untersuchungstermine, und für den 11. August, 8.00 Uhr, der Operationstermin – ein Donnerstag. Zum dritten Mal würde MYO unters Messer kommen.

Hoffnung als Therapie

HOFFNUNG GIBT KRANKEN DIE ENERGIE, die sie brauchen, um wieder gesund zu werden. Sie rüstet die Seele mit der Kraft aus, die ein Mensch benötigt, um auch in Narkose am Gelingen einer Operation mitarbeiten zu können.

»Alles was Hoffnung bietet, birgt die Möglichkeit zur Heilung«, schreibt der Onkologe und Chirurg Dr. Bernard Siegel in seinem Buch »Mit der Seele heilen«.

Heilung von Krebs konnte der Neurochirurg Dr. F. mir nicht versprechen. MYO hatte sich in meinem Becken schon zu breit gemacht, hatte schon allzu viel Raum gefordert. Aber die Metastase, die sich zwischen dem unteren Lendenwirbel sowie dem Kreuzbein eingenistet und sich dort auch schon in den Wirbelknochen hineingefressen hatte, die würde Dr. F. herausoperieren können. »Nach der Operation werden Sie schmerzfrei sein und sich ganz normal wieder bewegen können« – so seine Vorhersage. Ausgerüstet mit diesem enormen Hoffnungspotential ging ich in die blutige Schlacht. MYO, so stellte ich mir vor, hatte nun die Basis der Säule erobert, die das Leben eines Menschen trägt. Und genau diesen strategisch so wichtigen Punkt würde ich durch die Operation zurückgewinnen. Ich würde als Siegerin aus dieser Schlacht hervorgehen.

21. August 1994. Zehn Tage nach der Operation. Im Kalender steht die Notiz: »Operation gelungen – Patient ein Wrack.« Die Schrift sehr klein, von zittriger Hand. Meine Schmerzen waren schlimmer als zuvor. Es war mir nicht mehr möglich, länger als fünf Minuten aufrecht stehen oder gehen zu können. Hätte ich mir Jojo nicht inzwischen zum Freund gemacht, wäre ich wohl voller Groll gegen den tüchtigen Arzt gewesen, der mir eine »falsche Hoffnung« gemacht hatte. Doch mein Freund Jojo wurde nicht müde, mir vorzuhalten: »Du weißt nur zu gut, daß es keine falsche Hoffnung gibt! Dr. F. hast du es zu verdanken, daß MYO nun schon ein zwei-

tes Mal aus einer für dich lebensgefährlichen Position vertrieben wurde!« Die Kopfoperation vor zwei Jahren, jetzt der erfolgreiche Eingriff in meine Wirbelsäule – im Kampf gegen diesen Krebs war Dr. F. bisher mein wichtigster Verbündeter gewesen, ein Meister seiner chirurgischen Fachrichtung: »Ein Mann, der dir Hoffnung gemacht hat. Die Hoffnung auf Leben!«

Trotz anhaltender Schmerzen und am Stock gehend verließ ich am 23. August 1994 das Krankenhaus im stolzen Bewußtsein, nach MYO in der Gebärmutter und im Kopf nun schon zum drittenmal eine lebensgefährliche Krebsoperation überstanden zu haben. Das hieß: Aus einer entscheidenden Schlacht gegen MYO war ich wiederum als Siegerin hervorgegangen. Im Kalender stand jetzt die Eintragung: »Wir werden die HOFFNUNG nie aufgeben.« Druckbuchstaben, Hoffnung groß gesetzt. Wir – das waren der Delphin Jojo und ich. Jojo – mein »innerer Ratgeber«, der mir die Hand bei dieser Notiz führte; mein Schutzengel. Heute weiß ich: Dieser Kontakt zu einem »inneren Ratgeber« ist für Menschen, die sich gegen den Krebs zur Wehr setzen, unerläßlich zum Schutz gegen Mitmenschen, die ihnen ihre Hoffnung rauben. Auch Ärzte gehören zu diesen Räubern.

Es ist schlimm genug, wenn ein Arzt nicht willens oder in der Lage ist, einem schwerkranken Menschen Hoffnung auf Heilung zu machen. Noch schlimmer ist es, wenn ein Arzt einem Menschen seine Hoffnung nimmt. Wer an Krebs erkrankt ist, muß damit rechnen, solchen Ärzten zu begegnen. Sie kommen aus jeder Fachrichtung – und wehe dem Patienten, der ihnen schutzlos ausgeliefert ist. Darum mein dringender Rat an alle, die sich mit einem Krebs herumschlagen müssen: Schaffen Sie sich einen inneren Ratgeber an! Je eher der Kontakt zu ihm hergestellt wird, desto besser.

Ohne meinen Schutzengel Jojo hätte ich jenem Dr. H. nicht ausgeliefert sein mögen: Dr. H. ist Chefarzt der Neurologie des Boberger Krankenhauses. Vier Wochen nach meiner Entlassung aus dem Krankenhaus – inzwischen war ich eine Krebspatientin, die sehr schwer am Stock ging und ihre Schmerzen durch Morphium unter Kontrolle hielt – mußte ich zur Nachuntersuchung auch in der Neurologie erscheinen. Dr. H. war zuständig für meinen Kopf.

Während der stationären Behandlung waren die Drehanfälle, die ich auf der Insel hatte, durch ein EEG (Messung der Gehirnströme) ganz eindeutig als epileptische Anfälle erkannt worden. Ein Stationsarzt der Neurologischen Abteilung hatte die Diagnose meines Insel-Arztes bestätigt: Infolge einer Vernarbung im Gehirn kam es zu einer leichten Form von Epilepsie. Zur Vermeidung weiterer Anfälle waren mir Tabletten verordnet worden: Morgens und abends je eine kleine weiße Pille. »Möglichst immer zur selben Zeit, dann kann Ihnen nichts passieren«, versicherte mir der Stationsarzt.

Als ambulante Patientin war die Privatpatientin de Boer nun nicht mehr »Sache« des Stationsarztes, sondern Chef-»Sache«. Eine erneute EEG-Untersuchung bestätigte den Befund und auch, daß die relativ schwach dosierte Medikation die angemessene war: Das war Mitte September 1994. Mitte Dezember wollten wir zu Titus fliegen. Darauf freute ich mich und strahlte diese Vorfreude wohl auch aus. Allerdings machte ich mir Sorgen wegen der Zeitverschiebung. Die Tabletten zur Verhinderung von Krampfanfällen sollte ich regelmäßig einnehmen. Vom Chefarzt Dr. H. wollte ich nun wissen, ob bei einer Zeitverschiebung von sechs Stunden mein Schutz vor Anfällen gewahrt bliebe. Ich erklärte ihm, daß wir Weihnachten mit meinem Sohn zusammen feiern wollten, der auf einer karibischen Insel lebt. Die Flüge seien schon gebucht.

»Was wollen Sie? Auf eine karibische Insel? Aber beste Frau, kennen Sie denn Ihre Grunderkrankung nicht?«

Fragen wie Hammerschläge auf den Kopf.

»Bester Mann«, wollte ich sagen, »was fällt Ihnen eigentlich ein, so mit einer Frau zu reden, die gerade ihre dritte Krebsoperation hinter sich hat?«

»Sie meinen...?« erwiderte ich statt dessen zaghaft. Jojo fand diese Zurückhaltung »mal wieder typisch – Höflichkeit am falschen Platze!«

Dr. H. fuhr fort: »Ja wissen Sie denn gar nicht...« Und Jojo stachelte: »Jetzt sag ihm doch endlich, was er für ein Idiot ist!« Immer noch halbherzig unterbrach ich ihn und sagte: »Doch, ich weiß, daß ich Krebs habe. Und ich weiß auch, daß die Lymphmetastasen in meinem Bauch und Tumorreste im Wirbelkanal die Ursache sind für meine Schmerzen. Aber mit ein wenig Glück...«

Der Chefarzt hörte »Glück« und zog die Brauen hoch. Ganz offensichtlich schien er dieses Wort aus dem Mund einer Patientin, deren Krebs schon so weit fortgeschritten war, für unangebracht zu halten.

Mit ein wenig Glück, hatte ich sagen wollen, würde es mir früher oder später gelingen, diesen nun nicht mehr operablen und auch mit Strahlen nicht mehr erfaßbaren Krebs auf meine Art zu heilen. An eine Heilung – auf welche Weise auch immer – glaubte ich ganz fest. Mit Hilfe der Visualisation arbeitete ich daran, unterstützt vom Optimismus einer jungen Fachärztin für Allgemeinmedizin und Naturheilverfahren, die kurz vor meiner dritten Operation ganz in meiner Nähe ihre Praxis eröffnet hatte: Frau Dr. B. – ein Glücksfall für mich. »Diese Frau Dr. B....«, wollte ich sagen. Aber Jojo legte mir zwingend nahe, mich auf kein weiteres Gespräch mit diesem Neurologen einzulassen, »der dich schon unter der Erde sieht«.

Jojo sagte dann noch: »Diesen Typ haben wir zweimal gesehen – einmal und nie wieder.« Aus türkisfarbenem Meer sah ich die lange Schnauze meines Delphins gerade bis zum Auge auftauchen. Ich sah das Lachen meines Schutzengels entlang vieler kleiner Sägezähne und ein dunkles Auge, in dem die Sonne blitzte. Ich lachte in mich hinein und bestätigte: »Einmal und nie wieder...«

Wenigstens hatte er meine Frage nach der Zeitverschiebung dann doch noch beantwortet. Das sei kein Problem, meinte er, »aber...«. Doch Jojo und ich ließen uns nun auf kein »aber« mehr ein. Meine Frage war geklärt. Und absolut klar war auch: Ich würde mir nach meiner Rückkehr von der Insel einen neuen Neurologen suchen.

Der Flug nach Miami und weiter nach Providenciales war für den 15. Dezember 1994 vorgesehen. Ich zählte bereits die Wochen. Irgendwann würde ich auch die Tage und dann nur noch die Stunden bis zum ersehnten Abflug zählen. Martin wollte drei Wochen bleiben, während der Schulferien, ich drei Monate. Und ich war nun doch fest entschlossen, mit MYO zu Max zu gehen: Max Beauvoir, Biochemiker und Voodoo-Priester. Wir kennen uns seit vielen Jahren. Mit ihm, der vor seiner Rückkehr nach Haiti ein Studium an der Sorbonne in Paris absolvierte und später in den USA lebte, machte ich als Journalistin diverse Interviews. In dem Park, der sein Haus und den Voodoo-Tempel umgibt, sind wir umhergegangen – unter Hibiskus-, Brotfrucht- und Mangobäumen – und zu jedem Blatt, jedem Strauch und Kraut gab er mir Hinweise auf deren Heilkraft.
In einem dieser Interviews mit Max Beauvoir ging es um Krebs. Das war im Frühjahr 1987. Ein spektakulärer Fall: die Heilung eines südamerikanischen Diplomaten von einem scheinbar unheilbaren, nicht operablen Hirntumor. Freunde, ebenfalls aus dem diplomatischen Dienst, hatten mir davon berichtet. Max Beauvoir sei die letzte Hoffnung dieses todkranken Mannes gewesen. Eine erfüllte Hoffnung – der Tumor hatte sich nach nur vierwöchiger Behandlung durch den Voodoo-Arzt zurückgebildet. Eine Heilung durch die Mittel der Natur? Hatte er gar ein Kraut gegen den Krebs entdeckt? Ein Arzt aus Hamburg war damals bei dem Interview dabei – ebenfalls voller Erwartung. Wie würde der Voodoo-Priester das Wunder dieser Heilung vom Krebs erklären?

Der Voodoo-Priester sprach zuerst über Krankheiten im allgemeinen: Jede Krankheit des Körpers sei als ein Versuch der Seele zu sehen, den Menschen von einem Leben zu heilen, das ihm nicht gut täte. Bei dem Versuch, herauszufinden, wo im Leben des Kranken die schwachen Stellen sind,

die ihn krankgemacht haben, könne der Arzt seinem Patienten immer nur helfen. Das gelte für alle Krankheiten. »Und es gilt«, betonte er, »ganz besonders für den Krebs.«

Eher vage deutete er an, in Haiti gäbe es Kräuter, die in einer ganz bestimmten Kombination für Krebszellen das reine Gift wären, gesunden Zellen hingegen nicht schadeten. Aber zur Behandlung eines Krebs-Patienten in der Obhut eines Voodoo-Priesters gehört mehr als die Zubereitung einer Kräutermischung zum Vergiften von Krebszellen. Zeremonien werden ganz speziell für diesen Patienten veranstaltet, bei denen die Geister des Voodoo zur Verstärkung gegen den zu besiegenden Krebs mit Opfergaben herangezogen werden sollen.

Krebsheilung durch Voodoo-Kräuter! Oder: Vom Krebs geheilt mit Kräutern – statt mit Chemotherapie! Was für eine »Story«! Geschrieben habe ich sie damals nicht. Mir fehlte das konkrete Rezept für die »Natur-Chemo«. Keine »falschen Hoffnungen« wollte ich erwecken mit einem Bericht über einen in Haiti vom Krebs geheilten Mann, dessen Gesundwerden ich letztlich doch nur vage erklären konnte.
Aber im September 1994 war alles anders: Da hatte ich mit meiner Strategie, mich von einem Leben zu heilen, das mich krankgemacht hatte, bereits beachtliche Erfolge gegen den Krebs erzielen können und im Kampf gegen MYO schon viel Land – Leben! – erobert; ein Überleben weit über die ärztlichen Prognosen hinaus. Ich kannte den Wert von Hoffnung auf Heilung, und ich hatte gelernt, mich zur Wehr zu setzen gegen jene, die mir keine »falschen Hoffnungen« machen wollten und damit mein Überleben in Frage stellten. Haiti war meinem Herzen zur zweiten Heimat geworden, und wenn ich nun dorthin reisen würde, ging es nicht mehr um andere, sondern um mich. Es ging um meine Heilung.

Mit meinem Plan, zu Max Beauvoir nach Haiti zu fliegen, verband ich die Hoffnung auf Heilung von einem Krebs, der nicht mehr operabel war, auch nicht mehr bestrahlbar, und der, wie mir mehrfach versichert wurde, auch durch Chemotherapie nicht angreifbar sein würde. Gleich nach der Beendigung von Martins Ferien und dessen Rückkehr nach Deutschland wollte ich von Providenciales nach Cap Haitien fliegen und von dort aus mit Freunden weiter im Wagen nach Port-au-Prince fahren – vier Stunden lang über die Berge und teilweise über Straßen, deren Schlaglöcher schon gesunden Menschen schmerzhaft ins Gedärm und in die Wirbelsäule krachen. Für mich würde dieser Weg zur Hölle werden. Aber ich würde es überleben, und dank MST würde ich meine Freunde auch verschonen können vom Schmerzgebrüll.

MST steht für Morphium. In Boulevard-Blättern, die mit der Angst vor dem Krebs Geschäfte machen, wird Morphium immer ganz nahe an den Tod gerückt: »Vom Tode gezeichnet. Morphium!« So oder so ähnlich wird nur allzu häufig die Krebserkrankung von Prominenten der Öffentlichkeit preisgegeben. Aggressive Schlagzeilen, die jeden treffen.

Morphium gleich Endstadium der Krebserkrankung wird den Lesern suggeriert – auch jenen, die nur am Zeitungsstand vorübergehen. Erst Morphium, dann Dämmerungszustand bis zum Hinübergleiten in den Tod. Und Ende, aus, vorbei. So denken viele. Auch ich habe so gedacht und die Zähne zusammengebissen. Statt mit der »harten Droge« Morphium versuchte ich den Krebsschmerz mit weniger starken Mitteln zu bekämpfen, bis mir eines Tages, mitten auf der Straße, Tränen über die Wangen liefen. Nichts ging mehr, kein Schritt voran und keiner zurück. Eine junge Frau bot mir ihre Hilfe an. Nur zwanzig Meter von uns entfernt war eine Bank. Der Stock auf der einen, der Arm der jungen Frau auf der anderen Seite. Jedes Auftreten wurde zur Qual. Die junge Frau setzte sich neben mich. Das Sitzen brachte mir eine kurzfristige Erleichterung. Etwa dreihundert Meter weit würde ich noch gehen müssen, um nach Hause zu kommen. Beim Gedanken an den »langen« Weg bekam ich einen Schweißausbruch.

»Frag sie, ob sie dich nach Hause bringen kann«, sagte Jojo. Mein »innerer Ratgeber« kannte mich nur zu gut. Es fiel mir schwer, um Hilfe zu bitten. »Na los«, drängte Jojo, »jetzt frag sie schon endlich.« Also tat ich es.

»Kein Problem«, meinte die junge Frau, »ich weiß, wie das ist, wenn man Schmerzen hat.« Sie hätte einmal »so tierische Ischiasschmerzen« gehabt, daß sie »Morphium brauchte, um nicht verrückt zu werden.«

»Morphium gegen Ischiasschmerzen?« – »Ja, logisch«, sagte sie, »wenn sonst nichts hilft.« Das Morphium gab ihr ein befreundeter Apotheker »unter der Hand«. Erst damit sei sie »wieder auf die Beine« gekommen.

»Ja, logisch«: Nicht nur hilfsbereit war sie, diese junge Frau, sondern sie hatte mir auch noch einen Denkzettel verpaßt: Wer Schmerzen hat, dem kann geholfen werden. Wichtiger noch: Der sollte sich auch helfen lassen!

Wer tumorbedingte Schmerzen hat, der braucht sich nicht erst einen Apotheker zum Freund zu machen, um das aus Opium gewonnene Morphium ohne Rezept zu bekommen. Krebspatienten haben ein Recht auf Schmerzlinderung durch jedes Mittel, das zur Verfügung steht.

Daß bei Morphium Suchtgefahr besteht, ist allgemein bekannt. Über die Gefahr der Abhängigkeit von Rauschmitteln jeder Art, also auch von Morphium, weiß heutzutage fast schon jedes Kind Bescheid. Viel Geld läßt sich der Staat die Aufklärung über die Gefahr von »harten Drogen« kosten. Eine sicherlich notwendige Investition zur Verhütung von Drogenmißbrauch, eine Investition für das Leben. Was aber fehlt, ist eine breit angelegte Aufklärung über den Segen dieser Droge bei der Befreiung von Schmerzen. Auch das wäre eine Investition für das Leben – und eine ganz wichtige Überlebens-Hilfe für Menschen, die bei schwerer Erkrankung zuviel Kraft investieren in das Ertragen von Schmerzen, anstatt mit Hilfe einer »harten Droge« ihre Abwehrkräfte zu schonen für den Kampf gegen den Schmerz-Verursacher: den Krebs zum Beispiel.

»Ausschalten des Schmerzes heißt Schmerzvorbeugung!« betonen auch Angela Löser und ihr Co-Autor Dr. J. Hoß. Sie ist Krankenschwester mit jahrelanger Erfahrung in einer Krebsstation, er ist ein Internist. Gemeinsam haben die beiden über »Krebsbehandlung mit Strahlen- und Chemotherapie« ein auch für Laien sehr gut verständliches Buch verfaßt, das unter anderem wichtige Informationen über das Ausschalten von Schmerzen zum Inhalt hat. Leider ein Buch von geringer Auflage – für die vergleichsweise wenigen, die aus beruflichen Gründen Zugang dazu und auch die finanziellen Mittel haben, sich im Kampf gegen den Krebs mit einem Fachwissen auszurüsten, das von keiner Krankenkasse bezahlt wird. Dabei ist es ein Buch, das Leben retten könnte. Denn gerade chronische Schmerzen zehren am Lebenswillen eines Menschen. Durch chronischen Schmerz wird Hoffnung untergraben – jene Hoffnung aufs Überleben, von der ganz entscheidend die »Aufrüstung« des Immunsystems abhängt, das die Abwehrkräfte gegen den Krebs mobilisiert. »Heute weiß man«, schreiben Löser/Hoß, »daß eine Schmerzbehandlung, die jedesmal erst einsetzt, wenn der Schmerz da ist, falsch ist. Es sollte statt dessen eine regelmäßige Einnahme erfolgen, die den Schmerz erst gar nicht aufkommen läßt. Dadurch benötigen Sie letztlich weniger Medikamente, als wenn sie den Schmerz erst ›durchbrechen‹ müssen.«
MST ist so ein Mittel, das bei regelmäßiger Einnahme den Schmerz gar nicht erst aufkommen läßt: Morphiumpillen – Minipillen gegen Maxischmerz. Es gibt sie in unterschiedlichen Farben und Dosierungen. Sonnengelb das schwächste, violett das mittelstarke und orange das stärkste Präparat. MST 10, MST 30, MST 60. »Wenn ich erst bei Orange angelangt bin«, dachte ich anfangs, »dann...«
»... dann wirst du froh sein, daß dir dieses starke Mittel zur Bekämpfung deiner Schmerzen zur Verfügung steht«, vertrieb mein »innerer Ratgeber« augenblicklich diese Angst vor der Farbe Orange: Positives Abfedern meines im Ansatz negativen Gedankens. Mein kluger Delphin weiß, wie wichtig das ist. Und um ganz sicher zu gehen, daß ich meine so lebenswichtige Hoffnung auf Heilung auch dann nicht verliere, wenn ich tatsächlich zu dem

stark dosierten MST60 greifen muß, hielt mir Jojo noch vor Augen: »Denk an deine arme Mutter, die nicht die Möglichkeit hatte, ihre Schmerzen mit ein paar Pillen zu lindern...« Das war im Jahr 1970. Da mußte der Hausarzt noch kommen, um das Morphium gegen die starken Krebsschmerzen zu spritzen. Und er kam immer erst, wenn der Schmerz kaum noch zu ertragen und mit dieser Last auf der Seele wieder etwas abgebrochen war von dem Fundament, auf das sich die Hoffnung zum Überleben gründet.

Ende September 1994 war es dann bei mir so weit: »MST Orange« stand erstmalig am 27. September im Kalender. Orange um 7.00 Uhr morgens. Orange um 1.00 Uhr in der Nacht. Zwischendurch noch einmal Violett. Mit diesen scharfen »Geschossen« gelang es, die zunehmenden Schmerzen weitgehend »abzuschießen«. Davon unbeeindruckt, machte sich MYO in meinem Becken immer breiter. Die von den »Raumforderungen« bedrängten Venen und Nerven ließen trotz so hoch dosierter Morphiumdosen nur ein Mindestmaß an schmerzarmen Bewegungen zu.
»Aber wenn ich erst in Haiti bin, dann...« Diese Hoffnung hielt mich hoch, im wahrsten Sinne des Wortes: aufrecht. Keinen Tag habe ich im Bett verbracht.

Ich habe die Erfahrung gemacht: Nur im Stehen und Gehen, auch wenn es noch so schwer fällt, läßt sich wenigstens ein Mindestmaß an Muskelkraft erhalten. Selbst wenn diese Kraft nicht mehr ausreicht, um den Krebs anzugreifen, so ist sie doch wichtig, um das Leben gegen den Massivangriff durch den Krebs zu verteidigen, bis sich die Chance ergibt, wieder neue Kräfte aufbauen zu können. Diese Chance kann eine neue Art der Behandlung sein, ein Medikament oder ein unverhofft positives Ereignis wie aus heiterem Himmel, das der Seele die Kraft gibt, das Immunsystem günstig zu beeinflussen.

In Haiti sah ich meine Chance. Dort würde ich die nötige Hilfe bekommen, um meine Abwehrkraft gegen die Krebszellen wieder aufzubauen. Dann würde ich nach und nach das Morphium reduzieren können. Kein Zweifel: Früher oder später würde ich das Morphium ganz absetzen können.
»Absetzen?« Ein nachsichtiges Lächeln. Schließlich die Antwort des Internisten Dr. Sch., eines Spezialisten für Schmerztherapie: »Das Morphium werden Sie jetzt bis zum Ende Ihres Lebens nehmen müssen.« Und in seinen Augen konnte ich lesen: »Lange wird es wohl nicht mehr dauern.«
Morphium bis zum Ende des Lebens. Das klingt wie ein Urteil in letzter Instanz. Nach dem Todesurteil für die »beste Frau« durch den Neurologen Dr. H. nun schon wieder eine Verurteilung zum Tode durch den Internisten Dr. Sch. – Tod durch Hoffnungs-Entzug. Und nach diesen Todesurteilen die Begnadigung durch meinen »Glücksfall« – jene Ärztin für Allgemeinmedizin und Naturheilverfahren, Dr. B., die seit der Rückkehr von der Insel meine Hausärztin war. Sie wußte von meiner bevorstehenden Reise zu meinem Sohn. Drei Monate auf der Insel. »Für alle Fälle« wollte sie mir genug Morphium für diese Zeit verschreiben. Auch von Haiti hatte ich ihr berichtet, von meiner Hoffnung auf Heilung durch den Voodoo-Priester.
»Wenn es Ihnen besser geht«, sagte Frau Dr. B., »müssen Sie zur Verhütung eines Kreislaufkollapses das Morphium langsam ausschleichen.« Sie warnte mich dringend davor, das Morphium von heute auf morgen abzusetzen. »Wer das tut, riskiert sein Leben.« Das würde ich ganz bestimmt nicht tun, sagte ich, »ich bin doch nicht lebensmüde.« – »Ich weiß«, erwiderte sie, »darin liegt Ihre Stärke.«
Zuversicht in den Augen der Ärztin. In ihrem festen Händedruck die Bestätigung ihrer Worte: »Wenn es Ihnen besser geht...« So hatte sie sich ausgedrückt, und allein mit dem Glauben an meine Besserung, den sie mir auf diese Weise vermittelte, wußte sie ganz sicher meine Abwehrkraft gegen den Krebs um ein Vielfaches zu stärken.

Aufrecht in den Kampf: Mit Pessimismus erringt man keinen Sieg!

DIENSTAG, 4. OKTOBER 1994. FÜNF GROSSE BUCHSTABEN QUER über die Seite des Terminkalenders geschrieben: »Dicki«.

Meine Schwester Dicki. Sie lebt siebenhundert Kilometer von mir entfernt in der Nähe von Stuttgart. Mehrmals an diesem Tag hat sie lange mit mir telefoniert. Gespräche, die MYO das Fürchten lehren sollten.

»Dicker, dicker Bauch«, brabbelte Dicki als Kleinkind oft vor sich hin. Daher der Spitzname, der schon lange nicht mehr paßt und ihr dennoch bis heute erhalten blieb. Verlorengegangen ist das »Schwesterchen«, mein Spitzname aus Kinderzeiten, in denen die nur ein Jahr ältere Schwester so viel größer und runder und die jüngere nur ein Winzling war – eben das kleine Schwesterchen, das eines Tages von der Dicki fest an die Hand genommen und sicher durch den Nebel geführt wurde, als wir uns auf dem Weg vom Kindergarten nach Hause zu verlaufen drohten. Heil angekommen, sagte Dicki mehrmals: »Schwesterchen hatte Angst und hat geweint...«

Tränen auch am Telefon: »Das Morphium hilft mir nicht mehr. Es tut so weh...« Das war an diesem Montagmorgen das erste Gespräch. Und es war seit jenen Kindertagen das erste Mal, daß sich Dicki wieder gefordert fühlte, ihre »kleine« Schwester an die Hand zu nehmen.

Die Kleine mit dem großen Maul. Zwei scheinbar sehr ungleiche Schwestern. Extrovertiert die jüngere, eher introvertiert die ältere. Blond und dunkel. Dünn und dick. Frech und artig. Wild und sanft. So die Stempel für ein Leben, das sich dann auch sehr unterschiedlich entwickelte, bis der Krebs uns enger zusammenbrachte, als wir je zuvor gewesen waren, und uns erkennen ließ, wie ähnlich (bis hin zur äußeren Erscheinung) wir einander geworden sind. MYO half uns hinweg über die Hürde einer Entfernung, die unüberwindbar schien.

»Gegen diesen Krebs«, sagte Dicki, »hilft jetzt nur noch eines: eine Chemotherapie!«

Im fast vierjährigen Krieg zwischen meinen gesunden und den bösartigen MYO-Zellen war mir von diversen Ärzten immer wieder versichert worden, dieser Krebstyp sei durch Chemotherapie nicht angreifbar. Drei Gutachten namhafter Professoren bestätigten diese Aussage. Ich sagte zu meiner Schwester, daß ich nach Haiti wollte, zu dem Voodoo-Priester, von dem ich ihr früher schon einmal erzählt hatte. »In deinem Zustand?« Eine berechtigte Frage. »Nein«, sagte ich, »wohl nicht.« Und ich fügte hinzu: »Nicht mehr.« Danach versagte mir die Stimme.
Auf einmal wußte ich, daß all meine Träume von einer Voodoo-Heilung, an die ich mich wie an einen letzten Rettungsanker geklammert hatte, geplatzt waren wie eine Seifenblase im Wind. Niemals würde ich »in meinem Zustand« den Weg dorthin schaffen können, und statt dessen war ich nun also auf eine Therapie angewiesen, über die mir schon mehrfach gesagt worden war, daß sie in meinem Fall keine Aussicht auf Erfolg haben würde...

Keine Aussicht? Nichts geht mehr? Wer leben will, muß sich hüten vor diesem Gedanken. Denn mit der Vorstellung, »daß nichts mehr geht«, wird der Wille lahmgelegt, doch wieder etwas in Bewegung bringen zu können.
Uli, eine sehr gute Freundin, hat mir öfter den Rat gegeben: »Du mußt dich fallenlassen.« Die Versuchung, es zu tun, ist groß – aber auch gefährlich für Menschen, die in tödlicher Umschlingung mit dem Krebs dann den Fall ins Bodenlose riskieren. Uli hat es gut gemeint. Sehr gut sogar. Bei ihr und ihrem Mann Jochen habe ich in den Wochen nach unserer Rückkehr von der Insel, in denen Martin seine Depression mit Hilfe einer Verhaltenstherapie bekämpfte, ein Zuhause gehabt. Sie haben ein schönes Haus mit einem Wintergarten auf dem Dach, und in dem tropisch heißen Sommer '94 stand eine Liege unter schattigen Bäumen im Garten. »Jederzeit«, hatten meine Freunde mir versichert, »sind wir für

dich da.« Und ich wußte, daß es keine leeren Worte waren. Seit es MYO in meinem Leben gab, haben sie nach besten Kräften geholfen, mir mein Leben zu erleichtern. Sie verfügen auch über gute Kontakte zu hervorragenden, namhaften Ärzten.
Fallenlassen? In der Nacht, in der die Schmerzen den Morphium-Schutzwall durchbrachen, war die Versuchung groß, mich zurückfallen zu lassen ins warme Nest einer Freundschaft, in der mir jeder Wunsch von den Augen abgelesen wurde. Uli und Jochen, wußte ich, würden mich auffangen, und wiederum würden sie die besten Ärzte für ihre kranke Freundin mobilisieren, während Martin in Ruhe seiner Arbeit nachging: Der Ehemann, der außen vorstand. An dem Morgen, an dem ich mich schlafend stellte, um ihn unbelastet von meinen Schmerzen in die Schule gehen zu lassen, hatte mir mein »innerer Ratgeber« schon zu bedenken gegeben, ob es nicht besser wäre, auf die wiedergewonnenen seelischen Kräfte zu vertrauen, die Martin in Zusammenarbeit mit der Therapeutin inzwischen aufgebaut hatte. »Er braucht jetzt eine Chance, sich als der Mann zu beweisen, der er ist: Einer, der sich vom Krebs seiner Frau nicht mehr in die Depression treiben läßt. Ein Mann, der wieder mit der ganzen Kraft für seine Frau geradesteht«, forderte Jojo sehr entschieden. Das war noch, bevor Dicki aus Stuttgart anrief.
Dickis Kontakte zu Ärzten sind spärlich. Als Designerin hat sie mehr mit der Kunst als mit der Medizin zu tun. Immerhin kennt sie in Hamburg einen Arzt. Noch als Medizinstudent war er ihre erste große Liebe. Heute ist er Oberarzt in der Intensivstation eines Hamburger Krankenhauses.
»Soll ich ihn mal fragen, was er von einer Chemotherapie hält?« Noch bevor ich über diese Frage nachdenken konnte, hielt mein »innerer Ratgeber« mir vor Augen: »Dort, wo intensiv um das Leben Schwerstkranker gekämpft wird, heißt es gelegentlich: ›Nichts geht mehr.‹ Aber sehr häufig geht eben doch viel mehr als vorher angenommen, und dann verläßt dieser intensiv betreute Patient, dessen nahenden Tod so viele schon zu sehen glaubten, ganz gesund das Krankenhaus.« Jojo drängelte: »Jetzt sag schon, daß sie

den Kontakt herstellen soll...« Und ich sagte: »Wenn du meinst, dann...«
Für den Intensivmediziner stand außer Frage: »Natürlich muß deine Schwester eine Chemotherapie ausprobieren.« So kam durch Dicki mein Kontakt zu einer Tagesklinik zustande, in der Krebskranke ambulant mit Chemotherapie behandelt werden. Diese Klinik, direkt gegenüber dem Hamburger Bahnhof Altona, ist Teil einer onkologischen Gemeinschaftspraxis, zu der sechs Ärzte gehören. Einer von ihnen ist Dr. Lutz R., Internist und Spezialist für die Ultraschall-Diagnostik.
Gleich zu meinem ersten Termin mit Dr. R. am 10. Oktober kam Dicki aus Stuttgart angereist. Es war ein Freitag, und sie konnte übers Wochenende bleiben.
Nach Durchsicht meiner Unterlagen und Ansicht meiner Lymphmetastasen per Ultraschall ging es mir an diesem ersten Tag in der onkologischen Praxis bei Dr. R. vor allem um die Frage: Würde dieser Arzt mir Hoffnung auf Hilfe durch Chemotherapie machen?
Das Konzept der Tagesklinik macht es möglich, innerhalb von ein bis zwei Tagen herauszufinden, wie weit ein Krebs sich im Körper eines Patienten ausgebreitet hat – eine Leistung, die in den meisten Krankenhäusern mindestens zwei, wenn nicht sogar drei Wochen dauert. Drei Wochen lang warten auf die Antwort, ob ein Krebs überhaupt noch therapierbar ist! Warten auf ein Urteil, von dem das Überleben abhängt! Diese psychische Qual zusätzlich zu den Krebsschmerzen wurde mir als Patientin der onkologischen Gemeinschaftspraxis erspart. Am Ende eines langen Untersuchungstages konnte Dr. R. mir an jenem Freitag immerhin schon sagen, daß mein Fall von ihm und seinen Kollegen diskutiert werden würde. Und bereits eine Woche nach diesem Termin stand fest: Ich war kein hoffnungsloser Fall. MYO war doch durch Chemotherapie angreifbar!
»Wie hoch sind meine Chancen?« fragte ich. »Dreißig bis fünfzig Prozent«, erwiderte Dr. R.
Im Ohr klang mir immer noch, was ich im Laufe der vergangenen vier Jahre des öfteren zu hören bekommen hatte: »Lassen Sie sich

niemals auf eine Chemotherapie ein. Sie wird Ihnen keinen Nutzen bringen, nur Ihre Lebensqualität deutlich verschlechtern.« Und ich dachte daran, daß auch Ärzte sich die Volksweisheit zu Herzen nehmen sollten, die da lautet: »Sag niemals nie.« Carl Simonton schreibt: »Die Hoffnung, die wir zu erwecken suchen, ist in ihrem Kern Hinwendung zum Leben.« Wer »niemals« zu hören bekommt, kann im entscheidenden Moment in Gefahr geraten, sich abzuwenden vom Leben; sich aufgeben in dem irrigen Glauben, es gäbe keine Hoffnung mehr.
»Fünfzig Prozent«, freute ich mich, »das hört sich wirklich gut an.« Dr. R. reduzierte auf »eher dreißig Prozent«. Nicht zu hoch wollte er die Meßlatte für meine Hoffnung auf einen Erfolg durch die Chemotherapie setzen.
»Also dreißig Prozent?« Intensiver Blickkontakt zwischen Arzt und Patientin. Würde er noch zehn Prozent drauflegen? Der Handel um die Prozente fand nicht statt. Er blieb bei seiner Einschätzung. Und ich empfand die von null auf dreißig gestiegene Hoffnung, mit Hilfe der Chemotherapie den Krebs wirksam bekämpfen zu können, immer noch wie ein Himmelsgeschenk.
Die Behandlung, so erfuhr ich, würde sich über vier bis fünf Monate hinziehen: jeweils eine Woche Chemotherapie, danach drei Wochen zum Ausruhen. Bis zum Beginn der ambulanten Chemotherapie in der Tagesklinik blieben mir noch vier Tage.
»Aus dem gemeinsamen Weihnachtsfest zusammen mit Titus auf der Insel wird jetzt wohl nichts«, sagte ich zu Jojo. – »Na und?« Und nichts weiter. Die Hoffnung, durch die Chemotherapie mein Leben zu retten, war das, was zählte. Und nach und nach war ich durch MYO auch zu der Erkenntnis gelangt: Nicht in der Karibik, sondern in mir selbst liegt die Insel, auf der ich ein glückliches Leben führen kann. Das Glück im Zusammensein mit meinem Mann.
In den Sommerferien, so hatte Martin mir versprochen, würde er mit mir zusammen zu Titus fahren. »Dann hast du die Chemotherapie längst hinter dir.« Als er das sagte, verriet er mit keiner Miene seine Furcht vor dem Tod, in dessen Zugriff er seine Frau be-

reits sah. Würde ihr überhaupt noch zu helfen sein? Er bezweifelte es. Hätte Martin nicht den Lehrberuf ergriffen, wäre er Schauspieler geworden. Seine Begabung fürs Schauspielen ist von MYO des öfteren herausgefordert worden. Zuletzt an dem Wochenende vor der Chemotherapie.

Chemotherapie gleich *Zytostatikatherapie*. Zytos – stase: das ist griechisch und heißt in der Übersetzung: Stopp der Zellen. Stopp der so offensichtlich im Vormarsch befindlichen MYO-Zellen.
Montag, 17. Oktober 1994. »Erster Chemo-Tag«, steht im Kalender. »Mit DICKI«. Kaltes Oktoberwetter. Die wenigen Schritte zum Taxi waren für mich eine Qual. »Hast du dein Morphium dabei?« Wie unbarmherzig MYO zuschlagen konnte, wenn ich meine Morphium-Pille nicht rechtzeitig schluckte, hatte Dicki schon einmal mitbekommen.
Die onkologische Gemeinschaftspraxis ist über drei Etagen eines sechsstöckigen Bürohauses verteilt. Im vierten Stock befindet sich die Tagesklinik in Verbindung mit der Praxis von Dr. R. Zwischen acht und halb neun Uhr morgens müssen die meisten »Chemo«-Patienten in der Tagesklinik sein. Vor dem Fahrstuhl war eine lange Schlange. Gleich neben dem Fahrstuhl führt eine Steintreppe nach oben. Dicki fragte: »Gehen wir zu Fuß?« Ich hätte mich am Geländer hochhangeln müssen, so wie ich es immer tat, um in unsere Altbauwohnung im zweiten Stock zu gelangen, und oben angekommen wäre ich ein Wrack gewesen. »Laß uns lieber auf den Fahrstuhl warten«, bat ich. Ein aufmunterndes Lächeln. »Es war nicht ernst gemeint mit dem Treppensteigen«, sagte Dicki, »aber in vier Wochen, da wirst du wieder wie ein Kind über die Treppe hüpfen.« Das Bild gefiel mir. Es weckte die Erinnerung an eine Mahagonitreppe im Haus unserer Großeltern. Schon frühzeitig sollten wir lernen, »wie junge Damen« die Treppen hinauf- und hinunterzugehen. Kinder im Vorschulalter. Das Verbotene machte immer besonders Spaß. Hüpfen und Hopsen am Rande der Stufen, wo kein Teppich den Lärm dämpfte. Vier Kinderfüße in hölzernen »Klappersandalen« machten auf der Treppe einen ohrenbetäuben-

den Krach, bis von irgendwoher ein Donnerwetter ertönte und Dicki das Schwesterchen in die Besenkammer hineinzog – ein sicheres Versteck, in das man sich verkriechen konnte.
Im Wartezimmer vor der Tagesklinik angelangt, konnte ich mich nicht mehr verkriechen. »Hast du Angst?« fragte Dicki.
Außer uns saßen an diesem Morgen noch etwa ein Dutzend Menschen im Wartezimmer. Viele besorgte neben sehr blassen Gesichtern. Einer nach dem anderen wurde aufgerufen: zum Wiegen, zum »Wasserlassen«. Routine vor dem Beginn der Therapie. Ich war die einzige an diesem Morgen, die das noch nicht kannte. Die Neue. Ein Gefühl stellte sich ein wie früher, wenn wir aus beruflichen Gründen des Vaters umgezogen waren. Wieder einmal eine Umschulung. Und wieder einmal die Neue in einer Klasse.
Wieder einmal die Angst vor dem ersten Tag und dem, was dabei auf mich zukommen würde.
»Ja«, sagte ich zu Dicki, »ich habe Angst.«
Angst hatte ich vor allem vor den Nebenwirkungen einer Chemotherapie. Immer wieder stellte ich mir die Frage, wie ich mich nur darauf einlassen konnte, die Chemotherapie ambulant zu machen. Wäre ich in einem Krankenhaus nicht viel besser aufgehoben? Würde ich nach dieser »schlimmen Prozedur« überhaupt noch in der Lage sein, im Taxi nach Hause zu fahren und dort die Treppen hochzukommen?

Die Nebenwirkungen einer Chemotherapie werden uns von den Medien ja ständig vor Augen geführt: dieser Brechreiz, der den Körper auszehrt; dazu Durchfall und schlimme Infektionen, ein jämmerlicher Allgemeinzustand; das »vom Tode gezeichnete Gesicht« eines glatzköpfigen Menschen während einer Chemotherapie. – Zytostatika und der nahende Tod sind ein Gespann, das Schlagzeilen macht. Ich glaubte, davon unbeeindruckt zu sein. Aber als es darauf ankam, fürchtete auch ich mich vor den »bekannten« Nebenwirkungen.
»Und wenn ich mich während der Rückfahrt im Taxi übergeben muß?« fragte ich. Da saßen wir immer noch im Wartezimmer, und

Dicki sagte: »Frag doch mal deinen ›inneren Ratgeber‹, was er davon hält...« Jojo, mein schlauer Delphin, war ihr aus unseren Gesprächen bereits vertraut. Sie und Martin hatten damals auch schon meine »Bibel« von Simonton gelesen und begriffen, wie überlebenswichtig die ständige Kommunikation eines Krebskranken mit seinem »inneren Ratgeber« ist. Es war mir eine große Hilfe, daß die, die mir am nächsten stehen, meinen Gedankengängen folgen, meine Strategien im Kampf gegen MYO nachvollziehen konnten.

Zu meiner Befürchtung, ich würde mich im Taxi übergeben müssen, sagte Jojo: »Wenn du dir ein vollgekotztes Taxi vorstellst, dann...« Das genügte schon: der Hinweis auf Emil Coué, auf die Lehre von der Autosuggestion. Wer sich vorstellt, er würde in eine saure Zitrone beißen, dem läuft das Wasser im Munde zusammen. Auch wenn gar keine Zitrone vorhanden ist, fördert allein der Gedanke daran schon den Speichelfluß im Mund. Ganz ähnlich verhält es sich mit den scheinbar unerläßlichen Nebenwirkungen bei einer Chemotherapie. Auch wenn noch gar kein Grund zum Erbrechen besteht, reizt allein der Gedanke daran die Magensäfte eines Menschen zum Übergeben. »Es gibt Patienten«, hat mir Dr. R. erzählt, »denen wird schon übel, wenn sie unten in den Fahrstuhl steigen...«

Ich stellte mir vor, wie ich nach der ersten Chemotherapie neben meiner Schwester im Taxi sitze und mit gesundem Appetit in einen der herrlich anzusehenden, rotwangigen Äpfel beiße, die wir mitgenommen hatten.

Um es gleich vorwegzunehmen: Selten hat mir ein Apfel besser geschmeckt als an jenem Nachmittag nach meiner ersten »Chemo«. Und auch danach habe ich nicht ein einziges Mal während oder nach der »Chemo« unter Übelkeit gelitten. Dabei mag die Autosuggestion eine wesentliche Rolle gespielt haben. Die bewußt in Gang gesetzte Kraft positiver Vorstellung wurde aber zweifellos auch ganz wesentlich unterstützt durch »Anti-Kotz«, ein wahres Wunder medizinischer Forschung. Dieses Mittel gegen Übelkeit, das erst vor wenigen Jahren auf den Markt gebracht wurde, trägt den bürgerlichen Namen Zofran. Wer das zu seiner Chemotherapie bekommt, dem wird garantiert nicht schlecht. Und wer's nicht bekommt, der ist an den falschen Arzt geraten.

»Sagten Sie Anti-Kotz?« Schwester Renate lachte. Dicki kicherte. Die »Neue« in der Tagesklinik hatte sich bereits gut in ihrer Kabine eingerichtet.
»Meine« Kabine: eine von zehn. Ich war ganz am Ende eines schmalen Gangs, von dem links die kleinen Behandlungsräume abgehen. Zur Ausstattung gehören ein kleiner Tisch für die Medikamente, ein Stuhl für eine Begleitperson, ein Fenster mit Blick auf eine belebte Straße oder den Himmel und ein Bild in Pastellfarben zum Ausgleich für das Grau, das im Hamburger Herbst und Winter häufig vor dem Fenster steht. Es gibt die Wahl zwischen einer flachen Liege sowie einem gemütlichen Ledersessel mit verstellbarem Rückenteil und Fußstützen. Weil Schmerzen mir das Liegen auf dem Rücken und auf der linken Seite unmöglich machten, entschied ich mich für den Sessel. Und auch später, als der Krebs bereits im Rückzug und keine Schmerzen mehr da waren, bin ich auf dem Sessel geblieben.

»Chemo« im Sitzen also. Wem das möglich ist, der sollte sich dafür entscheiden: aufrecht in den Kampf. Die bestmögliche Unterstützung war mir sicher: ein schnelles Labor, um darüber zu wachen, daß meine gesunden Zellen weiterhin gesund bleiben, eine mit modernster Diagnosetechnik ausgestattete Praxis zur ständigen Organüberwachung – und vor allem ein seit Jahren gut aufeinander eingespieltes Team von Krankenschwestern, um sicherzustellen, daß die tödliche Munition gegen den Krebs auch dann zügig verabreicht wird, wenn die Venen eines Patienten nicht von bester Qualität sind.
Ein einziger Blick auf meine Vene in der linken Armbeuge genügte der Schwester, um zu erkennen: »Die wird halten.« Zwanzig bis fünfundzwanzig Infusionstage, verteilt über vier bis fünf Monate, waren geplant. An jedem dieser Tage würden zweieinhalb Liter

Flüssigkeit durch die Vene laufen: Kochsalz und Glykose, dann eine Halbliterflasche mit den Zytostatika, danach wieder Glykose und Kochsalz. Zwischendurch ein Medikament zum Schutz der Blase und zweimal direkt in die Vene das Mittel gegen Übelkeit. Nicht oft schafft das eine einzige Vene. Ich hatte Glück: Die Vene in der linken Armbeuge hielt, was sich Schwester Renate auf den ersten Blick von ihr versprochen hatte.

Meine Kampfvene: In der Visualisation wurde sie zum Kanonenrohr, durch das an jedem Infusionstag eine Stunde lang ohne Unterlaß mit garantiert tödlicher Giftmunition auf MYO geschossen wurde. Eine rote Flüssigkeit. Sobald diese Flasche an den Tropf gehängt wurde, sah ich rot. Kein Buch mehr, keine Musik mehr durch den Walkman, keine Unterhaltung. Absolute Konzentration auf dieses Rot. Aggression. Beim Angriff auf den Krebs mit der Chemo-Waffe avancierte Jojo zum Oberbefehlshaber über ein Millionen-Heer von weißen Delphinen mit stahlgepanzerten Körpern. *T-Lymphozyten. B-Lymphozyten. Makrophagen.* Abwehrzellen gegen den Krebs. Weiße Blutkörperchen, die ich in meinen Bildern zur Unterstützung der Chemotherapie als Delphine sah, als starke Kämpfer mit Stahlschutz. Die vergleichsweise schwache, fürs Überleben in einem Gift-Krieg ungeschulte Truppe von Krebszellen würde zugrundegehen.

Schon nach der ersten Chemotherapie – nach fünf Infusionstagen – war ich von meinen Schmerzen weitgehend erlöst. Nur einen Monat nach der Androhung »Morphium ein Leben lang« (solange dieses Leben noch dauert) konnte ich damit beginnen, das Morphium abzusetzen!

Im Wartezimmer der Tagesklinik ermöglichte meine Schmerzfreiheit mir das Strahlen, das all denen Hoffnung machte, die mich mit der Wollmütze in der Wärme als glatzköpfig wähnten, also als »eine von uns«, aber eine, die schon Grund zur Freude hatte. Und dann war da, ein paar Tage vor Weihnachten, noch diese junge

Frau mit der roten Langhaarperücke, die gerade erfahren hatte, daß ihre Krebsmetastasen aus der Leber verschwunden waren. »Mein schönstes Weihnachtsgeschenk«, jubelte sie. Ein weiterer Hoffnungsstrahl.
Nach nur vier statt fünf Chemotherapien gab es Grund zum Jubeln auch für mich: »Komplette Remission der abdominellen, retroperitonealen Tumormassen.« So steht's im Abschlußbericht des Arztes vom 9.2.'95. Ich hatte bereits am 24. Januar nach der letzten Ultraschalluntersuchung erfahren, daß ich komplett frei von Metastasen war. Da hatte ich schon seit längerem keine Schmerzen mehr. Der Krebs war überwunden.

»MYO hat schlappgemacht«, freute ich mich. – »MYO?« Befremden in den Gesichtern. – »Der Krebs«, sagte ich. »Mein Krebs ist weg.«
Am liebsten hätte ich mich unter all die Patienten im Warteraum der Tagesklinik gesetzt und angefangen, zu erzählen: »Es war einmal ein Krebs mit Namen MYO...« Die Geschichte einer erfüllten Hoffnung. Die Geschichte meiner Heilung vom Krebs und daraus resultierend auch meiner Heilung von einem Leben, das mich krank gemacht hat.
Und nicht zuletzt: Die Geschichte von Jojo, dem Delphin, der mir als »innerer Ratgeber« so entscheidend geholfen hat bei diesem Kampf gegen den Krebs. Eine lange Geschichte für Kranke, um daraus Hoffnung zu schöpfen – und für Gesunde, um daraus zu lernen, den Krebs schon abzuwehren, bevor er eine Chance hat, ein krankes Leben zu bedrohen. Und weil diese Geschichte zu lang ist, um sie zu erzählen, hat Jojo mir geraten: »Dann schreib auf, wie du den Krebs besiegt hast.«
»Besiegt?« – Diskussion mit Jojo. Ich frage mich/ihn: »Schießen wir nicht über das Ziel hinaus, wenn wir von einem *Sieg* über den Krebs sprechen?« Jojo bleibt dabei: »Es war ein Sieg. Du hast dich auf den Kampf gegen den Krebs eingelassen. Dein Ziel war es, diesen Kampf zu überleben. Du hast gesiegt, indem du dein Ziel erreicht hast.«

»Aber...« – »Aber was?« – »Aber ich muß wachsam bleiben.« Im übrigen gebe ich Jojo recht. Ich lebe. Und ich erlebe, wie es mir mit jedem Tag in jeder Hinsicht immer besser und besser geht.
»Es geht mir mit jedem Tag in jeder Hinsicht immer besser und besser«: Diese Autosuggestionsformel von Emil Coué wird mich auch weiterhin begleiten. Autosuggestion am Morgen nach dem Erwachen und am Abend vor dem Einschlafen. Zwanzigmal in Folge derselbe Spruch. Durch ein Band mit zwanzig Knoten zum Abtasten erübrigt sich das Zählen und macht die Konzentration auf das Wesentliche möglich: »... immer besser und besser« – nie zuvor war mein Leben von so guter Qualität wie jetzt nach meinem Sieg über den Krebs. – »Ein Etappen-Sieg?«

Wie schon mehrfach erwähnt. In allen Fachbüchern über Krebs ist nachzulesen: Nicht der sogenannte Primärtumor, sondern die Metastasen sind fast immer verantwortlich für den Tod der Menschen, die am Krebs sterben. Das heißt: Der Krieg gegen den Krebs wird in Etappen geführt. Eine Etappe ist eine Teilstrecke. MYO in meiner Gebärmutter und die Entfernung dieses Primärtumors durch Operation mit anschließender Bestrahlung kann man mit dem Ausbruch eines Krieges vergleichen. Danach gab es dann wichtige Etappen-Siege: Und mit jedem dieser Siege steigt das Selbstvertrauen, es immer und immer wieder zu schaffen – indem man an sich selbst glaubt und an die positive Energie, die in *jedem* von uns steckt.
Niemand kann vorhersagen, ob ich noch einmal zum Kampf gegen den Krebs antreten muß. Aber durch zahlreiche Langzeitstudien in der Krebsforschung ist längst bewiesen: Wer sich aufgibt, der kann auch nicht siegen. Ein Sieg, zum Beispiel gegen den Krebs, setzt immer einen Kampf voraus. Und aus diesem Kampf gegen den Krebs geht heutzutage schon jeder zweite als Sieger hervor.
»Jeder zweite Krebskranke kann geheilt werden«, habe ich in einem Bericht vom internationalen Krebskongreß gelesen, zu dem rund dreitausend Spezialisten aus dem In- und Ausland im Februar '96 in Berlin zusammenkamen.

Allein in Deutschland gibt es gegenwärtig drei Millionen Krebskranke. Etwa die Hälfte von ihnen hat mit Hilfe der uns gegenwärtig zur Verfügung stehenden Mittel eine reelle Chance, von ihrem Krebs geheilt zu werden.

Der Pessimist wird sagen: »Jeder zweite stirbt.« Aber mit Pessimismus ist noch niemals ein Sieg errungen worden!

Mit Volldampf voraus?

FREITAG, FÜNFTER MAI 1995; mein fünfundfünfzigster Geburtstag. 5.5.'95–55: Was für eine Zahl! Und schon früh am Morgen fünfundfünfzig rote Rosen von Mr. Lovey Love.
Meine Wangen sind rosig, in den Augen ist Glanz. Und die naturgelockten Haare, die ich bei der Chemotherapie lassen mußte, sind auch schon wieder nachgewachsen. Sie sind lockiger als je zuvor und für meinen Festtag in Form geschnitten zum Kurzhaarschnitt im Knabenlook mit asymmetrischem Lockenpony und einem Hauch von kastanienroter Tönung aus Naturfarben. »Das Rot intensiviert das Blau deiner Augen«, bemerkt Martin.

Rot waren auch meine Haare am 5.5.'55. Karottenrot. Es war mein fünfzehnter Geburtstag. »Das war damals eine Katastrophe«, erzählte ich Martin. Eine Schwester meiner Mutter, durch Hochzeit zur Baronin geworden und mangels eigener Kinder eifrig darum bemüht, ihre Nichten und Neffen rechtzeitig mit dem Nachwuchs von Hanseatenfamilien aus »demselben Stall« zusammenzubringen, hatte zu meinem fünfzehnten Geburtstag einen Hausball in ihrer Villa an der Elbe arrangiert.
Zu diesem Anlaß hatte ich mit einer vom Taschengeld erworbenen Billigwaschtönung mein naturblondes Haar durch »einen rötlichen Schimmer« interessanter gestalten wollen, wie die Ge-

brauchsanweisung versprach. Das Ergebnis: ein gelblich-roter Lockenkopf mit leicht metallischem Grünspaneffekt. »Wie eine Dirne von der Reeperbahn siehst du aus«, empörten sich die Eltern. »In dieser Aufmachung«, entschied meine Mutter, »wirst du nicht zu dem Hausball gehen.« Mein Vater hielt es dagegen für pädagogisch angebracht, daß ich »die Suppe« auslöffeln sollte, die ich mir »eingebrockt« hatte. Mit anderen Worten: »Sie wird«, verfügte er, »zu diesem Ball gehen und sich blamieren, denn niemand wird mit ihr tanzen wollen, und damit wird sie dann ein für allemal kuriert sein von Versuchen, sich mit diesen ordinären Kosmetikartikeln wie eine Dirne zu verunstalten!«

Tatsächlich wurde ich auf dem Ball zu Ehren meines fünfzehnten Geburtstags kaum zum Tanzen aufgefordert. Die achtzehn- bis zwanzigjährigen Männer »aus feinster Hamburger Gesellschaft« mochten nicht unbedingt zu erkennen geben, wie brennend sie interessiert waren an diesem Mädchen, das schon durch seine Haarfarbe eine gewisse Bereitschaft zur Erfüllung ihrer sexuellen Träume zu signalisieren schien. Doch am Tag nach dem Ball galten die meisten Telefonate mir und nicht meiner um ein Jahr älteren Schwester. Mit *mir*, dem Karottenkopf, wurden die ersehnten Verabredungen getroffen – und nicht mit meiner schönen, vergleichsweise brav wirkenden Schwester mit dem seidenweichen, schwarzbraunen Haar. *Ich* und nicht etwa sie bekam Einladungen ins Kino oder auch zum Spaziergang am Elbstrand mit einem Abstecher in die Eisbude. Daß die angebliche »Dirne« Denise während dieser Verabredungen dann später nicht hielt, was ihr Aussehen offenbar suggerierte, war nicht mein Problem.

»Jedenfalls«, erzählte ich Martin an diesem Morgen meines fünfundfünfzigsten Geburtstages, »habe ich dank meiner ersten und zweifellos mißlungenen Haartönung als Fünfzehnjährige zum erstenmal zu spüren bekommen, wie aufregend es ist, eine Frau zu sein. Es war einfach schön, dieses Gefühl, begehrt zu werden...« – »Wieso war?« – Ein langer Kuß. Zurück in die Gegenwart. Die Bestätigung: »Ja, es ist schön, dieses Gefühl, eine Frau zu sein. Deine Frau. Es ist schön, wieder begehrt zu werden.«

Widerspruch: »Ich habe dich nie bedrängt. Aber das bedeutete nicht, ich hätte je aufgehört, dich zu begehren.«
Das Problem lag bei mir. Oder treffender gesagt: Es lag bei dem, der jahrelang zwischen uns stand: dieser Krebs mit Namen MYO. All die Kräfte, die ich aufbieten mußte, um dieses Monster zu bekämpfen, haben mir nur selten die Muße gelassen zur Hingabe an einen Mann, der das Lieben nicht als eheliche Pflichterfüllung einforderte. Daher kein Drängen. »Deine Rücksichtnahme«, sagte ich nun zum erstenmal, »hat mir sehr gut getan. Nur manchmal habe ich mich eben doch gefragt, ob du mich als Frau überhaupt noch wahrnimmst. Und diese Gedanken haben sehr wehgetan.«
»Aber Mrs. Beep... warum hast du nie darüber gesprochen?«
»Weil... es ist vorüber – und jetzt nicht mehr der Rede wert. Jetzt freue ich mich auf meine Geburtstagsfeier.«

Meine Augen leuchten wie Feuer: Fieberglanz. Gegen sechs Uhr morgens war ich mit Kopfschmerzen erwacht, und da war das Fieberthermometer bereits auf 39,1 Grad Celsius gestiegen.
»Wie ein kleines Mädchen, das sich auf seine Geschenke freut, so siehst du heute morgen aus«, sagte Martin. Aber auf meine Geschenke müßte ich warten, fügte er hinzu, bis er aus der Schule käme. Das würde gegen drei Uhr am Nachmittag sein. »Und für heute abend«, verriet er mir, »habe ich für uns beide einen Tisch in deinem Lieblingsrestaurant bestellt. »Das am Hafen?« Er nickte. Ein sündhaft teures Restaurant. Seit Martin Alleinverdiener in unserer Ehe war, überstiegen die Preise dort bei weitem unser Budget. »Wir können auch woanders hingehen«, sagte ich. Und Jojo forderte sehr entschieden: »Mit Fieber gehst du nirgendwo hin.« Martin bestand darauf, in dieses und kein anderes Restaurant zu gehen. »Es ist schließlich dein Geburtstag und seit Ewigkeiten überhaupt das erste Mal, daß wir wieder miteinander ausgehen werden.«
Ich beschloß, ihm nichts von dem Fieber zu sagen – ein Beschluß gegen meinen »inneren Ratgeber«. Kaum war Martin gegangen, fragte Jojo: »Und, wie fühlst du dich?« Es ging mir nicht besonders

gut. »Aber mit ein paar Aspirin werde ich das schon hinkriegen.« – Aspirin war lange mein Allheilmittel gegen Fieber und sicherlich auch mitverantwortlich an dem Raubbau, den ich jahrelang bis zum Ausbruch der Krebserkrankung mit meinem Körper getrieben habe. Jetzt wollte Jojo von mir wissen: »Hast du eigentlich gar nichts dazugelernt?« Mein Freund, der Delphin, legte mir zwingend nahe, einmal zurückzudenken an all die Situationen in meinem Leben, in denen ich mit Aspirin – und, wenn das nichts half, mit schwersten Antibiotika – gegen ein Fieber angekämpft hatte, statt mir Ruhe zu gönnen und meinem Körper Gelegenheit zu geben, das Fieber gegen diese oder jene Krankheit wüten und sie schließlich besiegen zu lassen.
Nicht gewußt habe ich damals, daß auch Krebszellen von hohem Fieber vernichtet werden können. »Aber jetzt weißt du das«, sagte Jojo und forderte: »Laß dem Fieber seinen Lauf. Wahrscheinlich hast du einen grippalen Infekt. Dagegen hilft Bettwärme, Vitamin C, viel Kamillentee und sonst gar nichts.«
»Aber der arme Martin...« – »Verdammt noch mal«, schimpfte Jojo sehr erregt, »hast du wirklich nichts kapiert? Nicht Martin ist krank, sondern du. Nicht ihn hat die Grippe ausgerechnet an seinem Geburtstag erwischt, sondern dich! Arm dran ist nicht er, sondern du bist es. Dir und nicht ihm muß dein Mitleid gelten!«

Die Härte gegen mich selbst, das Demonstrieren von Stärke trotz spürbarer Schwäche, kein Mitgefühl mit mir selbst: So ein Verhalten fördert Krebs. Das habe ich bei Lawrence Le Shan, bei Simonton und anderen Krebsforschern gelesen. Und ich war froh, daß mein »innerer Ratgeber« mich am Vormittag meines fünfundfünfzigsten Geburtstages daran erinnerte. Der erste Geburtstag seit 1991 ohne MYO. Am Leben zu sein war mein schönstes Geschenk. »Ich werde«, versprach ich Jojo am Vormittag dieses fünften Mais, »dieses Leben künftig nicht mehr so leichtfertig aufs Spiel setzen.«

AM NACHMITTAG SPÜRTE ICH WIEDER DIE LIEBEVOLLE ANTEILNAHME MEINES Mannes: »Arme Mrs. Beep.« Das Essen in dem Restaurant am Hafen würden wir eben nachholen, meinte er, und für den Samstag sagte er die Geburtstagsgäste ab, die wir eingeladen hatten. »Jetzt haben wir das ganze Wochenende für uns allein«, freute er sich. Und schon am Samstagmorgen war das Fieber wie weggeblasen.

»Wie hast du das geschafft?« – »Ganz einfach«, antwortete ich, »durch Autosuggestion und durch Visualisation.«

Einfach ist immer das, was man schon kann. So fällt es mir beispielsweise leicht, mich in einer fremden Sprache zu verständigen, deren Grammatik und Worte ich gelernt habe. Und leicht fällt es mir inzwischen auch, mich von Ängsten zu befreien durch die Autosuggestion, die ich für den Kampf gegen den Krebs gelernt habe, oder meine Abwehrkräfte zu mobilisieren durch die Visualisation, die ich gelernt habe in der Hoffnung, MYO besiegen zu können. Was ist schon eine Grippe gegen einen Krebs? Um diesen grippalen Infekt loszuwerden, bevor durch die Ausbreitung der Viren in meinem Körper eine handfeste Grippe daraus werden könnte, habe ich meine weißen Blutkörperchen visualisiert als eine tüchtige, gut aufeinander eingespielte Feuerwehrtruppe, die in kürzester Zeit das Feuer (Fieber) löschen würde. Und es wurde gelöscht.

Die Gäste haben wir trotzdem nicht wieder eingeladen. Denn »jetzt erst recht« wollte Martin mit seiner gesunden Frau ganz allein die zwei Tage nach ihrem Geburtstag feiern. Seit vier Jahren war das der erste Geburtstag, der nicht vom Krebs überschattet wurde: Frühstück im Bett bis mittags. Kuscheln mit einer vom Krebs befreiten Frau. Liebe satt statt rücksichtsvoller Zurückhaltung. Kein Zurückweichen mehr vor einem Feind, der so lange Zeit immer und eben auch in intimsten Augenblicken gegenwärtig war. Lange Spaziergänge am Elbwanderweg, Hand in Hand – ein

Liebespaar unter vielen, die an diesem ersten Wochenende im Mai 1995 von einer schon sommerwarmen Sonne an die Elbe gelockt wurden. Und immer wieder dieses »Weißt-du-noch?« – das Erinnern an eine noch gar nicht so lange zurückliegende Zeit, das den gegenwärtigen Augenblick um so kostbarer erscheinen ließ.

»Weißt du noch, unser erster Spaziergang an dem Wochenende nach der Beendigung meiner ersten Chemo-Woche?«

Das war am 23. Oktober 1994, ein regennasser Sonntag. Der Himmel grau verhangen, kalter Ostwind in Sturmstärke. Nachdem die Chemotherapie bereits das Wunder meiner Erlösung vom Schmerz bewirkt hatte, wollte ich unbedingt »wenigstens einmal um den Block gehen. Oder vielleicht auch ein bißchen weiter.« Martin glaubte, sich verhört zu haben. »Spazierengehen – bei diesem Wetter?« Nie zuvor war es seiner Frau eingefallen, bei einem solchen Wetter ihren Fuß vor die Tür zu setzen, wenn es nicht unbedingt nötig war. Ihren Schimpftiraden über »dieses Hamburger Sauwetter« folgten regelmäßig die Lobeshymnen über das Wetter in der Karibik, das die Sonne sogar noch durch Regenwolken scheinen läßt und dann all diese farbenprächtigen Regenbögen an den Himmel malt.

Mein Sonnenhunger schien unersättlich zu sein – und er war es auch, bis der Krebs mich lehrte, mir durch Visualisation die Sonne selbst an den Himmel zu malen: Sonne soviel ich will. Ich stelle sie mir vor, wie sie mir hinter einem Berg von grauen Wolken zuzwinkert, mir zu verstehen gibt, daß sie immer für mich da ist, und schon wärmt sie mich. Aber bei dem Versuch, mir von Schmerzen geplagt vorzustellen, wie sich zum Beispiel beim Schwimmen im Meer meine Lungen mit frischer Luft füllen, bin ich an die Grenzen meines Visualisationsvermögens gelangt: Das Schwimmen oder Gehen ohne Stock zu visualisieren war nicht das Problem; es war das Bad in frischer Luft, das mir nicht gelingen wollte. Auch der Luftstrom durch ein geöffnetes Fenster hindurch konnte meinen Lufthunger nicht stillen. Darum wollte ich so unbedingt an diesem Sonntag nach meiner ersten »Chemo« spazierengehen.

»Egal, wie das Wetter ist – es geht mir ganz einfach um die frische Luft«, erklärte ich. Ich hätte auch sagen können, es ginge mir um das Leben. »Luft ist Leben«, hätte ich sagen können. Mein Mann spürte die Veränderung seiner Frau auch ohne große Erklärungen. Unersättlich war nun nicht mehr ihr Hunger nach der Sonne, sondern nach frischer Luft. »Okay«, sagte er, »laß uns gehen...«

»Um den Block zu gehen«, hatte ich mir gewünscht. Links der Arm meines Mannes, rechts der Stock, auf den ich mich immer noch stützen mußte. Eine leichte Schräge, kurz vor der ersten Ecke. »Bergauf«, sagte ich, »kann ich noch nicht.« Und Martin fragte: »Bergauf?« Bis dahin war keinem von uns je aufgefallen, daß unsere Straße an dieser Stelle, etwa hundert Meter von unserem Haus entfernt, minimal ansteigt.

»Weißt du noch, wie unglücklich du warst, als wir unseren ersten Spaziergang gleich an der Ecke abbrechen mußten?«

Ich war total verzweifelt. Bis ich oben in der Wohnung den Stock wieder in die Ecke stellen und mich der Freude hingeben konnte, ihn in der Wohnung nicht mehr zu brauchen.

»Weißt du noch, wie ich dir auf unserem langen Flur das erste Mal wieder ohne Stock entgegenkam? Das war auch an diesem Sonntag nach der ersten Chemo.«

»Danach ging's in Riesenschritten bergauf mit deiner Gesundheit. Und jetzt...« Inmitten eines Menschenstroms, der sich an einem sonnigen Sonntagnachmittag am Elbwanderweg entlangschiebt, bleibt ein Mann mit angegrautem Haar auf einmal stehen und schlingt seine Arme um eine Frau, die auch nicht mehr die jüngste ist und sich noch wenige Monate zuvor in Grabesnähe wähnte. »Und jetzt«, sagte Martin, »gehen wir nach Haus. Ich will wieder mit dir allein sein.«

Liebe am Nachmittag. Ein sonnendurchglühter Raum. Und später auf dem Balkon unter der Markise Geburtstagskuchen zum Milchkaffee aus großen Bechern. Und immer wieder die Freude darüber, ganz allein zu sein. »Nur wir zwei.«

Irgendwann stellte Martin dann die Frage: »Hast du geglaubt, daß du diesen Geburtstag noch erleben wirst?«
»Und du?«
»Es gab einen Zeitpunkt, da fing ich an, zu zweifeln«, sagte er.
»Um ehrlich zu sein: Ich auch«, gestand ich.

Nie zuvor war ich so ehrlich gewesen, zuzugeben: Ja, es gab eine Zeit, da habe ich daran gezweifelt, ob es mir gelingen würde, den Krebs bekämpfen zu können – mit dem Erfolg, am Leben zu bleiben. Nicht einmal mir selbst gegenüber habe ich diesen Zweifel an meinem Überleben hochkommen lassen. Über ein Seebegräbnis habe ich zwar gesprochen: meine Asche verstreut über dem karibischen Meer. Ich fragte Titus: »Erinnerst du dich an das Schiff mit den schwarzen Segeln?« Wir standen am Strand, als dieses Schiff mit den schwarzen Segeln ganz langsam an uns vorüberzog. Ein Dreimaster, ähnlich den Fregatten, wie sie im letzten Jahrhundert gebaut wurden. Wir konnten die Trauergäste sehen, die alle weiß gekleidet waren, und es war auch eine Kapelle an Bord, die Jazzmusik spielte: New Orleans Jazz. Das war 1980 in den Ferien bei Freunden in der Nähe von Boston. Titus war damals vierzehn Jahre alt und seine Mutter noch eine kerngesunde Frau.
Ja, an diese Seebestattung konnte er sich noch gut erinnern und auch daran, daß ich damals gesagt habe, wenn »so 'was« passiert, dann fände ich ein Fest an Bord eines Schiffes auch viel schöner als eine Beerdigung mit lauter Leuten in Schwarz und all der Heulerei. Gleich nach meiner ersten »Chemo«-Woche, im Oktober 1994, haben wir dann wieder über »so was« geredet. Nur »für den Fall der Fälle«, habe ich gesagt, müßten wir das besprechen.

»Für den Fall der Fälle« war Titus auch von seinem Vater gebeten worden, nach Hamburg zu kommen.
»Mein Daddy«, sagte Titus, »hat mir auch das Ticket bezahlt. Er hatte wirklich Angst um dich.« Niemand rechnete mit einem für mich schon fühlbaren und für andere sichtbaren Erfolg gleich nach der ersten »Chemo«-Attacke auf meinen Krebs. Und als ich

mit Titus über die Seebestattung sprach, beunruhigte ihn das überhaupt nicht.
»So was«, freuten wir uns, »ist nun kein Thema mehr.« Er fragte mich auch nicht, ob ich je an meinem Überleben gezweifelt habe – und zum damaligen Zeitpunkt hätte ich es wohl auch noch nicht zugegeben. Erst nach dem erfolgreichen Abschluß der »Chemo« und einer ersten Nachuntersuchung wenige Tage vor meinem Geburtstag, der mir meine Gesundheit wiederum bestätigte, war es mir möglich, mit Martin über »so was« zu sprechen.

Gespräche über »so was«: Über den Tod. Im September 1994 dachte ich ziemlich oft ans Sterben. »Aber du hast tapfer gegen den Tod gekämpft«, sagte Martin. – »Ich habe für das Leben gekämpft und den Tod total verdrängt«, korrigierte ich ihn. Die Psychologen warnen vor Verdrängung. Verdrängte Ängste zum Beispiel würden der Seele zur Last. Meiner Seele, glaube ich, hat es gutgetan, sich mit der Angst vor dem Tod nicht plagen zu müssen. Albert Camus schrieb einmal: »Die aus der dunkelsten Tiefe des Seins aufsteigende Angst vor dem Tod hat verheerende Wirkungen, der bedrohte Lebenswille gerät in Aufruhr und erleidet die schlimmsten Qualen.« Aufruhr und quälende Angst vor dem Tod sind genau das, was den Willen zum Leben schwächt. Das habe ich mit positiven Gedanken umgangen.
»Aber wenn du ans Sterben gedacht hast, dann...« – »... dann habe ich mir vorgestellt, wie das wohl sein wird, wenn meine Seele zu den Sternen fliegt.«
Ich habe an Haiti gedacht. An Voodoo. Und an »z'étoile«. Das ist creolisch und heißt: Der Stern. Wer an Voodoo glaubt, für den ist es ganz selbstverständlich, daß unter den unendlich vielen Sternen am Himmel einer auch die Heimat seiner Seele ist.
Meine Seele zu den Sternen: ins Licht. Nein, eine Voodooistin bin ich nicht, aber diese Vorstellung paßt auch zu meinem Glauben: Ich glaube an die Unsterblichkeit der Seele. Aber ich lebe hier und heute einfach zu gern, um sie schon loszulassen in eine andere, mir unbekannte Sphäre.

Hier und heute lebe ich – und liebe ich, und werde ich geliebt. Wenn ich von Hamburg zu meinem Sohn in die Karibik fliege, tut mir der Abschied von Martin auch dann weh, wenn die Trennung überschaubar ist: maximal fünf Wochen und selten einen Tag länger. Und beim Abschied von Titus kullern mir unter der dunklen Brille fast immer ein paar Tränen herab, und mein Herz wird mir schwer bei der Vorstellung, ihn monatelang nicht wiederzusehen.

Wer stirbt, nimmt von denen, die er liebt, für immer Abschied. Und weil ich dazu noch nicht bereit bin, habe ich mit all der mir zur Verfügung stehenden Energie gegen den Krebs und um mein Leben gekämpft.

»Und du hast gewonnen«. Ein Kuß für die Frau, die aus ihrem Kampf gegen den Krebs nach all den Jahren nun einen »verdienten Erfolg« errungen hat. – Ein heißer Kuß, und das nicht nur der Sonne wegen. Es gibt Augenblicke im Leben, die man für immer festhalten möchte. Das war so einer. Da tanzt die Seele vor Freude, und mit diesem Tanz strömt scheinbar grenzenlose Energie durch den Körper.

»Lieben ist Leben«, sagte ich. Und Martin meinte: »Der Kaffee ist kalt geworden. Ich mach uns neuen…«

Liebemachen statt Kaffee.

Schließlich sorgte er dann doch wieder für Nachschub an heißem Kaffee. Und ich machte mir einen Kräutertee, denn: »Kaffee ist eigentlich Gift für Leute, die Krebs haben…«

»Haben? Du hast dich wohl versprochen…«

Nein, das hatte ich nicht. Noch ist kein Allheilmittel gegen den Krebs in Sicht. Noch gibt es keinen Impfstoff, der den Krebs so sicher wegspritzt wie das Penicillin die Tuberkulose. Darum gilt: Wer den Krebs einmal überwunden hat, der sollte auch weiterhin wachsam bleiben – wachsam im Hinblick auf eine gesunde Ernährung und ganz besonders wachsam im Umgang mit seiner Seele. Mindestens einmal am Tag sollte die Seele vor Freude tanzen können. Große Freuden, kleine Freuden. Die Freude am Duft eines Veilchens, die Freude an der Wirkung einer ganz bestimmten Farbe, am Lächeln eines Menschen, der einen mag. Erfüllte Wünsche. Große Wünsche, kleine Wünsche. Ein Kinobesuch mitten am Tag. Warum eigentlich nicht? Und was spricht denn dagegen, daß ich im Alter von fünfundfünfzig Jahren in eine Schule gehe, um malen zu lernen?

»Meine« Malschule in Ottensen: das Atelier der Hamburger Malerin Irene Velthuis in einem malerischen Hinterhof mit einem Kirschbaum vor dem Fenster. Eine Gruppe von sechs Frauen und ein junger Mann, Menschen zwischen fünfzehn und fünfundfünfzig, vereint durch die Freude am schöpferischen Gestalten. Die fünfzehnjährige Russin Paulina, eine begabte Zeichnerin, möchte die Kunst eines Tages zu ihrem Beruf machen, und sie wird es bestimmt weit bringen.
Die fünfundfünfzigjährige Denise, eine begeisterte Malerin, macht sich die Heilkräfte der Farben für die Seele zunutze und schöpft daraus einen Großteil der Energie, die nötig ist, um ihren Krebs in Schach zu halten.
Für hundertvierzig Mark im Monat male ich jeden Dienstag vier Stunden lang. Vier Stunden lang Energie pur: Lebensenergie. Malen um des Malens willen. »Kann es etwas Schöneres geben?«
Martin, der mein Malen finanziert, lachte. Er dachte an das, »was möglicherweise noch schöner ist«. Ich dachte, wie recht er hat – und ich sagte: »Wie recht du hast!«

Mein Leben mit meinem Mann. Ich muß diesem Krebs wirklich dankbar dafür sein, daß er mir geholfen hat, Martin als den meinen zu erkennen: als einen, der zu mir gehört. In schlimmsten Zeiten hat er zu mir gehalten und mir dabei geholfen, daran zu glauben, daß mein ICH, das so lange hinter einer schillernden Fassade verborgen war, des Liebens wert ist. Erst durch den Krebs wurde die Fassade abgerissen. So konnte ein neues Leben beginnen. Ein Leben mit einer Seele, die das Tanzen lernte.

Gespräche über das schöne Leben, das vor uns liegt. »Hättest du Lust, in Portugal zu leben?« – Gedankenspiele. Zwischen England und Portugal besteht eine über Jahrhunderte gefestigte Freundschaft. Viele Engländer leben in Portugal. Entsprechend viele englische Schulen gibt es dort, in denen Martin arbeiten könnte; vor allem im Norden des Landes, in Porto und in Lissabon.

»In Lissabon?« Erinnerungen an unsere Hochzeitsfeier, an die Hochzeitsnacht vom 7. zum 8. Juli 1986, an das wilde Treiben und die Zärtlichkeit und ein scheinbar unendliches Glück, das vor uns lag.

»Das war schön damals...«

Wir hätten nichts dagegen gehabt, im sonnigen Portugal unser Leben zu leben. »Warum haben wir es nicht getan?« Wir wissen es beide. Mein Job war einer der Gründe. Dieser mörderische Serien-Streß, der unsere Liebe in einem leeren Luxus-Leben beinahe verkümmern ließ. Dann die Fixierung auf »die Insel«, die mir als das einzig mögliche Paradies auf dieser Erde erschien. Auch ein Fixiertsein auf »meinen« Sohn. Bis der Krebs dem allen ein Ende setzte und mich erkennen ließ: Das Glück liegt allein in mir selbst.

Wer sein Paradies nicht in sich selbst findet, der kann auf keiner Insel dieser Welt glücklich werden.

Erst MYO hat mir mein Leben wieder in die Hand gegeben. Mein Erfolg im Kampf gegen den Krebs hat mich frei gemacht für eine Zukunft, in der wieder alles möglich ist. Aus vollem Herzen sage ich heute: Ich lebe und ich liebe.

Nachwort des Ehemanns

»...und sie wird geliebt!«

KREBS GEHÖRT ZU DIESER ART VON Katastrophen, von denen man immer glaubt, sie würden nur in anderer Leute Familien passieren – aber nicht bei einem selbst. Bis es dann eines Tages eben doch passiert. Ich habe niemals damit gerechnet, mich der Bedrohung durch diese Krankheit in meiner unmittelbaren Familie stellen zu müssen. Als ich noch klein war, sind zwei meiner Großtanten an Krebs gestorben, und ein entfernter Cousin starb daran, als ich ein Teenager war. Aber diese Menschen kannte ich kaum. Ohne mich großartig darum zu bemühen, habe ich mich immer einer guten Gesundheit erfreut, und es wäre mir nicht in den Sinn gekommen, daß ausgerechnet meine Frau mit all ihrer Energie und Willensstärke von so einer lebensbedrohenden Krankheit geschlagen würde. Das alles änderte sich im Februar 1991.

»Jetzt können wir nur noch hoffen und beten.« Dies waren die Worte einer Freundin der Familie, die sich in medizinischen Dingen viel besser auskennt als ich. Es waren Worte, die mir den Boden unter den Füßen wegrissen. Damals wußte ich kaum etwas über die verschiedenen Arten von Krebs, wußte nicht einmal so genau, was eine Metastase war – »...hoffen und beten«: Diese Worte, so kurz nach der ersten Operation meiner Frau, ließen mich nur allzu klar erkennen, daß ihr scheinbar harmloses Myom nun in die Kategorie eines gefährlichen Krebses einzuordnen war. Damals ging es mir, wie wahrscheinlich den meisten Leuten, denen das Phänomen Krebs einfach zu schrecklich erscheint, um es ins Auge zu fassen: Krebse waren in meinen Augen lebensbedrohende aggressive Monster, lauernd in den Körpern jener Menschen, in denen sie sich festgesetzt hatten. Und auf einmal war nun so ein »Monster« aus dem Körper meiner Frau entfernt worden. Die einzige Hoffnung, so schien es zu der Zeit, war, daß die Operation erfolgreich und alle Spuren des Krebses total beseitigt worden waren. Um dessen ganz sicher zu sein, wurde meiner Frau eine Bestrahlung empfohlen. Jetzt sah ich uns wirklich mitten in dieser Horrorwelt, von der ich andere immer hatte sprechen hören, ohne auch nur im Traum daran zu glauben, einmal selbst dazuzugehören. In einer solchen Situation könnte eine Krebs-Beratung für Angehörige sehr hilfreich sein, aber wo findet man das? Es bleibt einem nichts anderes übrig, als sich an die Ärzte zu wenden, die für diesen »Fall« zuständig sind. Diese Ärzte haben aber nicht immer die Zeit und sind auch nicht immer am besten dafür qualifiziert, um dem nächsten Angehörigen eines Krebs-Patienten beratend zur Seite zu stehen – oder um ihm wenigstens dabei zu helfen, zu verstehen, was diese Situation im Hinblick auf die Zukunft bedeutet.

Wir hatten immerhin das Glück, daß sich Denise als Journalistin schon einiges medizinisches Wissen angeeignet hatte und wußte, wie sie an nötige Informationen gelangen konnte. Es gelang ihr ziemlich schnell, die Situtation in Griff zu bekommen und Strategien zu entwickeln, um gesünder zu leben, vor allem im Hinblick auf die Ernährung.

Das gab uns neue Hoffnung – vor allem auch, weil die Bestrahlung komplikationslos verlief. In diesem Stadium haben jedoch weder Denise noch ich erkannt, was das Wichtigste gewesen wäre, das sie hätte ändern müssen. Unser Leben verlief mehr oder weniger wie zuvor – mit der Ausnahme, daß wir nun gefiltertes Wasser tranken sowie jede Menge Karotten- und Rote-Bete-Saft aus dem Reformhaus. Wir haben auch unseren Fleischkonsum beschränkt und ganz allgemein versucht, den Regeln für eine gesunde Ernährung zu folgen.

Die Tatsache, daß ihr zweiter Tumor – diesmal ein Gehirntumor – am 5. Oktober 1992 entdeckt wurde, also elf Tage vor unserer geplanten Übersiedlung in die Karibik, erschien mir damals als der schlimmste Schicksalsschlag, der uns je getroffen hat. Das Leben meiner Frau schien nun wirklich nur noch an einem seidenen Faden zu hängen. Mein für zwei Jahre genehmigter, unbezahlter Urlaub hatte bereits begonnen. Ich hatte also keine Einkünfte mehr, konnte uns daher in keiner Weise finanziell unterstützen. Was sollte werden? Mit diesen trüben Gedanken in meinem Kopf gingen wir durch die Korridore des Harburger Krankenhauses. Auf dem Weg von einem Arzt zum anderen hatte mich Denise über das schreckliche Ergebnis der Untersuchung informiert. Es gab keinen Raum, in dem wir uns in Ruhe hätten hinsetzen und miteinander reden können. Ich hatte das Gefühl, als würde mir der Boden unter den Füßen weggerissen. Es war zweifellos der schlimmste Augenblick in meinem Leben.

Ein paar Tage später, wieder in Harburg, bekam ich auf meine Frage, welche Chancen Denise nach einer Operation hätte, zu hören: »Ein Jahr oder so...« Dies waren die Worte des Arztes, der selbst den Tränen nahe schien. Da waren wir also wieder zurück in dieser Welt des Horrors, den mörderischen Krebszellen scheinbar gnadenlos ausgeliefert. Die Fahrt noch am selben Tag vom Krankenhaus Harburg zum ersten Gespräch mit dem Neurochirurgen Dr. F. im Universitätskrankenhaus Eppendorf, wo die Operation später stattfinden sollte, war ein einziger Alptraum. Viele Gedanken gingen mir durch den Kopf: Alles würde ich versuchen, um diesen Krebs erfolgreich zu bekämpfen. Ich verdammte die Schulmediziner mit ihren pessimistischen Prognosen, ihren Todes-Urteilen. Wenn nötig, würden wir nach Haiti gehen und Max Beauvoir konsultieren, einen weit über sein Land hinaus bekannten Voodoo-Priester. Wir hatten gehört, daß er Krebspatienten geheilt hat, die vom Krankenhaus als hoffnungslose Fälle aufgegeben worden waren. Und hatte Denise nicht selbst einen sechsundachtzig Jahre alten Voodoo-Priester interviewt, dem es gelungen war, eine junge Frau wieder auf die Füße zu bringen, die aus dem Krankenhaus zum Sterben nach Hause geschickt worden war? Während der Fahrt von dem einen zum anderen Krankenhaus entwickelte ich eine verzweifelte Entschlossenheit, alles nur mögliche auszuprobieren – auch dann, wenn die Situation weiterhin

als so hoffnungslos dargestellt würde, wie dies der Arzt in Harburg getan hatte. Dieses Gefühl der Verzweiflung war von einer Intensität, wie ich sie nie zuvor und auch seitdem nie wieder erlebt habe. Mir war, als läge meine Seele auf einer Folterbank.
Später im Büro von Dr. F., dem Neurochirurgen des UKE, gelang es mir, mich seelisch wieder zu stabilisieren. Ihm verdanken wir unter anderem das Wiedererlangen einer Hoffnung für eine mögliche Zukunft. Hier war ein Experte, der ganz genau wußte, was zu tun war, und der uns zu verstehen gab, es gäbe durchaus eine gute Chance für eine erfolgreiche Operation. Wenn ich zurückblicke, erscheint es mir immer noch unglaublich, wie glatt dann alles verlaufen ist.

Es war wie ein Wunder: Ich saß zusammen mit Titus im Flugzeug nach Miami – genau an dem Tag, für den wir gebucht waren. Denise würde einen Monat später folgen. Das war klar, und auch alles andere würde gutgehen. Schließlich hatte Denise inzwischen erkannt, daß sie ihr Leben drastisch ändern und eine Karriere aufgeben mußte, die ihr nur Streß, aber keine Zufriedenheit gab. Titus rechnete aus, daß wir zu dritt auch ohne Zuschuß-Honorare von Denise von unserer Galerie in der Karibik würden existieren können. So starteten wir in ein neues Leben.
Nur ein dreiviertel Jahr später, im Behandlungszimmer einer jungen haitianischen Ärztin in Port-au-Prince – in einem Land, das unter dem Druck eines Wirtschaftsembargos litt, das auch eine Verknappung von Medikamenten zur Folge hatte –, erfuhren Denise und ich, daß ihr geschwollenes Bein die Folge einer Thrombose war. Wir sollten so schnell wie möglich nach Miami fliegen. Ein paar Tage später, im Krankenhaus von Miami, wo die Kaufkraft der Kreditkarte eines Patienten noch vor seinem gesundheitlichen Zustand geprüft wird, schob ich Denise im Rollstuhl (als es uns schließlich gelungen war, einen zu bekommen) vor mich hin – und wieder war da die Angst vor der Diagnose.
Hatte ein neuer Krebs die Thrombose verursacht? Das Ergebnis der Untersuchung sprach dagegen. Die Angst blieb und mit ihr der

Zweifel: Zurück nach Hamburg oder wieder auf die Insel? Wir entschieden uns für die Insel, hielten gesunde Luft und das streßlose Laissez-faire des karibischen Lebenstils für die bessere Lösung. Daß wir im Frühsommer 1994 dann aber doch wieder in Hamburg zurück sein würden, hatten wir uns wirklich nicht erhofft – aber es schien der beste Weg für unsere Zukunft zu sein. Sam, unser ebenso verständnisvoller wie einfühlsamer Insel-»Doc«, hatte uns beiden dazu geraten. Für Denise war es aus medizinischen Gründen das beste, und mir würde es guttun, in meinen Beruf zurückzukehren, der meine ungeteilte Aufmerksamkeit fordern und mir zumindest tagsüber ermöglichen würde, meine Ängste in Schach zu halten.

Kurz nach unserer Rückkehr mußte Denise zum drittenmal operiert werden. Ihre Schmerzen danach waren schlimmer als zuvor, und sie konnte nur mit größter Mühe am Stock gehen. Diesmal schien uns der Krebs in eine Sackgasse gezwungen zu haben, aus der es kein Entrinnen gab. Ich mußte damit rechnen, daß es Denise trotz der Hilfe aus dem Simonton-Buch und ihres eigenen, tapferen Bemühens nicht mehr gelingen würde, ihre Krankheit zu überwinden. Das bedeutete, daß ich mich nun ernsthaft mit der Möglichkeit auseinandersetzen mußte, daß sie eines Tages nicht mehr bei mir sein würde. Ein furchtbarer Gedanke...

Dennoch konnte und wollte ich die Hoffnung nicht aufgeben. Ich mußte also versuchen, die Balance zu finden zwischen der Annahme des Schlimmsten und dem Gedanken daran, daß wir möglicherweise doch die Gewinner sein würden, so gering diese Chance jetzt auch schien.

Denise gegenüber habe ich damals meine wahren Gefühle nicht offenbart. Sie hatte genug damit zu tun, ihre Schmerzen zu bekämpfen, und natürlich wollte ich ihre Hoffnungen nicht enttäuschen. Dies war eine Zeit, in der ich all meine inneren Kraftreserven mobilisieren mußte. Ich habe mich in die Arbeit gestürzt, um sicherzustellen, daß wenigstens dieser Teil meines Lebens keine Probleme machte.

Es ist mir fast unmöglich, meine Erleichterung und Freude zu beschreiben, nachdem Denise ihre erste einwöchige Chemotherapie-Behandlung hinter sich hatte und sagte, ihre Schmerzen hätten sich sehr verringert. Seit diesem Tag hatte ich keine Zweifel mehr an ihrem Überleben – vor allem, weil ihre Einstellung der Chemotherapie gegenüber sehr positiv war und sie sich nicht, wie so viele andere Menschen, nur zögernd und voller Angst vor »diesem Gift« ihrer Therapie unterzog. Denise war von Anfang an überzeugt, durch die Chemotherapie eine gute Chance zu bekommen. Und sie bekam sie!

Wenn ich heute auf diese Erfahrungen zurückblicke – drei Tumoroperationen, die Thrombose, die Bestrahlung und die Chemotherapie –, bin ich überzeugt, daß Denise und all die anderen, die nicht aufgeben und schließlich mit Erfolg gegen den Krebs kämpfen, als Heldinnen zu betrachten sind. Was mich hingegen beunruhigt, ist die Tatsache, daß Denise *entgegen* der Erwartung vieler Vertreter des ärztlichen Berufsstandes wieder gesund wurde – von erwähnenswerten Ausnahmen einmal abgesehen. Wenn ich bedenke, daß uns 1992 vorausgesagt wurde, sie hätte nur noch ein Jahr zu leben, und daß vor zwei Jahren gleich zwei Krankenhausärzte meiner Frau zu verstehen gaben, es gäbe für sie kaum noch eine Hoffnung und schon gar keine Chance, etwa ohne Morphium weiterzuleben, dann beunruhigt mich das sehr. Dieses Gefühl, das ich dabei habe, wurde bestärkt durch eine frühere Schülerin von mir, deren Bruder vor einigen Jahren im Alter von zwanzig Jahren an Krebs gestorben ist. Sie sagte, das Allerschlimmste während der Krankheit ihres Bruders sei für sie die Tatsache gewesen, daß er sich offensichlich aufgegeben hatte, nachdem ein Arzt ihm gesagt hatte, er habe nur noch achtzehn Monate lang zu leben. Und tatsächlich: Genau eineinhalb Jahre nach dieser Diagnose starb er.
Was mich am meisten an dieser Geschichte berührt, ist das exakte Voraussagen des »Sterbetermins« eines an Krebs erkrankten Patienten. Ist dies ein Beweis für den Fortschritt medizinischer Wis-

senschaft, oder wurde der Bruder meiner Schülerin durch die – grob fahrlässige? – »Vorhersage« aufs Sterben programmiert? Die Ureinwohner Australiens glauben, wenn dich einer mit »dem Blick des Todes« ansieht, wirst du sterben, und in den meisten Fällen tritt der Tod dann auch ein. Mit anderen Worten: Diese Menschen sterben, weil sie überzeugt davon sind, ihrem Schicksal hilflos ausgeliefert zu sein. Kann es nicht sein, daß Ärzte mit ihren Todes-Prognosen auf manche Patienten denselben Einfluß ausüben und ihnen damit möglicherweise die letzte Chance aufs Überleben nehmen – so gering sie auch sein mag? Dies ist um so wahrscheinlicher in Anbetracht des meist ungetrübten Glaubens unserer Gesellschaft an die Erfolge der etablierten Medizinwissenschaft. Ich bin jedenfalls der Meinung, daß solche schicksalsträchtigen Prophezeiungen nicht gemacht werden dürften, denn: Wenn es auch nur die geringste Chance für eine Besserung gibt, sollte nichts gesagt oder getan werden, das die Hoffnung zerstört. Ich bin überzeugt, wäre meine Frau eine andere Person – weniger kampfbereit und weniger erfüllt von der Liebe für das Leben –, hätte sie diese Krebsattacken nicht überlebt. Gott sei Dank aber ist sie die, die sie ist, und hat entgegen der Erwartung vieler, mit denen sie in Kontakt gekommen ist, an ihr Überleben geglaubt und dafür gekämpft.

Ich möchte hier nicht den Eindruck erwecken, ich wäre gegen den medizinischen Berufsstand und seine Errungenschaften. Ganz im Gegenteil: Ausgezeichnete Chirurgen und Ärzte haben uns geholfen. Dr. K., der den ersten Tumor meiner Frau operiert hat, ist ein verdienter Chirurg und ein sehr warmherziger, um das Wohl seiner Patienten bemühter Arzt. Dem Neurochirurgen Dr. F. haben wir zwei erfolgreiche Operationen zu verdanken. Sein Können hat meiner Frau zweimal das Leben gerettet und sie davor bewahrt, ein Krüppel zu werden. Der Onkologe Dr. R. in der Hamburger Krebs-Tagesklinik, den ich selbst nie getroffen habe, beeindruckte mich allein schon am Telefon durch seine warme und freundliche Stimme. Mit seinem Wissen, seiner positiven Unterstützung und

Ermutigung hat er uns enorm geholfen. (Es ist eine traurige Tatsache, daß als Resultat der Gesundheitsreform solche Tageskliniken für Krebskranke möglicherweise in Zukunft nicht mehr existieren können.) Zu erwähnen ist auch Sam, unser Insel-Arzt, der uns viel Zeit gewidmet und uns durch sein Können geholfen hat, uns immer wieder aufzurichten.

Die Ursache des Problems, so glaube ich, ist ganz allgemein in der Art und Weise begründet, wie die medizinische Wissenschaft dem Patienten gegenübersteht. Die Mehrzahl der Ärzte scheint mehr darauf trainiert zu sein, die Symptome einer Krankheit zu sehen als den Menschen, der diese Symptome zeigt. In dieser Hinsicht ist die Tätigkeit der Schamanen und Voodoo-Priester holistischer angelegt – also mehr auf das Ganze bedacht. Das alte deutsche Wort für heilen lautet »hailez«, und das bedeutet »das Ganze«. Das medizinische Konzept, einen Patienten zu heilen, war in früheren Zeiten auch bei uns von der Idee getragen, den Menschen als Ganzes zu sehen und ihn *vollständig* zu heilen. Wenn Krebszellen im Körper den Aufstand proben, ist der Mensch im ganzen bedroht; dann gibt es keine Harmonie mehr zwischen Körper und Geist. Ich glaube, daß viele Menschen diese Harmonie zerstören, indem sie andauernd negative Gefühle wie etwa Haß oder Ärger unterdrücken und dadurch im ganzen aus der Balance geraten. Bei Denise war das bestimmt lange Zeit der Fall. Weil sie sich auch nach der ersten Krebserkankung weiterhin verausgabte für eine Tätigkeit, die sie nicht mehr interessierte und von der sie sich auch ihren Fähigkeiten gemäß nicht mehr gefordert fühlte, verschlimmerte sich ihre Krankheit.

Wieder gesund zu werden, das heißt, *die Ganzheit* wiederherzustellen. Es erfordert ein intensives In-sich-Hineinhorchen, um schließlich die Bedürfnisse seiner Seele zu erkennen und zu versuchen, diesen Bedürfnissen gerecht zu werden. *Ohne* dieses Bemühen wird es keine Gesundheit geben – auch nicht nach einer scheinbar erfolgreichen Operation. *Mit* diesem Bemühen kann es hingegen – wie es schließlich bei Denise der Fall war – zur Heilung kommen, selbst wenn es zuvor kaum noch Hoffnung gab. In die-

sem Zusammenhang ist es interessant zu wissen, daß der Voodoo-Arzt auch Priester ist, sich also um das geistige *und* um das körperliche Wohlergehen der Menschen bemüht.
Leider scheinen viele westliche Ärzte eher wie Automechaniker zu agieren: Als wäre der menschliche Körper einem seelenlosen Fahrzeug vergleichbar, dessen Teile schlicht repariert werden müssen, wenn etwas daran kaputt ist. Diese Einstellung ist sicher die Folge der zunehmenden Spezialisierung im medizinischen Beruf, die als solche nicht schlecht ist. Angesichts der hochentwickelten Operationsmethoden und medizinischen Behandlungsmöglichkeiten ist die Einteilung in Spezialgebiete sogar notwendig. Und dennoch: Ein Mensch ist kein Objekt und muß darum *holistisch* – als Ganzes, als eine Einheit aus Körper und Seele – behandelt werden.
Aber vielleicht ist das Verhalten der meisten Ausführenden der Schulmedizin gar nicht so verwunderlich. Unsere Weltanschauung basiert immer noch auf der mechanistischen Ansicht des Universums, wie sie sich im letzten Jahrhundert entwickelt hat. Diese bezieht sich auf eine sogenannte Reduktions-Philosophie, die suggeriert, alles könne reduziert und verstanden werden im Hinblick auf die Einzelteile. Das Verhalten des Ganzen wird einzig und allein begriffen als Resultat des Aufeinandereinwirkens seiner einzelnen Teile. Demzufolge wird ein Patient auch häufig nicht mehr als Ganzes ins Auge gefaßt, wenn ein Teil nicht so funktioniert wie erwartet. Man betrachtet nur noch diesen einen Teil für sich, als könne man ihn von dem Kranken trennen.
Interessanterweise haben viele Wissenschaftler in diesem Jahrhundert die Reduktionsphilosophie wieder in Frage gestellt, nachdem man erkannt hat, daß sehr viel komplexere Organismen ein zielorientiertes Verhalten zeigen, das in keiner Weise erklärt werden kann durch das Funktionieren seiner Einzelteile, sondern das das Resultat eines eigenständig organisierten Bemühens auf sehr viel höherem Niveau zu sein scheint. Dies entwertet nicht die Versuche, das Funktionieren einzelner Teile zu verstehen, doch dabei sollte gerade in der Medizin niemals außer acht gelassen werden: Die Teile beeinflussen das Ganze ebenso wie das Ganze einen Ein-

fluß hat auf jedes einzelne Teil. Ich bin ganz sicher, daß Denise nicht überlebt hätte ohne die Operationen, die sie von bösartigen Teilen befreit haben, genauso wenig aber glaube ich hätte sie überlebt ohne ihre nach innen gerichtete Mitarbeit an der Heilung der ganzen Person, die ja auch das Hauptthema ihres Buches ist.

Max Beauvoir, Voodoo-Priester und Biochemiker, sagte einmal zu uns, sein größter Wunsch wäre es, die moderne Wissenschaft der Medizin zu kombinieren mit den Naturheilkünsten, die er in seinem Voodoo-Training gelernt hat. Ich glaube fest daran, daß man die alten schamanistischen Traditionen in der Heilkunst beachten sollte. Zwar sind sie sehr unterschiedlich von den unseren und basieren auf einer unterschiedlichen Weltansicht, die aber nicht unbedingt weniger gültig sein muß als die unsere. Die Tatsache, daß wir bestimmte Technologien entwickelt haben, gibt uns noch kein Weisheits-Monopol. Zum Glück gibt es ein wachsendes Interesse in unserer Gesellschaft an alternativer Medizin. Die Methoden der Visualisation, der Meditation, der Autosuggestion oder auch die Zusammenarbeit mit einem »inneren Ratgeber« basieren auf einer holistischen Sicht des Menschen, wie wir sie auch in der Krebs-Beratung der Simontons finden.

Obwohl wir nie an den Punkt gelangt sind, an dem Denise sich tatsächlich dem Voodoo-Priester Max Beauvoir anvertraut hat, weiß ich, daß sie es ganz bestimmt getan hätte, wäre sonst nichts anderes mehr möglich gewesen. Ich weiß auch, daß sie bei der Mitarbeit an ihrer Heilung Methoden angewandt hat, für die viele Schulmediziner nur ein Lächeln übrig haben und die von ihnen als Hokuspokus abgetan werden. Wir können nicht beweisen, welchen Anteil zum Beispiel der »innere Ratgeber« am Heilprozeß gehabt hat. Tatsache ist: Die Visualisation und die positive Autosuggestion wurden und werden von meiner Frau praktiziert. Tatsache ist ferner: Entgegen der Erwartungen und Voraussagen einer ganzen Anzahl von Medizin-Experten kann ich mich heute darüber freuen: Denise lebt und liebt – und sie wird geliebt!

Martin Hague, Hamburg, im September 1996

Anhang

Vorbemerkung

»WIE FÜHLT MAN SICH, WENN MAN DEM Tod gerade noch einmal von der Schippe gehüpft ist?« bin ich schon des öfteren gefragt worden. »Dem Tod von der Schippe gehüpft.« Das ist so ein norddeutscher Spruch, der sich unter anderem auf Menschen bezieht, denen gelungen ist, eine schwere Krankheit zu überleben, als andere ihn bereits im Grab sahen. Eine Schippe ist eine Schaufel. Bei Beerdigungen bekommt jeder Trauergast eine Schippe in die Hand, um ein wenig Erde auf den Sarg zu schaufeln. Um die obige Frage zu beantworten: Das Gefühl, »dem Tod von der Schippe gehüpft« zu sein, macht mich stolz im ursprünglichen Sinne dieses Wortes aus dem Mittelhochdeutschen, das bedeutet »steif aufgerichtet«. Mein letzter »Etappensieg« gegen den Krebs hat mir endgültig dazu verholfen, mich von der Angst gegen diesen scheinbar so übermächtigen Gegner nicht mehr niederdrücken zu lassen. Nichts und niemand wird mich je wieder in meiner aufrechten Haltung dem Krebs gegenüber ins Wanken bringen. Steif aufgerichtet beinhaltet aber auch: die Übersicht behalten. Wachsam bleiben. Meinen Körper und meine Seele bewachen!

»Es kommt darauf an, den Körper mit der Seele und die Seele durch den Körper zu heilen«, hat Oscar Wilde einmal geschrieben, sicher beeinflußt von dem griechischen Philosophen Aristoteles, der schon vor über 2000 Jahren auf die gegenseitige Beeinflussung von Leib und Seele hingewiesen hat. Gleich nach meiner ersten Krebsoperation im Februar 1991 hätte ich mir diese Erkenntnisse ins Gedächtnis zurückrufen und mich danach richten sollen. Wer weiß: Vielleicht wäre der Krebs bei mir gar nicht zum Ausbruch gekommen, hätte ich weniger Schindluder getrieben, mal mit dem

Körper, mal mit der Seele, und mich rechtzeitig auf die Zusammenhänge zwischen Seele und Körper besonnen. Ja, wer weiß... Doch nicht, was gewesen wäre, wenn, sondern was *ist*, ist das, was zählt. Und das ist: Hier und heute lebe ich. Dank meiner so haut- und seelennahen Erfahrung mit dem Krebs bin ich in der Lage, andere in ihrem Kampf gegen diese Krankheit mit Strategien aufzurüsten, die bereits erfolgserprobt sind. Für mindestens ebenso wichtig wie Erfolgsstrategien gegen einen vorhandenen Krebs halte ich die Information über Erfolge der Wissenschaft auf dem Gebiet der Krebsverhütung. Es kann gar nicht oft genug betont werden: Wer sich heutzutage einem Kampf auf Leben und Tod mit dem Krebs stellen muß, ist in den meisten Fällen nicht das Opfer eines unausweichlichen Schicksalsschlages, sondern das Opfer seiner eigenen Ignoranz. Mit anderen Worten: Ein Großteil aller Krebsfälle könnte vermieden werden durch Information über und Vermeidung all jener Gefahrenquellen, die es ein paar »wildgewordenen« Zellen meist überhaupt erst möglich machen, sich zu einem lebensgefährlichen Krebs zu entwickeln.

Fast immer wird ein bösartiger Tumor erst dann erkannt, wenn er einen Umfang von einem Zentimeter hat. Dann allerdings besteht dieser Krebs auch schon aus vielen Millionen Zellen, die sich zu einer festen Einheit, einem Knoten beziehungsweise zu einem bösartigen Tumor formiert haben. Es ist nur allzu traurig, aber wahr: Jeder zweite Krebs-Patient hätte seine »wildgewordenen« Zellen in den Griff bekommen können, bevor sie sich zu einer schlagkräftigen Truppe formieren, die sein Leben bedroht. Seit 1970, als meine Mutter dem Krebs zum Opfer fiel, hat sich viel getan. Wer damals über Zusammenhänge zwischen Krebs und Psyche sprach, wurde allenfalls mitleidig belächelt. Die Psychoneuroimmunologie – ein medizinischer Fachbereich, der diese Zusammenhänge längst belegt hat – gab es noch nicht. Die Chemotherapie war noch weit entfernt von den heute so erfolgreich eingesetzten Methoden zur Verhinderung von lebensbedrohlichen und/oder die Lebensqualität schädigenden Nebenwirkungen. Das Immunsystem, eines der

Hauptabwehrsysteme gegen den Krebs, war in der Öffentlichkeit so gut wie unbekannt. Die Gen-Technik, die es heute schon möglich macht, Impfstoffe gegen einige Krebsarten zu entwickeln, stand noch in den Sternen. Zu Beginn der siebziger Jahre war die Diagnose Krebs durchaus noch einem Todesurteil vergleichbar. Und man glaubte auch, schon eine einzige Krebszelle würde über Leben oder Tod eines Menschen entscheiden. Inzwischen wissen wir: Eine Krebszelle ist nichts anderes als eine Art Zell-Mißgeburt, die im Organismus eines jeden Menschen gelegentlich vorkommt. Und aus einer einzigen Krebszelle entsteht noch kein bösartiger Tumor, denn in den allermeisten Fällen ist das Immunsystem in der Lage, sie zu erkennen und zu vernichten.

Ist Krebs erblich? Diese Frage taucht immer wieder auf. Immerhin ist der Vater meiner Mutter ebenso wie später sie selbst am Krebs gestorben, auch zwei seiner anderen Töchter starben daran. War nun ich, die Enkelin, das nächste Opfer dieser erblichen Belastung? Wäre die Antwort ja gewesen, hätte ich die Kraft zum Kampf gegen mein wohl unausweichliches Schicksal möglicherweise gar nicht aktivieren können. Aber unter all den Experten, die ich befragte; in all den schlauen Büchern, die ich gelesen habe zum Thema Krebs, bekam ich keine Bestätigung dafür, daß ich dieser Krankheit, die scheinbar »in der Familie liegt«, nicht hätte ausweichen können. Obwohl in der Krebsforschung noch immer vieles im dunkeln liegt, scheinen sich die Wissenschaftler einig zu sein: Unter den inzwischen bekannten Risikofaktoren, die eine Krebserkrankung auslösen, rangiert die Erbanlage unter »ferner liefen«. Mit anderen Worten: Den Ausbruch meines Krebses habe ich durch die fatale Nachlässigkeit meinen seelischen und körperlichen Bedürfnissen gegenüber selbst verschuldet.

Im Zusammenhang mit Krebs von Schuld zu sprechen, ist ein Tabu, das ich nun gebrochen habe. Es würde mir allerdings nicht einfallen, dieses Tabu einem anderen Menschen gegenüber zu brechen. Niemand kennt seinen Nächsten gut genug, um ihn »schuldig« sprechen zu dürfen dafür, daß er/sie an Krebs erkrankt ist. Mich selbst hingegen habe ich intensiv genug und immer wieder »ausgeleuchtet«, um durchaus erkennen zu können: Dieser Krebs, den ich MYO genannt habe, wäre vermeidbar gewesen. Aber ohne diesen Krebs, auch das möchte ich betonen, hätte ich den Zugang nicht gefunden zu meiner Seele und somit auch nicht den Schlüssel für meine Gesundheit und für eine Lebensqualität, die es mir möglich macht, diese Welt als wunderschön zu erleben und jeden Tag wie ein kostbares Geschenk zu empfinden. Aber das steht auf einem ganz anderen Blatt.

Im folgenden habe ich Ihnen einige wichtige Fakten zusammengestellt, um Ihnen die Möglichkeit zu geben, sich in komprimierter Form über Mittel und Wege zu informieren, wie man eine Krebserkrankung vermeiden kann. Eine Übersicht über die gegenwärtig zur Verfügung stehenden Therapien zur Krebsbekämpfung und ein Fachwortverzeichnis runden das Ganze ab.
Für die fachkundige Beratung bei diesem Anhang danke ich Frau Dr. Renate Bachmann, Fachärztin für Allgemeinmedizin und Naturheilverfahren – mein »Glücksfall«, den ich in diesem Buch beschrieben habe.

Wichtige Maßnahmen zur Krebsverhütung

VEREINFACHT AUSGEDRÜCKT: WAS ICH MIT FREUDE MACHE, das macht mich auch weitgehend immun gegen Krankheiten –, auch gegen Krebs. Freudige Empfindungen führen zu einer Abkühlung des venösen Blutstroms im Gehirn und beeinflussen jene Botenstoffe, die vor allem die linke Gehirnhälfte stimulieren, in der das Glücksgefühl »zu Hause« ist. Glücksempfinden setzt biochemische Prozesse in Gang, die das Streßhormon Cortisol bremsen, das in erhöhtem Spiegel dem Immunsystem erwiesenermaßen sehr schaden und es in seiner Aufgabe behindern kann, Krebszellen wirksam zu bekämpfen.

Der sicherste Weg zur Verhütung von Krebs führt über ein intaktes Immunsystem. Denn nur, wenn das gesichert ist, können sich unsere Abwehrzellen als erste Verteidigungslinie gegen den Krebs erfolgreich behaupten.

Der Zell-Umsatz im menschlichen Organismus beträgt täglich Hunderte von Milliarden. Zell-»Mißgeburten«, die einen Krebs auslösen können, kommen dabei häufiger mal vor. Entgegen früherer Annahmen ist inzwischen wissenschaftlich erwiesen, daß es tatsächlich biochemische Unterschiede gibt zwischen normalen und abnormalen Zellen. Das bedeutet: Unser Immunsystem ist durchaus in der Lage, eine Krebszelle als gefährlich zu erkennen und zu vernichten. Nur wenn die Immunüberwachung geschwächt ist und infolgedessen versagt, kann die Krebszelle diese erste Verteidigungslinie überwinden, sich weiter vermehren und so die Krankheit auslösen.

Gefühle können das Immunsystem positiv oder negativ beeinflussen. Jedes Gefühl, ob freudig oder traurig, wird im Körper chemisch umgesetzt. Gefühle sind also chemisch. Sich dessen stets bewußt zu sein ist lebenswichtig. Wer weder sich selbst noch anderen gestattet, dauerhaft auf seinen Gefühlen »herumzutrampeln«, leistet damit einen wesentlichen Beitrag zur Verhütung einer Krebserkrankung.

Ausreichend Schlaf ist wichtig für das Immunsystem. Wichtige Stoffwechselvorgänge erfolgen u. a. während des Schlafens. Die Freßzellen des Immunsystems sind vor allem in der Ruhephase des Menschen sehr aktiv. Nach wissenschaftlichen Erkenntnissen besteht die Hauptaufgabe des Schlafes sogar darin, das Immunsystem zu stärken bzw. die Regeneration des Organismus zu gewährleisten.

Streßminderung stärkt das Immunsystem. Wer ständig unter negativem Streß steht, leidet auch ständig unter einem erhöhten →Cortisol-Hormon-Spiegel, der die Abwehrkraft mindert und dazu beiträgt, daß auch Krebszellen nicht abgewehrt werden können.

Kondome schützen das Immunsystem. Forscher gehen heute davon aus, daß mindestens 15 Prozent aller Krebsfälle weltweit Spätfolgen einer früheren Viruserkrankung sind. Eine dieser Infektionskrankheiten ist die Erkrankung mit Papilloma-Viren, die beim Geschlechtsverkehr übertragen werden. Diese Viren lösen Störungen im Abwehrmechanismus aus und sind dadurch mitbeteiligt an der Entstehung von Gebärmutterhalskrebs. Auf Kondomschutz sollte darum nur in einer dauerhaften Partnerschaft verzichtet werden. Werden beim Krebs-Abstrich Zellveränderungen entdeckt, die sich unter Umständen weiter in einen Gebärmuttermund- oder Gebärmutterhalskrebs entwickeln können, ist auch bei dauerhafter Partnerschaft zum Gebrauch von Kondomen zu raten zur generellen Risikominderung für Infektionen.

Intimhygiene ist unerläßlich für das Immunsystem. Das gilt ganz besonders für Männer, denn unter der Vorhaut können krebsauslösende Stoffe (Karzinogene) vorhanden sein, die bei wiederholtem Angriff auf das Immunsystem nicht mehr abgewehrt werden und dann den Ausbruch von Gebärmutterhals- sowie Peniskrebs begünstigen können. Zur Sicherung der Intimhygiene ist das tägliche, einmalige Waschen am äußeren Genital (beim Mann mit zurückgezogener Vorhaut) ausreichend. Dafür sollte eine milde, am besten eine Babyseife verwandt werden. Denn ganz wichtig ist die Erhaltung des Hauteigenschutzes, der durch zu häufiges Reinigen, vor allem durch zu starke Waschmittelzusätze, herabgesetzt wird. Ein intakter Hauteigenschutz sichert eine optimale Immunantwort der Haut gegenüber schädigenden Einflüssen.

Regelmäßiges körperliches Training stimuliert das Immunsystem. Dabei kommt es auf die Regelmäßigkeit und vor allem darauf an, sich eine Sportart auszusuchen, die Spaß macht. Auch Walking (Gehen) ist ein gutes Training. Von exzessivem Sport mit völliger körperlicher Erschöpfung ist abzuraten, denn erwiesenermaßen führt das zu einem Absinken bestimmter Abwehrzellen im Blut.

Die Sonne aktiviert, das Sonnen-»Braten« hingegen schadet dem Immunsystem. In Maßen genossen steigern Sonnenstrahlen nachweisbar die Abwehrkräfte des Körpers und sind sogar unerläßlich dafür, daß der Körper das Vitamin D produziert, das für wichtige Stoffwechselvorgänge gebraucht wird. Übermäßige Sonnenbestrahlung hingegen steigert die Gefahr, an Hautkrebs zu erkranken, und behindert erwiesenermaßen ganz allgemein die Produktion von Abwehrzellen. Zuviel Sonnenbestrahlung führt, wie durch Studien belegt, zu Schäden direkt an den Zellkernen bzw. der Erbsubstanz der Zellen.

Eine gesunde Ernährung hält das Immunsystem intakt. Wer sich bewußt vitamin-, mineralstoff-, spurenelement-, ballaststoffreich und fettarm ernährt, der sorgt damit ganz automatisch für eine gleichbleibend gute Abwehr von möglichen Krebszellen. Das Vitamin A (enthalten in Möhren, Spinat, Brokkoli, Tomaten, Grünkohl und Pfirsichen) sowie das Vitamin C (nicht nur enthalten in Zitrusfrüchten, sondern u. a. auch in Kartoffeln, Erbsen, Tomaten, Spinat und Brot) sind ein absolutes »Muß« zur Verhütung und Abwehr von Krebs.
Vitamine A und C schützen u. a. auch die Körperzellen vor den schädlichen Wirkungen aggressiver Sauerstoffverbindungen, den »freien Radikalen«, die im regulären Stoffwechsel anfallen, aber auch vermehrt durch Umweltgifte entstehen. Sogenannte Vollwert-Ernährung bietet den besten Schutz vor einer Tumorerkrankung. Informationen und Rezepte dafür gibt es kostenlos in Reformhaus-Magazinen, aber auch in vielen Zeitschriften und

preiswerten Kochbüchern. Grundsätzlich gilt: Je frischer und unbearbeiteter ein Lebensmittel ist, desto hochwertiger ist es auch. In hochwertiger – sprich: vollwertiger – Ernährung ist noch ein hoher Anteil an Biophotonen enthalten. Das sind Energiepartikel, die die sogenannte Lebensenergie auf Zellen übertragen können zu deren Stabilisierung (u. a. enthalten in Keimlingen).

Der Zustand des Immunsystems sollte gelegentlich festgestellt werden. Vor allem nach einer Infektionskrankheit und/ oder nach einer Behandlung mit Antibiotika ist es sinnvoll, sich über die Stärke der Abwehrzellen zu informieren. Der sogenannte Multitest Merieux macht's möglich. Das ist ein Hauttest, bei dem mit einem Stempel verschiedene Bakterien oder Pilzstoffe in die Haut geritzt werden, an deren Reaktion schon zwei Tage später der Zustand des Abwehrsystems erkennbar ist. Dank der modernen Technik läßt sich aber auch durch spezielle Untersuchungen die Zahl der verschiedenen Abwehrzellen ermitteln und auf diese Weise feststellen, ob das Immunsystem intakt ist.

Die Staaten der Europäischen Union haben Ende der achtziger Jahre erkannt: Eine informierte Öffentlichkeit ist die beste Strategie zur Krebsverhütung. Aus diesem Grunde setzten sich Experten zusammen und formulierten ein Zehn-Punkte-Programm, das als »Europäischer Kodex gegen Krebs« veröffentlicht wurde.

Europäischer Kodex gegen Krebs

A) Bestimmte Krebskrankheiten können vermieden werden:

1. Rauchen Sie nicht!

Raucher sollten dies so schnell wie möglich befolgen und schon gar nicht in Anwesenheit anderer rauchen.

2. Verringern Sie Ihren Alkoholkonsum: Bier, Wein, Spirituosen.

3. Vermeiden Sie starke Sonnenbestrahlung!

4. Folgen Sie den Gesundheits- und Sicherheitsvorschriften, besonders an ihrem Arbeitsplatz, bei Herstellung, Handhabung und Gebrauch aller Substanzen, die Krebs verursachen können.

B) Ihr allgemeiner Gesundheitszustand wird durch die folgenden Empfehlungen gefördert, die auch das Risiko mancher Krebskrankheiten vermindern.

5. Essen Sie häufig frisches Obst und Gemüse sowie Getreideprodukte mit hohem Fasergehalt.

6. Vermeiden Sie Übergewicht.

C) Mehr Krebskrankheiten werden geheilt, wenn sie früh erkannt werden:

7. Gehen Sie zum Arzt, wenn Sie eine ungewöhnliche Schwellung bemerken, eine Veränderung an einem Hautmal oder eine abnorme Blutung.

8. Gehen Sie zum Arzt, wenn Sie andauernde Beschwerden haben wie chronischen Husten oder Heiserkeit, wenn Sie dauerhafte Anfälligkeiten bei der Verdauung oder einen ungeklärten Gewichtsverlust bemerken.

9. Gehen Sie einmal im Jahr zur Krebsfrühuntersuchung.

Für Frauen:

10. Untersuchen Sie regelmäßig Ihre Brust, wenn Sie über 40 sind; gehen Sie in regelmäßigen Abständen zur Mammographie, wenn Ihr Arzt dies für erforderlich hält.

Und in diesen zehn Punkten: Kein Wort über die Seele. Den Initiatoren dieses Kodex sei zugute zu halten: Über die wechselseitigen Beziehungen zwischen der Seele, den Hormonen und den Abwehrzellen war zu der Zeit, in der die oben genannten Punkte festgelegt wurden, noch zu wenig bekannt. Erst seit kurzem hat sich die Psychoneuroimmunologie, kurz PNI genannt, als eine medizinische Fachrichtung etabliert, in der die neuesten Erkenntnisse auf dem Gebiet der Psychologie (Erforschung der Seele), der Endokrinologie (Hormonforschung), der Immunologie (Erforschung des Immunsystems), der Neurologie (Erforschung des Nervensystems) sowie der Neurobiologie (Erforschung des Gehirns) fachübergreifend erforscht werden. Die wissenschaftliche Arbeit der PNI hat in der Krebsforschung schon bestätigt, was zuvor nur erahnt wurde: die erhebliche Mitbeteiligung der Seele am Ausbruch einer Krebserkrankung.

Dem Schutz vor Krebs dienen natürlich auch jene Maßnahmen, die es möglich machen, schon einzelne abnorme Zellen im Gewebe zu erkennen und dann das Übel gleich bei der Wurzel zu packen. Unumstritten ist: Je früher Krebszellen erkannt werden, desto besser sind die Chancen, sie zu vernichten, bevor sie sich zu einem Knoten oder einer bösartigen Geschwulst zusammengerottet haben. Aus diesem Grunde hat der Bundesausschuß der Ärzte und Krankenkassen Richtlinien festgelegt zur Krebs-Vorsorge. Darin heißt es unter anderem:

»Die nach diesen Krebsfrüherkennungs-Richtlinien durchzuführenden Maßnahmen dienen

a) bei Frauen
der Früherkennung von Krebserkrankungen des Genitales vom Beginn des 20. Lebensjahres an sowie zusätzlich der Brust und der Haut vom Beginn des 30. Lebensjahres an sowie zusätzlich des Rektums und des übrigen Dickdarms vom Beginn des 45. Lebensjahres an,

b) bei Männern
der Früherkennung von Krebserkrankungen des Dickdarms, der Prostata, des äußeren Genitales und der Haut vom Beginn des 45. Lebensjahres an.«

Die Frauenärztin/-arzt (Gynäkologe), die Hautärztin/-arzt (Dermatologe) und der Männerarzt (Urologe) sind zuständig für oben genannte Früherkennungs-Untersuchungen, die von den Krankenkassen bezahlt werden. Dabei ist eine weitgehende Verhütung vor Gebärmutterhalskrebs, Brustkrebs, Hautkrebs oder Prostatakrebs und Darmkrebs allerdings nur gesichert, wenn die Vorsorgeuntersuchungen nicht nur »alle paar Jahre«, sondern in genau dem Zeitraum stattfinden, den die jeweilige Ärztin oder der Arzt empfiehlt.

Verschiedene Formen der Krebsbehandlung

DIE CA. 300 BILLIONEN ZELLEN, aus denen ein erwachsener Mensch »gebaut« ist, bestehen aus etwa hundert unterschiedlichen Zelltypen. Darunter sind diverse Gewebezellen, Blutzellen, Hautzellen, Knochenzellen, Organzellen, Lymphzellen und andere. Jeder Zelltyp kann durch eine Mutation (eine Veränderung seines genetischen Materials) zur Krebszelle entarten und auf diese Weise zum Beispiel zu einer Gewebe- und Organkrebszelle werden. Das heißt: »Den Krebs« gibt es gar nicht, sondern hundert unterschiedliche Krebstypen. Die einen sind mehr, die anderen weniger aggressiv. Lebensgefährlich wird jede Krebszelle erst dann, wenn sie – zum Beispiel infolge eines geschwächten Immunsystems – von den Abwehrzellen nicht rechtzeitig aufgespürt und vernichtet wird. In diesem Fall beginnt sie sich ohne Begrenzung immer wieder zu teilen, bis sie schließlich als bösartiger Krebs irgendwo im Körper in Erscheinung tritt und medizinisch behandelt werden muß. Die klassischen Therapiemethoden der sogenannten Schulmedizin im Kampf gegen den Krebs werden häufig beschrieben als »Stahl«, »Strahl« und »Chemo«. Diese Methoden sind:

1. Operation

Ziel dieser Behandlung ist es, den Tumor möglichst komplett chirurgisch zu entfernen.

2. Bestrahlung

Ziel dieser Behandlung ist es, Tumorzellen durch energiereiche Strahlen (u. a. Cobalt) zu vernichten.

3. Chemotherapie

Ziel dieser Behandlung ist es, Tumorzellen zu töten durch Verabreichung von Zytostatika, das sind Medikamente, die das Zellwachstum hemmen, oder durch Hormone (z. B. bei einigen Formen von Brustkrebs oder bei Prostatakrebs).

Nicht selten werden alle drei oder zumindest zwei Therapieformen miteinander kombiniert. Das geschieht vor allem dann, wenn der Primärtumor schon sehr groß war und zu befürchten ist, daß bereits Hunderte von Milliarden Krebszellen im Körper sind oder auch, wenn schon Tumor-»Töchter« (Metastasen) entdeckt wurden, die meist sehr viel gefährlicher sind als der Primärtumor.
»Und was passiert dabei mit den gesunden Zellen?« Diese Frage wird vor Bestrahlung und Chemotherapie immer wieder von Patienten gestellt und von den meisten Ärzten mit Erklärungen beantwortet wie: »Gesunde Zellen sind viel stärker als Krebszellen.« Oder: »Gesunde Zellen können sich erholen, Krebszellen nicht.« Wer darauf vertraut, dessen Heilungschancen sind um ein Vielfaches höher als die Chancen jener Patienten, die sich von Zweifeln geplagt einer Bestrahlung oder einer Chemotherapie unterziehen. Zweifel an der Wahl des Mittels, das gesund machen soll, setzen negative Gefühle in Gang, die im Körper chemisch umgesetzt werden zu Stoffen, die die Abwehrkräfte schwächen. Es ist bestimmt leichter, an die Wirksamkeit von Bestrahlung und Chemotherapie

zu glauben, wenn man sich immer wieder vor Augen führt, daß eine Krebszelle genau so aufgebaut ist wie eine normale Zelle. Mit dem entscheidenden Unterschied: Normale Zellen sind starke und gesunde Zellen, Krebszellen sind kranke Zellen mit geschädigtem Erbgut und darum von »Strahl« und »Chemo« viel schneller als gesunde Zellen zu vernichten.

Einer Zellteilung geht im Zuge der einzelnen Entwicklungsstufen jeder Zelle eine Chromosomenverdoppelung voraus. Eine gesunde Zelle hat 23 sehr ordentlich angeordnete Chromosomenpaare, in einer Krebszelle hingegen herrscht meist ein Chaos, das oft aus Dreiergruppen und häufig auch aus zu vielen Chromosomen besteht. In diesem Chaoszustand ist eine Krebszelle ohnehin für eine Störung von außen – auch durch Abwehrzellen – sehr anfällig. Wird sie dann von Bestrahlung oder Chemotherapie getroffen, wird sie die in ihrem chaotischen Zustand ohnehin schwierige Chromosomenverdoppelung nicht mehr schaffen. Ohne Verdoppelung gibt es keine Zellteilung, ohne Zellteilung keine neuen Zellen, das heißt: Die Krebszelle wird keine Tochterzellen mehr bekommen – ihr Leben ist zu Ende.
Natürlich ist durch Bestrahlung und Chemotherapie auch das Leben gesunder Zellen bedroht, zum Beispiel jener mit schneller Zellteilung (Haarzellen). Aber erwiesenermaßen sind normale Zellen robuster als Krebszellen und intelligenter. Eine gesunde Zelle weiß genau, wann sie aufhören muß, sich zu teilen. Genauso weiß sie aber auch, wann Nachschub nötig ist – wann sie also wieder anfangen muß, sich zu teilen, um zum Beispiel die Zellverluste durch eine Bestrahlung oder eine Chemotherapie wieder auszugleichen.
Es steht außer Frage: Wer Krebs hat und am Leben bleiben will, der kommt heutzutage um eine Behandlung durch »Stahl« und/oder »Strahl« und/oder »Chemo« noch nicht herum.

Die Chance, einen Krebs oder dessen meist sehr viel gefährlichere »Töchter« (Metastasen) zu überleben, steigen mit den ergänzenden biologischen Methoden der Krebsbehandlung durch die Naturheilmedizin.

Ziele der Naturheilmedizin:

1. Das Immunsystem des Krebspatienten aktivieren.
2. Die seelisch-geistigen Kräfte fördern.
3. Die Stoffwechselfunktion durch Nahrungsumstellung und -ergänzung regulieren.

Wünschenswert wäre es, wenn jedem Patienten – egal für welche Krankheit – ein Hausarzt zur Seite stünde, der vertraut ist mit den neuesten Erkenntnisse der Naturheilmedizin. Mit Sicherheit würden die durch all die Schadstoffe bei der Nahrungsmittelverarbeitung, in der Luft und im Wasser ausgelösten Krankheiten, darunter auch der Krebs, effektiver behandelt werden können, wäre die erste Anlaufstelle für eine Behandlung, nämlich der Hausarzt bzw. die Hausärztin, auch ein Facharzt für Naturheilmedizin. Ideal für die ärztliche Versorgung unserer Gesellschaft wäre es, wenn jeder Arzt mit dem Antrag auf Eröffnung einer Praxis – welcher Fachrichtung auch immer – den Nachweis seiner Kenntnisse auf dem Gebiet alternativer Heilverfahren erbringen müßte. Eine solche Regelung würde ein für allemal den Scharlatanen das Handwerk legen, die mit angeblichen »Bio«-Wundermitteln zur Heilung diverser chronischer Erkrankungen – darunter auch Krebs – viel Geld machen und unendliches Leid auslösen bei jenen, die ihnen vertrauen.

Noch bis vor kurzem konnte jeder Arzt mit ein bißchen »Bio«-Wissen auf seinem Schild die Zusatzbezeichnung »... für Naturheilmittel« führen. Inzwischen ist diese Bezeichnung geschützt. Als Experten auf dem Gebiet alternativer Heilverfahren dürfen sich nun nur noch jene Ärzte ausweisen, die entweder zusätzlich zu ihrem Medizinstudium auch alternative Therapieformen studiert haben, oder solche Ärzte, die sich nach ihrer Niederlassung nachweisbar auf dem Gebiet der Alternativ-Medizin weitergebildet haben. Zur Erlangung der Qualifikation gibt es einen vorgeschriebenen Ausbildungsweg mit abschließender Prüfung.

Bei der Behandlung von Menschen gelten in der Naturheilmedizin unter anderem die folgenden Richtlinien:

- Die Behandlung des ganzen Menschen und nicht nur eines erkrankten »Teiles«.
- Die Förderung von Selbstheilungskräften.
- Behandlung und Vorbeugung von Krankheiten unter Berücksichtigung auch der naturbelassenen Heilmittel, z. B. Wasser (Hydrotherapie), Luft (Klimatherapie), Licht (Phototherapie), Wärme (Thermotherapie) und Kälte (Kryotherapie), Sauerstoff- und Ozon-Therapie sowie Heilwirkung der Erde (z. B. Heilschlamm, Moor).
- Die Stärkung des Immunsystems durch Behandlung mit den aus biologischen Grundstoffen gewonnenen Medikamenten, wie Vitamin-, Enzym-, Mistel- oder Thymuspräparate sowie Pflanzenextrakten (Phytotherapie) und mineralischen Naturstoffen.

Auch für den Fachmann ist es inzwischen unmöglich, alle Mittel und Medikamente, Wege und Therapien auf dem Gebiet der Naturheilmedizin zu kennen. So gibt es zur Herstellung einer ausgewogenen Stoffwechsel- und Abwehrbalance schon über 500 sogenannte »BRM«-Produkte, Biologische Regulations-Moderatoren. Das sind Medikamente, deren Aufgabe es ist, die Abwehrkräfte des Immunsystems auf biologische Weise zum Kampf gegen lebensgefährliche Krankheiten wie den Krebs »aufzurüsten«. Auch ich bin zeitweise mit »BRM«-Produkten behandelt worden. Darüber hinaus habe ich mit Sauerstoff- und Ozon-Therapien, mit Mistel- und Thymus-Injektionen, durch Einnahme von Vitamin- und Enzympräparaten sowie mit Entspannungstherapien gegen den Krebs gekämpft.

In der Alternativmedizin gibt es, wie oben bereits angedeutet, unendlich viele Möglichkeiten zur Behandlung von Krebs und anderen Krankheiten, und fast täglich werden neue Erkenntnisse gewonnen und neue Medikamente auf biologischer Basis produziert. Es ist deshalb ratsam, sich unter anderem durch aufmerksames Lesen von medizinischen Artikeln in den Tageszeitungen über neueste Behandlungsmethoden auf dem laufenden zu halten, sich dabei aber auch vor Augen zu führen: Nicht unbedingt das Neueste muß die besten Ergebnisse bringen, sondern gerade auf dem Gebiet der Naturheilkunde können jene Wege, die sich schon bewährt haben, die besseren sein. Mir ist es mit den folgenden Methoden sehr gut ergangen:

Sauerstoff: Das Immunsystem ist um so leistungsfähiger, je besser der Organismus mit Sauerstoff versorgt wird. Bei der von dem Krebsforscher Professor Manfred von Ardennen entwickelten Sauerstoff-Therapie wird dem Patienten über eine Nasensonde zusätzlich zur Atemluft Sauerstoff zugeführt.

Ozon: Für sich allein und in erhöhter Dosis ist die energiereiche instabile Form des Sauerstoffes ein starkes Gift. In Verbindung mit Sauerstoff hingegen entfaltet Ozon sehr wirksame Heilkräfte und zerstört vermutlich auch Krebszellen. Das Sauerstoff-Ozon-Gemisch wird u. a. durch Injektion dem Körper zugefügt.

Mistel: Diese grüne Schmarotzerpflanze, die auf Bäumen lebt, gehört zu den am häufigsten in der Krebstherapie verwendeten Mitteln. Ihre Krebszellen abtötende und zugleich immunstimulierende Wirkung wurde in mehr als 800 wissenschaftlichen Veröffentlichungen bewiesen. Die aus der Mistel gewonnenen Substanzen müssen unter die Haut injiziert werden, weil sie in Tabletten- oder Zäpfchenform nicht wirken. Unter Anleitung eines Arztes können Patienten leicht lernen, sich »ihre« Mistel selbst zu spritzen.

Thymus: Die Thymusdrüse spielt bei der Immunabwehr eine zentrale Rolle. In dieser Drüse werden die schlagkräftigsten Abwehrzellen des Immunsystems in der Krebsabwehr gebildet, die T-Lymphozyten. Die Thymus-Präparate zur Anregung der Vermehrung von T-Lymphozyten stammen aus gezüchteten oder gentechnisch bearbeiteten Zellen tierischer Thymusdrüsen. Sie werden intramuskulär gespritzt oder in Drageeform eingenommen.

Vitamine: A und C sind die Vitamine, die im Kampf gegen den Krebs nicht nur bei der Verhütung, sondern auch bei der Behandlung eine wichtige Rolle spielen. In Langzeitstudien ist die krebszellenvernichtende Wirkung beider Vitamine erwiesen worden. Allerdings kann mit einer wirksamen Krebsbekämpfung nur bei der Einnahme relativ hochdosierter Vitaminpräparate gerechnet werden. In jedem Fall, ganz besonders aber vor der Einnahme von Vitamin A, das in hoher Dosierung schwere Nebenwirkungen zur Folge haben kann, ist ein Arzt zu konsultieren.

Enzyme: Die menschliche Verdauung wird u. a. durch Enzyme geregelt. Rund 30 Billiarden biochemischer Vorgänge, die in jeder Sekunde im menschlichen Körper stattfinden, wären ohne Enzyme nicht möglich. In der Krebsforschung wurde man schon vor fünfzig Jahren darauf aufmerksam, daß Enzyme, auch Fermente genannt, Krebszellen vernichten, gesunde Zellen hingegen nicht angreifen. Enzympräparate bestehen u. a. aus dem Bromelin der Ananas oder aus dem Papain der Papaya und werden als Dragees, Zäpfchen, Klistiere oder Injektionen verabreicht, vor allem zur Verhütung von Metastasenbildung.

Entspannungstherapien:

a) Visualisation nach der Simonton-Methode: Der amerikanische Onkologe Dr. Carl Simonton und die Psychologin Stephanie Matthwes-Simonton haben speziell für Krebskranke diese Methode entwickelt, die es einem Menschen möglich macht, in entspanntem Zustand seine Abwehrkräfte gegen den Krebs zu »sehen« und zu Höchstleistungen in diesem Kampf

»anzufeuern«. Das Visualisieren eines »inneren Ratgebers« hilft, die Heilung vom Krebs zu begünstigen.

b) Autosuggestion nach Emil Coué: Der französische Wissenschaftler Emil Coué erregte zu Beginn unseres Jahrhunderts Aufsehen durch Heilungen von chronischen Erkrankungen, die allein dadurch zustande kamen, daß er den Kranken die Kraft ihrer Vorstellung bewußt machte. Auf der inzwischen wissenschaftlich bewiesenen Annahme, Gedanken und Gefühle würden im Körper chemische Reaktionen positiver oder negativer Art auslösen, basiert die Autosuggestions-Therapie, deren Heilwirkung auch bei Krebs unumstritten ist.

Gegenwärtig fördert die Weltgesundheitsorganisation (WHO) ein umfangreiches wissenschaftliches Programm zur Erforschung von Volksheilmitteln und Heilpflanzen. Der Heilwirkung von diversen Kräutern bei der Krebsbekämpfung gilt dabei ein wesentliches Interesse.
Voodoo-Priester in Haiti zum Beispiel, die von einem Großteil der Bevölkerung auch als Ärzte anerkannt und konsultiert werden, stellen aus diversen Kräutern ein Getränk her, das Fieber erzeugt – eine Art »Heilfieber«, das zur Behandlung vieler Krankheiten angewandt wird, ganz besonders aber in der Krebstherapie, wo es immer wieder »Wunder« wirkt. Ein Wunder, das schon 1892 der New Yorker Arzt Dr. Coley bei der Behandlung von krebskranken Kindern ebenfalls feststellte, deren bösartige Tumore nach einer Erkrankung mit sehr hohem Fieber scheinbar spontan verschwunden oder jedenfalls sichtbar kleiner geworden waren. Auf Anregung des Dr. Coley wurden schon damals Impfstoffe zur künstlichen Erzeugung von Fieber entwickelt. Daß Krebszellen sehr viel hitzeempfindlicher als gesunde Zellen sind, wurde dann in den sechziger Jahren experimentell nachgewiesen von dem deutschen Krebsforscher Manfred von Ardennen. Heute besteht kein Zweifel mehr daran, daß Tumore sich durch die Überwärmungs-Therapie

(Hyperthermie) zurückbilden können. Hyperthermie darf allerdings nur unter ärztlicher Aufsicht zur Krebsbehandlung eingesetzt werden.

Für die Behandlung bzw. Zusatzbehandlung von Krankheiten mit biologisch ergänzenden Methoden gilt ganz allgemein: Das »Herumdoktern« auf eigene Faust bringt mehr Schaden als Nutzen. Auch Medikamente auf biologischer Basis können gefährliche, in der Hand von Laien sogar lebensgefährliche Nebenwirkungen haben. Im übrigen ist von der Anwendung einzelner Methoden allein kaum ein Erfolg zu erwarten. Erfahrene Ärzte kombinieren für eine Basis-Behandlung mehrere Mittel und Therapien zur Heilung von Krankheiten im allgemeinen und ganz besonders im Kampf gegen den Krebs. Dabei sind für Krebs-Patienten die Chancen für einen dauerhaften Therapie-Erfolg nur dann gegeben, wenn sie auch in den Zeiten, in denen sie sich einer guten Gesundheit erfreuen, am Erhalt dieser Gesundheit mitarbeiten. Für ganz besonders wichtig halte ich es, die Entspannungstherapien fortzusetzen, sei es nun autogenes Training oder eine Atemtherapie, Yoga, Meditation, Visualisation oder Autosuggestion, denn all diese Therapien fördern ganz besonders das seelische Wohlbefinden, das sich nicht wie auf Knopfdruck anstellen läßt.
Zur »Mitarbeit« am Erhalt der Gesundheit gehört auch die Information über die neuesten Errungenschaften auf dem Gebiet der Krebs-Forschung im allgemeinen und ganz besonders über die sensationellen Fortschritte in der Gen-Technik, die es heute unter anderem schon möglich machen, Abwehrzellen künstlich herzustellen, die Krebszellen »fressen«. Wird es eines Tages einen Impfstoff geben, der »den Krebs« – das heißt: die hundert unterschiedlichen Krebstypen – auf einen »Schuß« unschädlich macht? Der medizinischen Fachzeitschrift »Lancet« zufolge ist es einem Forscherteam in Oslo gelungen, ein Eiweißmolekül herzustellen, das das menschliche Immunsystem alarmiert und aggressiver gegen Krebszellen macht. Das sogenannte »Raspeptid« soll nahezu identisch aufgebaut sein wie Teile von Krebszellen. Es soll daher dem

Immunsystem wie ein Impfstoff dabei helfen können, bestimmte Abwehrzellen zu produzieren, die auf Krebszellen gerichtet sind.

Die Tabellen auf den Seiten 255 und 256 geben einen Überblick über unkonventionelle Krebstherapien alternativ zur Schulmedizin sowie über biochemische Mittel und Methoden (Quelle: Biologische Krebsbehandlung, Anders von Ahlften, TRIAS-Thieme, Hippokrates Enke).

Ergebnisse unkonventioneller Therapien

Therapieform/ Mittel	Bemerkungen	Präparate (Beispiele)	vorklinische Prüfung der erwähnten Präparate	klinische Prüfung Beispiele von Tumorarten
Hyperthermie	besonders wirksam in Kombination mit Strahlen- oder Chemotherapie	seit 1980 kommerzielle Therapiegeräte erhältlich	thermobiologische Grundlagenforschung vorhanden	besonders oberflächliche Tumore: Hals, Kopf, Haut, Brust
Misteltherapie	schon lange bekannte Therapie	Helixor, Iscador	wirkt gegen Tumorzellen in Zellkulturen	Brust, Eierstock, Magen, Dickdarm
Zelltherapie	Verwendung nur mit Einschränkung erlaubt	Resistocell	immunmodulierend (Wirkung auf Immunsystem)	Brust
Thymustherapie	–	Thym Uvocal	immunmodulierend	–
Organseren	–	Ney Tumorin	immunmodulierend	Darm
Impstoffe	Tuberkuloseimpfstoff	BCG	positive Tierversuche	Blase
Spezielle Immunstimulanzia	–	Levamisol OK 432	immunmodulierend	verschiedenste Tumore, Magen
Vitamin A	Krebsvorbeugung für Raucher?	–	–	Plattenepithelkarzinom (Lunge; Hals-, Nasen-, Ohrenbereich)
Vitamin C	Krebsvorbeugung: Verhinderung der Nitrosaminbildung	–	–	–
Enzymtherapie	–	Wobe Mugos	wirkt gegen Tumorzellen in Zellkulturen	–
Sauerstofftherapie	vorwiegend zur Erhöhung der Lebensqualität		Metastasenverringerung im Tierversuch	–

Biochemische Mittel und Methoden

Mittel/Methode	Erste Anwendung	Besonderheiten	Anwendungen
Interferone	1977	Botenstoffe des Immunsystems wirken gegen fast alle Viren	Erfolge besonders bei Behandlung von Haarzelleukämie
Interleukine	Anfang der 80er Jahre	Botenstoffe des Immunsystems	Behandlung verschiedener Tumore noch erhebliche Nebenwirkungen
Tumor-Nekrose-Faktor (TNF)	Mitte der 80er Jahre	Botenstoff des Immunsystems identisch mit Kachektin	positive Tierversuche problematische Anwendung beim Menschen
Monoklonale Antikörper	Ende der 70er Jahre	hochspezialisierte Antikörper Verleihung des Nobelpreises: 1984	erfolgreich in der Tumordiagnostik eingesetzt
Photochemotherapie	Anfang der 70er Jahre	Prinzip seit 1900 bekannt Heute: Einsatz von Lasern	Hauttumore, mittels Endoskop Tumore im Körper (z. B. Lunge, Blase)
Gentherapie	1990	Eingriff ins menschliche Erbgut	erste Erprobung bei Melanomen

Fachworterklärungen

(→ verweist auf weitere Fachworterklärungen)

A

Abrasio: Entfernung von Gewebe aus der Gebärmutter zur mikroskopischen Untersuchung der Zellen. Die Gewebeprobe der Gebärmutterschleimhaut wird in Narkose entnommen.

Abstrich: Von der →Cervix-Schleimhaut und →Portio wird Gewebe abgestrichen und mikroskopisch auf abnorme Zell-Veränderungen untersucht.

Abwehrsystem: gleichbedeutend mit →Immunsystem.

Abwehrzellen: →Zellen im →Immunsystem, die Krankheiten bzw. Krankheitserreger abwehren.

Adenom: gutartige Wucherung innerhalb der →Drüsen-Zellen.

adjuvant: unterstützend.

Adjuvante Therapie: Wenn nach operativer Entfernung eines bösartigen Tumors ein Rückfall zu befürchten ist, wird auch schon ohne erkennbare Symptome die Heilung unterstützend eine Strahlen- oder Chemotherapie zur Verhinderung von →Metastasen eingesetzt.

Aflatoxine: →karzinogene Substanzen, Pilzgift in verschimmelten Speisen.

Allergie: Reaktion auf →Antigene. Krankhafte Immunreaktion, die u. a. allergisches Asthma oder allergischen Schnupfen auslöst.

alternativ: eine zweite Möglichkeit darstellend.

Alternative Medizin: eine zweite, zur konventionellen, der sogenannten Schulmedizin, mögliche Therapieform, zum Beispiel die →Naturheilmedizin.

Aminosäuren: einfachste Bausteine der →Eiweiße.

Analgeticum: Schmerzmittel.

Anamnese: Krankengeschichte.

Antibiotika: Medikamente zur Bekämpfung von durch →Bakterien ausgelösten Krankheiten.

Antigen: Jede Substanz (z. B. →Bakterien, →Viren oder Pilze), die vom Körper als fremd erkannt wird und gegen die er die Bildung von →Antikörpern auslöst.

Antikoagulans: Substanz zur Verhinderung einer Blutgerinnung.

Antikörper: als Teile des →humoralen →Immunsystems Schutzstoffe, die gegen →Antigene eingesetzt werden.

Antikrebs-Vitamin: Zellschutz-Vitamine. Die →Vitamine A, E und C wurden in der Krebsforschung als die wichtigsten Vitamine zum Schutz vor Krebs erkannt, und sie werden auch zur Krebsbehandlung eingesetzt. Grundsätzlich gilt, daß eine vitaminreiche Kost ein guter Schutz ist vor Krebserkrankungen.

Antioxidantien: die →Oxydation hemmender Stoff. Wichtig zur Vernichtung von »freien Radikalen« und damit zur Verhütung von →Krebs oder →Metastasen.

Arterie: Schlagader. Blutgefäße mit vom Herzen wegführender Strömung.

Ascorbinsäure: Vitamin C als preiswertes Pulver in reinster Form.

Atom: unteilbarer Urstoff. Kleinste mit chemischen Mitteln nicht weiter zerlegbare Einheit eines chemischen Elements.

Autosuggestion: Selbstbeeinflussung. Steuerung des eigenen Verhaltens durch Aktivierung der Vorstellungskraft.

B

Bakterien: einzellige kleine Lebewesen, die oft Krankheiten hervorrufen.

Ballaststoffe: nicht oder nur teilweise verwertbare faserreiche Bestandteile von pflanzlicher Nahrung zur Förderung der Darmtätigkeit.

Basaliom: bösartiger →Tumor der Haut.

Bazille: Untergruppe der →Bakterie.

benigne: gutartig.

benigner →Tumor: gutartige Geschwulst, die zwar durch Operation entfernt werden muß, wenn sie die Körperfunktionen beeinträchtigt, die aber nicht in das umliegende Gewebe eindringt.

Benzpyren: stark krebserregende Substanz (z. B. in Tabakrauch, Auspuffgasen).

Bestrahlung: Krebsbehandlung mit Cobalt-, Radium- oder Cäsiumstrahlen, die die bösartigen Zellen im Körper zerstören. Von einem auf das Krebsgewebe gerichteten Strahlenbündel bleibt das umliegende gesunde Gewebe weitgehend verschont.

Bestrahlungsfeld: die Körperregion, die für eine →Bestrahlung auf der Haut markiert wird.

Bestrahlungsserie: mehrere aufeinanderfolgende Einzelbestrahlungen.

Beta vulgaris: Rote Bete. Wird in der Volksheilkunde schon seit Jahrhunderten zur allgemeinen Stärkung des Körpers sowie zur Heilung von Krankheiten benutzt und heute in der Krebstherapie eingesetzt.

Bindegewebe: die Körperorgane umhüllendes Gewebe unterschiedlicher Art oder Füllgewebe organfreier Räume.

Biologische Therapie: Behandlung unter ausschließlicher Verwendung pflanzlicher oder tierischer Substanzen (Säfte, Frischzellen).

Biopsie: für eine →Diagnose wichtiges Verfahren, bei dem durch →Punktion eine Gewebeprobe zur Zellprüfung entnommen wird, z. B. bei Krebsverdacht.

Blutbild: Anzahl der Zellen in einer Blutprobe.

Blutprobe: kleine Mengen aus einer →Vene oder →Arterie entnommenen Bluts, das für eine Diagnose durch verschiedenartige labormedizinische Methoden auf seine Inhaltsstoffe untersucht wird.

Blutkörperchen: Blutzellen.

B-Lymphozyten: weiße Blutzellen, die im Knochenmark entstehen und →Antikörper produzieren.

B-Zellen: →B-Lymphozyten.

C

Cavum uteri: Gebärmutterhöhle.

Cervix uteri: Gebärmutterhals.

Chemotherapie: Behandlung einer Krankheit mit chemischen Substanzen. In der Krebsbehandlung speziell die Behandlung mit zellschädigenden Präparaten.

Chromosom: das Erbgut eines Lebewesens tragende Gebilde im →Zellkern. Die Chromosomen sind paarweise geordnet. Die Körperzelle eines Menschen besitzt 23 Chromosomenpaare – also 46 Chromosomen.

Chromosomenpaar: paarweise Anordnung der →Chromosomen.

Computertomographie: computergestütztes, bildgebendes Schichtaufnahmeverfahren, für das der Patient zur Darstellung der inneren Organe in einer Röhre liegt. Der Computer steuert eine »scheibchenweise« Aufnahme der Organe von allen Seiten.

Cortisol: Streßhormon, das bei psychischen Erregungszuständen wie Trauer, Angst und Depression vermehrt in den Blutkreislauf gelangt und eine Minderung der →Abwehrzellen bewirkt.

CT: Im medizinischen Sprachgebrauch häufig benutzte Abkürzung für Computertomographie.

D

Dermatologie: Fachgebiet der Medizin für Hauterkrankungen.

Diagnose: Bestimmung einer Krankheit durch Abwägen der →Symptome, des medizinischen Hintergrundes und der Ergebnisse von Testverfahren.

Differenzierung: Spezialisierung der Zelle auf ein bestimmtes Aufgabengebiet innerhalb des Körpers, z. B. zur Nerven- oder zur Blut- oder zur Leberzelle.

Disposition: erbliche Veranlagung, erhöhte Anfälligkeit für bestimmte Krankheiten, die schon häufiger in der Familie vorgekommen sind.

DNS: Abkürzung für Desoxyribonukleinsäure, eine chemische Substanz im Zellkern, in der die Erbanlagen gespeichert sind.

Dosis: Menge, z. B. Mengenangabe für Medikamente.

Duplikation: Chromosomenverdoppelung. Dies geschieht bei der →Zellteilung.

E

Eiweiße: für die Lebensvorgänge in der Zelle wichtiger Stoff, eine hochkomplizierte organische Verbindung mit →Aminosäuren als Grundbaustein.

Embolie: Verstopfung eines Blutgefäßes durch körpereigene oder fremde Substanzen, die in die Blutbahn geraten sind.

endogen: im Körper selbst entstanden, nicht von außen zugeführt.

Endokrine Drüsen: hormonproduzierende Drüsen wie die Hirnanhangdrüse, Schilddrüse, Nebennieren, Eierstock und →Plazenta.

Endometrium: Gebärmutterschleimhaut.

Endorphine: Gehirnhormone, die Schmerz- und Wohlbefinden regulieren. Ihr Name ist eine Ableitung der medizinischen Bezeichnung: »endogenes morphiumähnliches →Molekül«.

Enzym: in der lebenden Zelle gebildete organische Verbindung, die den →Stoffwechsel des Organismus steuert.

Erythrozyten: rote Blutkörperchen. Gemeinsam mit dem →Hämoglobin sind sie für den Sauerstofftransport zuständig.

exogen: außerhalb des Organismus entstanden, von außen in den Körper eindringend.

F

Ferment: gleichbedeutend mit →Enzym.

Fett: organische Verbindungen, die dem Körper als Energielieferanten dienen. Gesund sind nur Nahrungsfette mit hohem Grad an Naturbelassenheit, z. B. kaltgepreßtes, naturbelassenes Pflanzenöl, Vollölmargarine mit 75% kaltgepreßtem, naturbelassenen Sonnenblumenöl, aber – in Maßen – auch frische Sahne und Butter.

Fibrom: gutartige Geschwulst des →Bindegewebes.

Filialisierung: Tochter-Geschwulst. Gleichbedeutend mit →Metastasierung. »filia« ist die lateinische Bezeichnung für Tochter.

Freie Radikale: Beim Fettabbau im Körper entstehen die sogenannten Freien Radikalen, hochaktive Sauerstoffverbindungen, die in kürzester Zeit die Zellen schädigen und →Mutationen im Erbgut hervorrufen können. Der Körper hat zum Schutz dagegen die sogenannten antioxidativen Systeme, die durch Einnahme von →Antioxidantien zusätzlich gestärkt werden können.

Freßzellen: vergleichsweise große Zellen des körpereigenen Immunsystems, die u. a. mit Viren infizierte Zellen und auch →Krebszellen »auffressen«.

G

Ganzheitsmedizin: medizinische Behandlung, die davon ausgeht, daß Seele, Geist und Körper als ein Ganzes und nicht als voneinander getrennte Größen zu betrachten sind.

Gen: in den →Chromosomen lokalisierte Träger der Erbsubstanz, die unter anderem zuständig ist für die korrekte →Zellteilung.

Genetik: Wissenschaft von der Vererbung und den Erbanlagen.

Gentechnologie: Medizinischer Eingriff u. a. in die menschlichen Erbanlagen.

Gentherapie: Behandlung von Krankheiten, wie zum Beispiel Krebs, durch Übertragung fremder Erbeinheiten.

Geschwulst: Zunahme von Gewebe. Auch →Tumor genannt.

Gewebe: Zusammenhalt spezialisierter Zellen, z. B. →Bindegewebe.

Granylozyten: weiße Blutkörperchen. Im →Immunsystem spielen die Granylozyten bei der Abwehr von virusinfizierten Körper- und von Krebszellen eine wichtige Rolle.

Gynäkologie: Frauenheilkunde.

H

Hämoglobin: roter Blutfarbstoff. Seine Funktion ist der Transport bzw. die Bindung von Sauerstoff.

Heparin: schnell wirkendes Mittel, das unter die Haut gespritzt wird, zur Vorbeugung und Behandlung von →Thrombose.

histologisch: feingeweblich.

histologische Untersuchung: mikroskopische feingewebliche Untersuchung, z. B. nach einer Gewebeentnahme bei Krebsverdacht.

Holismus: →Ganzheitsmedizin.

Hormon: in Drüsen produzierte körpereigene Stoffe, die im Blut zirkulieren und unter anderem Wachstum, Stoffwechsel und Fortpflanzung regulieren.

Hormonersatztherapie: Anwendung von synthetisch hergestellten Hormonen zur Behandlung oder Vorbeugung diverser durch Hormonmangel ausgelöster Krankheiten.

Hormontherapie: Behandlung mit Hormonpräparaten zur Bekämpfung von Krebserkrankungen wie zum Beispiel Brust- oder Prostatakrebs.

humoral: die Körperflüssigkeit betreffend.

hyper: darüber (stammt aus dem Griechischen).

Hyperthermie: durch →Überwärmungs-Therapie künstlich erzeugtes Heilfieber.

Hypertonie: hoher Blutdruck.

hypo: darunter (stammt aus dem Griechischen).

Hypotonie: niedriger Blutdruck.

I

Immunabwehr: Abwehr von Krankheitserregern, auch von Krebszellen, durch die körpereigenen →Zellen des →Immunsystems.

Immunglobuline: die Teile des →Abwehrsystems, die die →Antikörper tragen.

Immunologie: die Wissenschaft aller mit dem →Immunsystem in Verbindungen stehenden Mechanismen.

Immunstimulation: chemikalische, chemische oder biologische Maßnahmen, die das →Immunsystem stärken.

Immunsystem: körpereigenes →Abwehrsystem gegen Krankheitserreger. Die meisten Zellen des Immunsystems entwickeln sich aus den Stammzellen des Knochenmarks. Im Laufe der Reifung spezialisiert sich die »Kampftruppe« des Immunsystems zur Abwehr unterschiedlicher Erreger. Es wird im wesentlichen unterschieden zwischen einem zellulären und einem →humoralen System. Das zelluläre System besteht vor allem aus →Leukozyten, die bei der Krebsabwehr die Hauptlast tragen. Zum humoralen System gehören im wesentlichen die →Immunglobuline.

Immunzellen: alle zum →Immunsystem gehörende Zellen.

Indikation: Grund für eine medizinische Maßnahme.

induziert: ausgelöst.

induzierte Mutation: durch Umwelteinfluß ausgelöste Veränderung des genetischen Materials.

Infektion: Ansteckung durch Krankheitserreger.

Infusion: tröpfchenweise Eingabe von Flüssigkeiten wie Blut, Medikamenten oder Stärkungsmitteln, zum Beispiel in die →Vene.

Injektion: Einspritzung.

injizieren: spritzen, eine Spritze geben.

intramuskulär: in einen Muskel hinein.

intramuskuläre Injektion: direkt in den Muskel gespritzt.

invasive Krebszellen: bösartige Zellen, die über die Schleimhautgrenze hinaus schon in andere Gewebe eingedrungen sind.

karzinogen: krebsverursachend.

Karzinogene: alle Stoffe, die zu einer Zell-Entartung führen können. Die meisten Karzinogene verursachen beim Menschen erst in Zusammenhang mit anderen Faktoren eine Krebserkrankung. In der Umwelt gibt es natürlich vorkommende Karzinogene oder Karzinogene, die durch Umweltverschmutzung entstehen.

Karzinom: bösartiger Tumor, der vom Oberflächengewebe ausgeht, so zum Beispiel in Lunge, Magen und Darm. Karzinome sind die häufigsten Krebsarten.

Kernspintomographie: computergestütztes bildgebendes Verfahren, das auf dem Prinzip der Magnetresonanz beruht. Technische Methode, um Veränderungen im Bereich des Gehirns, Gefäßerkrankungen und bösartige Tumoren festzustellen. Der Patient liegt während der Untersuchung in einer geschlossenen Röhre. Keine Belastung durch Strahlen.

Killerzellen: körpereigene Abwehrzellen, die von →Viren befallene Körperzellen und ziemlich sicher auch →Krebszellen erkennen und zerstören.

Kohlenhydrate: chemische Substanzen, die meist süß schmecken.

Kolposkopie: Untersuchung der →Cervix portio mit einer speziellen Lupe, dem Kolposkop.

Konisation: Ausschneiden eines kegelförmigen, etwa eineinhalb Zentimeter langen Gewebestückes aus dem Gebärmutterhals und -mund für die mikroskopische Gewebeuntersuchung, unter anderem bei Krebsverdacht. Der Eingriff erfolgt in Narkose.

Korpuskarzinom: Gebärmutterkörperkrebs.

Krebs: Sammelbezeichnung für alle bösartigen Erkrankungen, die gekennzeichnet sind durch ein unkontrolliert fortschreitendes Zellwachstum. Das lateinische Wort für Krebs ist cancer, die Griechen sagen karkino oder carcinoma. Als Krebs wurde jahrhundertelang nur der deutlich erkennbare Hautkrebs bezeichnet, dessen langsames, unaufhaltsames Fortschreiten an die Bewegung eines Krebses erinnert.

Krebsabstrich: Von der Schleimhaut des Gebärmutterhalses werden einige Zellen abgestrichen und unter dem Mikroskop auf abnorme Formveränderungen hin untersucht. Ein Krebsabstrich gehört zur →Krebsvorsorge-Untersuchung, die von den Krankenkassen bezahlt wird.

Krebstagesklinik: onkologisch ausgerichtete Fachärzte-Gemeinschaftspraxis, in der Krebspatienten sozusagen unter einem Dach Diagnosemöglichkeiten wie z. B. →Sonographie, →Röntgenuntersuchungen und →Szintigraphie bekommen, aber auch alle für die Krebsbehandlung nötigen Laboruntersuchungen und darüber hinaus ambulante Chemotherapie. Eine Krebstagesklinik erspart dem Patienten lange Wege zu diversen Ärzten, verbunden mit manchmal wochenlangem Warten auf die Diagnose sowie einen Krankenhausaufenthalt für die Chemotherapie.

Krebsvorsorge: Maßnahmen zur Früherkennung von abnormen Zellen, aus denen sich eine Krebserkrankung entwickeln kann.

Krebszellen: sind Zell-Mißgeburten, die nicht wissen, was sie tun. Sie wandern daher ziellos über Blut- und Lymphbahnen im Körper umher, bis sie sich irgendwo ansiedeln. Je nach Ansiedlungsort und Zelltyp werden über hundert verschiedene Krebsarten unterschieden. Mit entsprechend vielen unterschiedlichen Methoden wird versucht, das Fortschreiten des Krebses aufzuhalten.

Kürettage: →Abrasio, Ausschabung der Gebärmutter.

Kürette: löffelartiges Instrument zur Ausschabung der Gebärmutter.

L

Leukozyten: weiße Blutzellen, verantwortlich für die Abwehr von →Bakterien und anderen Krankheitserregern. Spezialisiert auf die Krebsabwehr sind die zu den Leukozyten gehörenden →Lymphozyten.

lokal: örtlich.

Lokalbetäubung: auf ein bestimmtes Körperteil begrenzte Betäubung, zum Beispiel örtliche Schmerzausschaltung bei Zahnbehandlung.

Lokalrezidiv: Ein bösartiger Tumor, der an derselben Stelle wächst wie der →Primärtumor.

Lymphe: Gewebswasser, das sich zwischen den Zellen befindet und →Eiweiße sowie weiße →Blutkörperchen enthält.

Lymphgefäße: Bahnen, in denen die Lymphe durch den Körper geleitet wird.

Lymphknoten: Knotenpunkte im Lymphbahnsystem, in denen Schutzstoffe gebildet werden und die als Filter dienen für Bakterien, Gifte und andere Krankheitserreger. Wenn sich eine wandernde →Krebszelle in einem Lymphknoten ablagert, blockiert sie das lymphatische System. Auf diese Weise werden Krebszellen durch den ganzen Körper geschleust.

Lymphogramm: Röntgenverfahren zur Untersuchung von Lymphknoten.

Lymphom: Geschwulst des Lymphgewebes, meist ein bösartiger Tumor.

Lymphotoxin: körpereigene Zellgifte, die vom Immunsystem in winzigen Mengen zur Abwehr von Krebszellen gebildet werden.

Lymphozyten: Zellen des weißen Blutsystems. Die Lymphozyten gehören zu den bei der Krebsabwehr wichtigsten →Zellen des →Immunsystems.

M

Makrophagen: →Freßzellen. Als Teil des →Immunsystems sind sie im →Gewebe und in der →Lymphe.

Mamma: weibliche Brust, Brustdrüse.

Mammakarzinom: Brustkrebs.

Mammographie: Röntgenuntersuchung des Brustgewebes mit nur geringer Strahlenbelastung. Durch diese Untersuchung können abnorme Zellveränderungen entdeckt und zwischen gutartigen und bösartigen Tumoren unterschieden werden.

Metastase: Tochtergeschwulst. Sie entsteht aus →Krebszellen, die sich aus dem →Primärtumor gelöst haben, durch das Blut- oder Lymphsystem gewandert sind und sich an einer anderen Stelle des Körpers angesiedelt haben.

Mistel: grüne Schmarotzerpflanze, die auf Bäumen (Tanne, Kiefer, Apfel, Eiche oder Ulme) wächst. In der biologischen Krebsbehandlung werden Präparate aus Mistel-Extrakten seit langem angewendet.

Misteltherapie: Einsatz von Mistelpräparaten mit dem Ziel, bösartige →Zellen auf biologischem Wege zu zerstören.

Molekül: kleinste, aus verschiedenen →Atomen bestehende Einheit einer chemischen Verbindung.

monoklonale Antikörper: →gentechnisch hergestellte →Antikörper.

Monozyten: noch unausgereifte →Zellen des Abwehrsystems im Blut, die am Ende ihrer Entwicklung zu →Freßzellen werden.

Mutation: Veränderung des genetischen Materials.

N

Naturheilmedizin: Behandlung und Vorbeugung von Krankheiten unter Einsatz von naturbelassenen Heilmitteln, von pflanzlichen und anderen natürlichen Arzneistoffen und Gesprächsberatung.

negativ: Nichtbestätigung einer Verdachtsdiagnose. Ein »negativer Befund« bei Krebsverdacht bedeutet für den Patienten die positive Nachricht: kein Krebs.

nichtinvasive Zellen: →Krebszellen, die in das umliegende Gewebe noch nicht eingedrungen sind.

Nitratsalze: werden zum Düngen von Gemüse und sehr häufig als Konservierungs- und Geschmacksstoffe dem Fleisch zugesetzt. Zusammen mit chemischen Substanzen, die natürlicherweise in Fleisch und anderen Nahrungsmitteln vorhanden sind, entwickeln sie sich zu →karzinogenen Nitrosaminen.

Nitrosamine: stark krebserregende chemische Substanzen.

Nuklearmedizin: Fachgebiet der Medizin, das sich mit der Anwendung radioaktiver Stoffe für die Erkennung und Behandlung von Krankheiten befaßt.

O

Obstipation: Stuhlverstopfung.

okkult: verborgen.

okkulter Tumor: verborgenes Tumorwachstum.

Onkogen: ein →Gen, das die eigentliche Zellentartung bewirkt, die gemeinsam mit anderen Faktoren eine Krebserkrankung auslösen kann.

Onkologe: Facharzt für Krebserkrankungen.

Onkologie: Lehre von Krebserkrankungen und ihrer Behandlung.

Onkoviren: Viren, die bei der Krebsentstehung eine Rolle spielen, wahrscheinlich im Zusammenwirken mit einem →Onkogen.

oral: durch den Mund.

Oxydation: Verbindung eines chemischen Stoffes mit Sauerstoff.

Ozon: Ein Gas, das in hohen Höhen der Erdatmosphäre als Filter wirkt gegen die ultravioletten Strahlen der Sonne. Verdünnt mit Sauerstoff entfaltet Ozon eine gewisse Heilkraft.

Ozon-Therapie: Es wird vermutet, daß Ozon Krebszellen zerstören kann. In der alternativen Medizin wird ein Ozon-Sauerstoff-Gemisch als Ozon-Therapie in der Nachbehandlung von Patienten nach einer Krebsoperation eingesetzt.

P

Papillomavirus: Virengruppe, die Warzen auslöst und auch mit Krebserkrankungen in Verbindung steht.

Pathogenese: Krankheitsentstehung.

Peptide: →Moleküle, die aus zwei oder mehreren →Aminosäuren bestehen.

Phlebothrombose: →Thrombose der tiefen Venen, z. B. Beckenvenenthrombose.

Portio: der in die Scheide reichende Teil des Gebärmutterhalses.

Portioabstrich: →Krebsabstrich.

positiv: Bestätigung einer Verdachtsdiagnose, zum Beispiel bei Krebsverdacht die schlechte Nachricht, daß sich der Verdacht bestätigt hat.

Primärkrebs: der Ursprungskrebs.

prophylaktisch: vorbeugend (gegen eine Erkrankung).

Prostata: Vorsteherdrüse des Mannes am Anfang der Harnröhre.

Protein: allgemeine Bezeichnung für →Eiweiße.

R

Rezidiv: erneutes Wachstum eines Krebses an derselben Stelle, an der er bereits mit Erfolg behandelt wurde.

Radikaloperation: operative Entfernung des ganzen Krankheitsherdes, bei Gebärmutterkrebs zum Beispiel operative Entfernung der Gebärmutter.

radioaktiv: bestimmte chemische Elemente senden Strahlen aus, während sie zerfallen.

radioaktive Implantate: Bestrahlung in einem begrenzten Gebiet, zum Beispiel im Bereich der Gebärmutter. Dafür wird ein tamponähnlicher, mit radioaktiver Substanz gefüllter Behälter in die Scheide eingeführt.

Radiotherapie: →Strahlentherapie.

Reha: gebräuchliche Abkürzung für →Rehabilitation.

Rehabilitation: Maßnahmen zur Wiederherstellung der Leistungsfähigkeit des Patienten, zum Beispiel nach einer Krebsoperation.

Remission: Verschwinden von Krankheitserscheinungen, zum

Beispiel das teilweise oder vollständige Schrumpfen eines bösartigen →Tumors.

Retinol: →Vitamin A.

Röntgenstrahlen: energiegeladene Strahlen. In hoher Dosierung werden sie zur Behandlung von Krebs eingesetzt, sehr schwach dosiert zur Diagnose von Krankheiten.

S

Sarkom: von Binde-, Knochen- und Knorpelgewebe ausgehende bösartige →Geschwulst.

Sauerstofftherapie: Behandlung einer Krankheit, wie zum Beispiel Krebs, durch verstärkte Zufuhr von Sauerstoff.

Sekundär-Krebs: bösartiger Tumor, der sich aus einer →Metastase an anderer Stelle entwickelt hat als der →Primärtumor.

Selen: →Spurenelement, wirkt gegen →Krebszellen.

Selenase: →synthetisiertes →Selen. Wichtig zur Krebsverhütung und als biologische Begleittherapie bei der Krebsbehandlung.

Sonographie: →Ultraschall.

Spekulum: schnabelförmiges Instrument zur Erweiterung der Vagina bei gynäkologischer Untersuchung.

Spurenelement: Bezeichnung für eine Reihe von chemischen Elementen – z. B. Eisen, Fluor, Jod, Mangan, Kupfer, Cobalt, Zink –, die für die menschliche Ernährung und für den →Stoffwechsel unentbehrlich sind, aber nur in sehr geringen Mengen benötigt werden. Ihr Fehlen (etwa durch einseitige Ernährung) hat Mangelkrankheiten zur Folge.

Stoffwechsel: alle körperlichen Vorgänge wie zum Beispiel Atmung und Verdauung, die dem Auf-, Um- und Abbau von Zellen dienen.

Strahlendosis: die Menge der angewandten Strahlen.

Strahlenkater: leichte Übelkeit und Kopfschmerzen nach Bestrahlung. Kann, muß aber nicht vorkommen – und wenn, dann ist es eine ganz normale Reaktion.

Stromazellen: Zellen des →Stützgewebes eines Organs.

Stützgewebe: Sammelbegriff für Binde-, Knochen- und Knorpelgewebe.

subkutan: unter der Haut.

subkutane Injektion: direkt unter die Haut gespritzt.

Symptom: Krankheitszeichen.

Synthese: Aufbau einer Substanz aus chemischen Stoffen.

synthetisieren: chemisch herstellen.

Szintigraphie: Untersuchung mittels radioaktiver Substanzen. In der Krebsdiagnostik werden →Szintigramme zum Erkennen von bösartigen Tumoren vor allem in Knochen oder Schilddrüse angefertigt.

Szintigramm: ein mit Hilfe der →Szintigraphie aufgezeichnetes Bild.

T

Tastuntersuchung: dient der Beurteilung der inneren Geschlechtsorgane der Frau bei der gynäkologischen Untersuchung. Dabei untersuchen die Ärztin oder der Arzt mit Zeige- und Mittelfinger der rechten Hand die Scheide, während sie/er mit der linken Hand auf der Bauchdecke der Patientin deren Beckenorgane ertastet.

Therapie: Behandlung.

Thrombose: Blutgerinnsel, das in →Venen und →Arterien auftreten kann und Gefäße verstopft, →Embolie-Gefahr.

Thrombozyten: Gerinnungskörperchen, Blutplättchen, die zuständig sind für einen Blutungsstopp bei Verletzungen. Bei →Thrombose-Gefahr werden die Thrombozyten durch Medikamente unterdrückt, um Blutgerinnsel zu verhüten.

Thymusdrüse: hinter dem Brustbein gelegene Drüse des Menschen, in der die für die Abwehr von Krebszellen wirksamen →T-Zellen, T-Lymphozyten »ausgebildet« werden.

TNF: gebrauchliche Abkürzung für Tumor-Nekrose-Faktor. Eine körpereigene Substanz, die gezielt zur Abwehr von Krebszellen eingesetzt wird.

Tochterzelle: auch Filia genannt, das im Lateinischen Tochter heißt. Eine →Metastase.

Tomographie: Darstellung des Körperinneren durch schwach dosierte Röntgenstrahlen.

Tumor: →Geschwulst. Ist von einem Tumor die Rede, wird irrtümlicherweise immer von einer Krebserkrankung ausgegangen. Tatsächlich ist ein Tumor nichts anderes als eine →Geschwulst. Ein bösartiger Tumor ist ein Krebs.

Tumormarker: Eiweißstoffe im Körper, deren Konzentration bei bösartigen Tumoren ansteigt. In der →Onkologie angewandtes Verfahren zur →Krebs-Diagnostik.

T-Zellen: →Lymphozyten, die zum Immunsystem gehören und bei der Krebsabwehr in vorderster Linie stehen. Ihre »Ausbildung« für den Kampf gegen Krebszellen erhalten sie in der →Thymusdrüse.

U

Überwärmungstherapie: Künstlich erzeugtes Fieber durch Kräuter oder Medikamente zur Bekämpfung von Krankheiten. Eine Therapiemethode auch in der Krebsbehandlung.

Ultraschalluntersuchung: Diagnosetechnik, bei der durch Schallwellen zum Beispiel das Innere des Bauchraums dargestellt werden kann. Werdende Mütter können durch Ultraschall ein Bild von ihrem Baby im Bauch bekommen. In der →Onkologie sind Ultraschalluntersuchungen wichtig für Diagnose, Behandlung und Nachuntersuchungen.

Urethra: Harnröhre.

Urologie: Medizinisches Fachgebiet, das sich mit den Veränderungen und Erkrankungen der ableitenden Harnwege befaßt.

Uterus: Gebärmutter.

Uterusadnexe: Gewebe und Organe, die der Gebärmutter angeschlossen sind; Eierstöcke und Eileiter.

Uterus-Karzinom: Gebärmutterkrebs.
Uterus-Sarkom: Gebärmutterkrebs.

V

Vagina: Scheide.
Vaginalkrebs: Scheidenkrebs.
Vene: Blutader mit zum Herzen führender Strömung.
Vitamin: organische Substanzen, die der Körper entweder gar nicht oder wenn, dann nur unzureichend selbst herstellen kann – und die er darum aus der Nahrung erhalten muß. Zur Vorbeugung von Infektionskrankheiten, aber auch von Krebs, werden synthetisch hergestellte Vitamine zusätzlich zu denen aus der Nahrung verordnet.
Virus: Winziger Krankheitserreger, der bei Menschen, Tieren und Pflanzen →Infektionen auslöst. Viren können sich nur in lebenden Zellen vermehren, wodurch auch die Gefahr von →Mutationen besteht und somit Krebsgefahr.

W

weiße Blutkörperchen: →Leukozyten.

X

XX-Chromosom: das das weibliche Erbmerkmal bestimmende →Chromosomenpaar im →Zellkern des Menschen.
XY-Chromosom: das das männliche Erbmerkmal bestimmende →Chromosomenpaar im →Zellkern des Menschen.

Z

Zelle: Grundbestandteil eines Lebewesens. Eine Zelle ist ein Raum. Sie ist die kleinste Lebenseinheit im menschlichen Körper.

Zellkern: das Innere der Zelle. Im Zellkern ist die gesamte Erbinformation in den →Chromosomen gespeichert.

Zellklon: eine künstlich durch →Gen-Technik hergestellte Zelle.

Zellmembran: dünnes Häutchen, das die Zelle und den Zellkern umgibt.

Zellmutation: Schädigung des Erbgutes der Zelle, zum Beispiel durch Eindringen eines →Onko-Virus. Es wird vermutet, daß Krebs durch →Mutation von →Genen entsteht, die normalerweise die Teilung, →Differenzierung und Lebensdauer einer Zelle kontrollieren.

Zellteilungsrate: Jede Zelle teilt sich so lange, bis sie ihr Ziel erreicht hat – zum Beispiel den Aufbau einer Leber oder einer Niere. Kommt es allerdings zu Verletzungen, setzt bis zur Herstellung des Normalzustandes, also der Gesundheit, eine erneute Zellteilung ein. Abnorme Krebszellen kennen keinen Normalzustand und teilen sich deshalb unendlich. Wenn eine normale Zelle sich teilt, entstehen aus der Mutter-Zelle zwei Tochterzellen, deren Erbanlagen mit denen der Mutter identisch sind. Genau so ist es auch beim Krebs. Die Teilung der ersten Krebszellen läßt zwei Tochter-Krebs-Zellen entstehen, in deren Erbgut die unendliche Zellteilung angelegt ist.

ZNS: gebräuchliche Abkürzung für das zentrale Nervensystem, das die Nervenfunktionen des Gehirns und Rückenmarks leitet.

Zytostatika: Medikamente, die bei der →Chemotherapie zur Vernichtung von →Krebszellen eingesetzt werden.

zytotoxisch: zellvergiftend. Zytotoxische Medikamente vernichten Krebszellen durch Verhinderung ihrer Zellteilung. Auch gesunde Zellen werden unter Umständen dadurch angegriffen, können sich aber wegen ihres unbeschädigten Erbgutes von dem Angriff auch wieder erholen.

Literaturhinweise

ZUM THEMA KREBS WURDEN schon viele Bücher veröffentlicht. Für den Laien ist es nicht immer einfach, sich durch diese Werke hindurchzuarbeiten beziehungsweise die richtige Wahl zu treffen. Mir ist eines der wichtigsten Bücher durch Zufall in die Hände gekommen. Die Veröffentlichungen, auf die ich an dieser Stelle hinweise, sind sehr subjektiv gewählt. Es sind Bücher, die mich in meinem Kampf um mein Leben wirkungsvoll unterstützt haben.

Thema: Seele

WIEDER GESUND WERDEN von C. Simonton, S. Matthews-Simonton, James Creighton. Rowohlt Verlag. Die »Simonton-Methode« muß rechtzeitig gelernt werden, um sie wirkungsvoll im Kampf gegen den Krebs einsetzen zu können.

PSYCHOTHERAPIE GEGEN DEN KREBS von Lawrence Le Shan. Klett-Cotta-Verlag. Die Kraft der Seele wird durch diese Lektüre deutlich und auch die entscheidende Rolle, die die Seele beim Krebsausbruch spielt.

MIT DER SEELE HEILEN von Bernie S. Siegel. Econ Verlag. Daß Gefühle »chemisch« sind, habe ich durch dieses Buch des Chirurgen Dr. Bernhard Siegel begriffen.

SELBSTBEMEISTERUNG DURCH BEWUSSTE AUTOSUGGESTION von Emil Coué. Schwabe Verlag. Ein kleines Buch mit großer Wirkung. Wer es gelesen hat, wird nie vergessen: »Nicht der Wille ist der Antrieb unseres Handelns, sondern die Vorstellungskraft.«

Thema: Krebs-Verhütung

IHR PERSÖNLICHES ANTI-KREBS-PROGRAMM von Dr. S. Thor Wiedemann, Dr. med. Günther Wiedermann. Falken Verlag. Eine Medizinjournalistin und ein Onkologe beschreiben in einer für jeden Laien sehr gut verständlichen Sprache, was der einzelne tun kann, um sich vor Krebs zu schützen, zum Beispiel durch vollwertige Ernährung.

DIE FEINE VOLLWERTKÜCHE von M. Bustorf-Hirsch. (Falken-Verlag). Preiswert, informativ und mit Fotos, die Lust machen auf dieses gesunde Essen.

DAS GROSSE BUCH DER VOLLWERTKÜCHE von diversen Autoren. Naumann & Göbel Verlag. Groß ist der Umfang, sehr umfangreich die Aufklärung über das, was eine vollwertige Ernährung bedeutet und wie sie herzustellen ist. 220 Rezepte, im Foto abgebildete Vollwert-Köstlichkeiten, lassen bereits auf den ersten Blick erkennen, daß eine gesunde Ernährung auch einem Gourmetgaumen gerecht wird. Das Buch ist nicht billig, aber seinen Preis wert.

Thema: Krebs-Behandlung

KREBSBEHANDLUNG MIT STRAHLEN- UND CHEMOTHERAPIE von Angelika Löser, Dr. med. Jürgen Hoß. Trias Verlag. Die Autoren – eine Krankenschwester, die jahrelang eine Tumorstation geleitet hat, und ein Onkologe – wissen ganz offensichtlich aus Erfahrung, daß Angst aus Mangel an Aufklärung eines der größten Probleme von Krebspatienten ist.

KREBSBEHANDLUNG MIT BIOLOGISCH ERGÄNZENDEN METHODEN von I. Conradt, G. Neumeyer, Haug Verlag. Auf 70 Seiten werden über den Titel hinaus auch Informationen vermittelt über

Schmerz- und Nachbehandlung, Selbsthilfegruppen, Kuren und Kostenerstattung.

BIOLOGISCHE KREBSBEHANDLUNG von A. Anders-von Ahlften, B. Moss. Trias Verlag. Zwei Wissenschaftlerinnen – einer Professorin für Biophysik und einer Diplombiologin – ist es gelungen, komplizierte Zusammenhänge in einfachen Worten sehr gut zu erklären. Kaum eine Frage bleibt offen über alternative Krebstherapien.

BIOLOGISCHE WEGE ZUR KREBSABWEHR von Dietrich Beyersdorff. Verlag für Medizin VFM. Ein Standardwerk, das aus gutem Grund 1996 in siebter Auflage erschien. Ein Buch, das Hoffnung macht aufgrund gut recherchierter Fakten. Der Titel ist irreführend, denn das Buch beantwortet über »Bio« hinaus so gut wie alle Fragen zum Thema Krebs.

Thema: Lebenshilfe

WIE GEHT ES WEITER? von I. Brieden. Humboldt Verlag. Die Autorin ist eine Sozialpädagogin, die in einer psycho-sozialen Krebsberatungsstelle arbeitet. Ganz offensichtlich kennt sie die Sorgen der Menschen, die nach einer Krebserkrankung nicht weiterwissen und denen dieses preiswerte Buch eine große Hilfe sein wird.

Thema: Unter anderem – Krebs

VIREN – HARMLOS BIS TÖDLICH von Ch. Vetter. Trias Verlag. Wer dieses Buch gelesen hat, wird Kondome nicht mehr nur zum Schutz vor AIDS, sondern auch zum Schutz gegen Viren benutzen, die durch Geschlechtsverkehr übertragen werden und nachweisbar Krebs auslösen.

NETZWERK MENSCH von G. Miketta, Rowohlt Verlag. Die Psychoneuroimmunologie ist eine neue Forschungsrichtung, die auch der Krebsforschung »auf die Sprünge geholfen« hat im Hinblick auf die Seele als Auslöser dieser Erkrankung. Die Autorin, eine Biologin, hat ihr Ziel erreicht, die sehr komplizierten Zusammenhänge auch für Laien gut verständlich zu beschreiben.

Der Blick zieht sich über sieben Stockwerke hoch an einer 20 Meter langen und 1½ Meter breiten Flagge, die hinaufreicht bis zum Glasdach des Atrium-Innenhofes der Empfangshalle des Luxushotels Maritim, und auf dieser weißen Flagge steht in grünen Buchstaben: Frauenselbsthilfe nach Krebs. So ist vier Tage lang wirklich für niemanden zu übersehen, daß in der Nobelherberge gleich gegenüber vom Magdeburger Bahnhof eine Tagung stattfindet, in der es weder um Kunst noch um Kommerz, sondern um Krebs geht. Um ein Thema, das vor nicht allzu langer Zeit noch ein vom Tod überschattetes Tabu war, über das kaum jemand sprechen mochte und das schon gar nicht in so luxuriöser Umgebung wie einem 5-Sterne-Hotel abgehandelt wurde. Das Ambiente paßt gut zum Motto der Tagung: »Lebensqualität trotz Krebs«.
Annegret Haasche, Bundesvorsitzende der Selbsthilfeorganisation, genießt ganz offensichtlich den schönen Rahmen, den sie und ihr Vorstand für die alljährliche Bundestagung dieser größten Selbsthilfeorganisation für Krebskranke in Deutschland ausgesucht haben. »Weil wir nach der Wende und gleich nach Eröffnung des Hotels die ersten waren, die hier getagt haben, bekommen wir immer noch sehr günstige Bedingungen«, freut sie sich. »Verdient«, fügt sie hinzu, »haben wir es auch. Schließlich arbeiten wir alle ehrenamtlich.« Für nicht wenige der rund 600 TagungsteilnehmerInnen aus allen Teilen Deutschlands, die fast 50.000 Mitglieder repräsentieren, ist die unbezahlte Arbeit für die Gruppe beinahe ein Full-time-Job. Die dafür arbeiten, wissen nur zu gut, was sie tun und warum sie es tun. Ob Vorstand, Landesvorsitzende oder GruppenleiterIn – Krebserfahrung haben sie alle.
Die von Frauen vor 21 Jahren gegründete Selbsthilfeorganisation ist auch für Männer offen, die an Krebs erkrankt sind. Ihre Mitglieder zahlen keinen Beitrag. Durch Spenden und durch die »Deutsche Krebshilfe e.V.«, die die Schirmherrschaft übernom-

men hat, werden die diversen Aktivitäten der einzelnen Gruppen finanziert. Dazu gehören Vorträge von Ärzten, Psychologen und Ernährungsberatern, von Prothesen-Fachleuten, Versicherungs- und Sozialreferenten ebenso wie Gymnastik, Yoga, Autogenes Training, Schwimmen, Basteln, Malen und sonstige Veranstaltungen, die gut sind für Seele, Geist und Körper.

Nicht selten werden in einer Selbsthilfegruppe Freundschaften fürs Leben geschlossen. Wer keine Gruppe in erreichbarer Nähe findet, kann selbst eine gründen. Zum »Gewußt-wie« bietet die »Frauenselbsthilfe nach Krebs« in ihrer Informationsbroschüre an: »Wir helfen beim Aufbau.« Ein Angebot, das ernst gemeint ist, und wie ich meine, von jedem angenommen werden sollte, der/die glaubt, allein nicht mehr zurechtzukommen.

Nach neuesten Erkenntnissen der Psychoneuroimmunologie, jener noch jungen Forschungsrichtung, die sich mit den Zusammenhängen zwischen Seele und Körper beschäftigt, gibt es keinen Zweifel mehr daran: Jeder Kranke kann selbst seine Heilung fördern bzw. Heilmethoden, welcher Art auch immer sie sein mögen, nach bester Kraft selbst unterstützen. Das gilt für Krebs genauso wie für jede andere Krankheit. Auf »Knopfdruck« lassen sich die Selbstheilungskräfte allerdings nicht in Gang setzen.

Zur Aktivierung der Selbstheilungskräfte müssen die meisten Menschen erst einmal das seiner selbst bewußte Ich wieder entdecken. Sie müssen wieder lernen, was viele seit ihrer Kindheit verlernt haben: Die sogenannte Nabelschau. Das Konzentrieren auf sich selbst. Nur wer das kann, dem fällt es nicht schwer, all die Bedürfnisse zu erspüren, auszusprechen und dann auch in die Tat umzusetzen, die ihnen in ihrem ganz speziellen Fall helfen können, ihre Selbstheilungskräfte zu mobilisieren. Doch bei dem Bemühen, so viel wie möglich selbst für ihre Heilung zu tun, stoßen viele Krebserkrankte – ob sie nun allein, zu zweit oder in einer Familie leben – immer wieder an scheinbar unüberwindbare Grenzen. Darüber sprechen zu

können und durch das Gespräch mit jenen, die im selben Boot sitzen, die Grenzen zu überwinden, ist Sinn und Zweck einer Selbsthilfegruppe.

»Selbsthilfegruppe? Was soll ich denn da? Kaffeetrinken und endlos über Krankheiten reden? Nein danke! Kaffeekränzchen sind nicht mein Fall, und mein Krebs ist meine Sache ...« Wer so redet, weiß nicht, wovon er/sie spricht. Zugegeben: Von derartigen Vorurteilen über Selbsthilfegruppen war auch ich nicht ganz frei. Bis ich als berichterstattende Journalistin bei oben genannter Bundestagung der »Frauenselbsthilfe nach Krebs« in Magdeburg eines Besseren belehrt wurde. Schon die Fülle an Informationen, die durch Annegret Haasche bei der Pressekonferenz übermittelt wurde, machte deutlich: Die von dieser Tagung heimkehren, werden ihrer Gruppe kaum eine Antwort auf brennende, sehr aktuelle Fragen schuldig bleiben.

Selbsthilfegruppen – die wichtigsten Adressen in Deutschland:

Frauenselbsthilfe nach Krebs
Bundesverband e.V.
68159 Mannheim, Tel: 06 21/2 44 34 Fax: 06 21/15 48 77

Bundesverband der Kehlkopflosen e.V.
Obererle 65
45897 Gelsenkirchen, Tel: 02 09/59 22 82

Deutsche ILCO (Bundesvereinigung der Stromaträger)
Kepserstraße 50
85356 Freising, Tel: 0 81 61/8 49 09 und 8 49 11

Arbeitskreis der Pankreatektomierten e.V., Bundesgeschäftsstelle
Ostpreußenallee 8
41542 Dormagen, Tel: 0 21 33/4 23 29

Deutsche Leukämiehilfe e.V.
Münsterstr. 7
48167 Münster, Tel: 0 25 06/67 68

Deutsche Leukämie-Forschungshilfe, Aktion für krebskranke Kinder e.V., Dachverband
Joachimstr. 20
53113 Bonn, Tel: 02 28/9 13 94 30

In Österreich:

Frauenselbsthilfe nach Krebs e.V.
Obere Augartenstr. 26–28
A-1020 Wien, Tel: 00 43/1/3 30 22 15

Österreichische Krebshilfe
Spitalgasse 19
A-1090 Wien, Tel: 00 43/1/4 02 19 22

In der Schweiz:

Zentrale Kontaktstelle für Selbsthilfegruppen
Mutschellenstr. 115
CH-8038 Zürich

Schweizerische Krebsliga
Monbijoustr. 61
CH-3001 Bern, Tel: 00 41-31/33 70 12 12

Über die Bundesvorstände sind die Anschriften der Landesverbände zu erhalten, die wiederum eine zum jeweiligen Wohnort möglichst nahegelegene Selbsthilfegruppe benennen können.

Auskünfte über Selbsthilfegruppen, über Möglichkeiten der sozialen Betreuung und Informationsmaterial sind u. a. über folgende Adressen zu erhalten:

Deutsche Krebshilfe e.V.
Thomas-Mann-Str. 40
53111 Bonn, Tel: 02 28/72 99 00

Deutsche Krebsgesellschaft e.V.
Paul-Ehrlich-Str. 41
60596 Frankfurt/Main, Tel: 0 69/6 30 09 60

Gesellschaft für Biologische Krebsabwehr e.V.
Hauptstr. 27
69117 Heidelberg, Tel: 0 62 21/16 15 25

Krebs-Informations-Dienst KID
Im Neuenheimer Feld 280
69120 Heidelberg, Tel: 0 62 21/41 01 21

Krebs-Hotline
Tumorzentrum Universität Freiburg
werktags von 9–16 Uhr, Tel: 07 61/2 70 60 60

Lebenshilfe

Verena Kast
Vom Sinn der Angst
Wie Ängste sich festsetzten und wie sie sich verwandeln lassen
Band 5525

Mit tiefenpsychologischem Scharfblick analysiert Verena Kast die Dynamik, die Angst zum lebensbestimmenden Element macht. Ein grundlegendes, gut zu lesendes Werk zur Thematik Angst.

Verena Kast
Sich wandeln und sich neu entdecken
Band 4905

Leben heißt: wachsen und sich neu entwickeln. Ein Aufbruch zu neuer Lebensleidenschaft.

Daniela Tausch-Flammer/Lis Bickel
Jeder Tag ist kostbar
Endlichkeit erfahren – intensiver leben
Band 5522

Die Autorinnen laden ein, auch im Alltag die Tiefe, Fülle und Schönheit des Lebens zu spüren. Übungen für eine neue Lebensperspektive.

Attila Bencsik
Zu den inneren Orten der Kraft
Energiequellen erschließen
Band 5505

Attila Bencsik führt zu Fantasiereisen durch die eigene Seelenlandschaft, auf denen wir Kraft mobilisieren und Energiequellen erschließen können.

Ulrich Schaffer
Die innere Stimme
Ein Weg zu sich selbst
Band 5032

Die Welt in uns will gehört und gesehen werden. Zu sich selber finden heißt: auf diese Stimmen achten und sie besser verstehen.

HERDER spektrum

Gelassenwerden
Herausgegeben von Rudolf Walter
Band 5016

Die innere Gelassenheit wächst, wenn man ihr Raum gibt, wenn es gelingt, loszulassen, Vertrauen zu gewinnen, das Ganze zu sehen.

Rudolf Köster
Das seelische Tief überwinden
Ein Leben – frei von Depressionen
Band 4962

Die praktische Hilfe zur Selbsthilfe für Menschen, die zu depressiven Verstimmungen neigen. Informationen und Ratschläge für ein frohes Leben. Hilfreich auch für Angehörige.

Anselm Grün
50 Engel für das Jahr
Ein Inspirationsbuch
Band 4902

Die 50 Engel des Jahres sind inspirierende und diskrete Begleiter des Alltags. Ein „himmlisches" Buch, zum Schmökern und Verschenken.

Viktor E. Frankl
Psychotherapie für den Alltag
Band 4896

Sinn gibt es nicht auf Rezept. Jeder muß ihn für sein Leben selber suchen. Einsichten zu den großen Themen des Lebens.

Anselm Grün
Vergiss das Beste nicht
Inspiration für jeden Tag
Band 4864

Jeder Tag ist Lebenszeit, in der wir dem Glück begegnen und Lebensfreude finden können. 365 Anregungen, die der Seele gut tun.

Herbert Kappauf/Walter M. Gallmeier
Nach der Diagnose Krebs – Leben ist eine Alternative
Band 4857

Der umfassende, verlässliche Ratgeber: Zwei renommierte, erfahrene Ärzte machen Mut zu eigener Initiative und neuer Lebensorientierung.

Friedrich P. Graf
Ganzheitliches Wohlbefinden – Homöopathie für Frauen
Ein Begleitbuch für die wichtigsten Lebensphasen
Band 4856

Hier finden Frauen praktische und verlässliche Informationen, um akuten Problemen wirksam zu begegnen und Selbstheilungskräfte zu mobilisieren.

Eva Simon
Was mit gut tut, wenn's mir schlecht geht
Band 4841

Es gibt Tage, die laufen einfach schief – dann tut es gut, sich inspirieren zu lassen von den Tipps und Anregungen, die Eva Simon gesammelt hat.

Liliane Juchli
Wohin mit meinem Schmerz?
Hilfe und Selbsthilfe bei seelischem und körperlichem Leiden
Band 4745

Liliane Juchli zeigt, welche Wirkung Naturheilmittel und alternative Methoden haben, wann Medikamente oder psychotherapeutische Methoden sinnvoll sind. Eine praktische Anleitung, Schmerzen zu bewältigen.

Thich Nhat Hanh
Das Leben berühren
Atmen und sich selbst begegnen
Band 4729

Aus- und Einatmen, das ist der Grundrhythmus des Lebens. So gelingt es, gelassen einfach da zu sein und in Kontakt zu kommen mit seinem Körper und mit der Welt um uns. Mit s/w-Fotos.